Patricia Benner
From Novice to Expert
Excellence and Power
in Clinical Nursing Practice

ベナー 看護論
新訳版
初心者から達人へ

著　パトリシア ベナー
監訳　井部俊子
訳　　井部俊子　聖路加国際大学名誉教授
　　　井村真澄　日本赤十字看護大学大学院教授
　　　上泉和子　青森県立保健大学名誉教授
　　　新妻浩三　米国海軍極東海上輸送司令部

Authorized translation from the English language edition, entitled
FROM NOVICE TO EXPERT: EXCELLENCE AND POWER IN CLINICAL NURSING PRACTICE, COMMEMORATIVE EDITION, 1st Edition, ISBN: 0130325228 by BENNER, PATRICIA,
published by Pearson Education, Inc, publishing as Prentice Hall, Copyright © 2001 by Prentice-Hall, Inc, Upper Saddle River, New Jersey
© First Japanese edition 2005 by Igaku-Shoin Ltd., Tokyo

All rights reserved. No part of this book may be reproduced or transmitted in any form or by any means, electronic or mechanical, including photocopying, recording or by any information storage retrieval system, without permission from Pearson Education, Inc.

Printed and bound in Japan

ベナー看護論 新訳版―初心者から達人へ

| 発　　行 | 2005 年 9 月 15 日　第 1 版第 1 刷 |
| | 2024 年 2 月 1 日　第 1 版第 13 刷 |

監　訳　井部俊子（いべとしこ）

発行者　株式会社　医学書院
　　　　代表取締役　金原　俊
　　　　〒113-8719　東京都文京区本郷 1-28-23
　　　　電話　03-3817-5600（社内案内）

印刷・製本　アイワード

本書の複製権・翻訳権・上映権・譲渡権・貸与権・公衆送信権（送信可能化権を含む）は株式会社医学書院が保有します．

ISBN978-4-260-00109-0

本書を無断で複製する行為（複写，スキャン，デジタルデータ化など）は，「私的使用のための複製」など著作権法上の限られた例外を除き禁じられています．大学，病院，診療所，企業などにおいて，業務上使用する目的（診療，研究活動を含む）で上記の行為を行うことは，その使用範囲が内部的であっても，私的使用には該当せず，違法です．また私的使用に該当する場合であっても，代行業者等の第三者に依頼して上記の行為を行うことは違法となります．

|JCOPY| 〈出版者著作権管理機構　委託出版物〉
本書の無断複製は著作権法上での例外を除き禁じられています．複製される場合は，そのつど事前に，出版者著作権管理機構（電話 03-5244-5088，FAX 03-5244-5089，info@jcopy.or.jp）の許諾を得てください．

新訳版に寄せて

2005 年 1 月 9 日
看護師，看護学博士，アメリカ看護学会会員
パトリシア ベナー

　このたび「ベナー 看護論 —— 初心者から達人へ」の新訳版が発行されますことを大変嬉しく思っております。私は，経験による学習と技能習得についての考え方は，華道，茶道，水墨画といった日本の伝統芸術にきわめて近いものがあると思います。そこには，欧米式の合理的で技術的な知識や技能の理解には典型的に欠けている，重層的で奥の深い，感触を重んじる日本的な知識観があります。経験による学習と技能習得についての考え方と，型を重んずる稽古についての日本の伝統的な考え方はよく似ていますので，日本の読者には，看護や医学のように複雑で，安定した既知の要素よりも未知の変数が多く，ペースの速い業務を学ぶことが，安定して儀式化した芸術や茶道を学ぶことといかに異なるのかを考えていただくことが大切だと思います。

　茶道の優れた実践(作法)では，状況に即して対応するという点に加え，相関的な見方をする，そして，伝統に照らしてあるべき姿が厳然と存在するなどの点で，看護のよい対照になります。看護では制限を持たない複雑な業務において，パターンを読み，状況を理解するところに卓抜さがあるのに対して，茶道や工芸では，限定された既知の変数への対応に習熟していくことで達人となっていきます。一方，達人看護師は，何度も繰り返し起こる馴染みのある状況で，何が最主要点なのかを理解するのに熟練していくのです。複雑な業務における専門家としての技能には，状況の本質の理解と，把握がなければなりません。優れた実践の論理は，状況の本質の把握に依存しています。たとえば，出血多量による低酸素血症なのか，心不全によって引き起こされた低酸素血症なのか，状況を判断しなければならないときがあります。

たとえ熟練した臨床家であっても，絶対に判断ミスをしないとは言えません。けれども，経験による学習を積極的に受け入れる態度があれば，経験で学んだことを通して臨床判断の正確さを増していくことができます。優れた実践は，経験による学習に依存しています。経験から学ぶ，ということは，実際の臨床の場では，予期していなかった反応や，過失，期待に応えられない体験もあることを示唆しています。技能の優秀さは，完璧な業務や過失が全くないことを意味していません。すべての臨床家は患者の安全と，過失が皆無になることを目指して努力していますが，絶対に過失を犯さない人間は存在しませんし，過失を誘発するような構造になっているシステムもあります。しかし救いがあります。経験から学ぶこと，そして，経験からの学習と業務の向上に継続的に取り組んでいくことです。日本の看護師の皆さんには，型を重んじる日本文化の伝統芸術や工芸における経験学習と，科学および実際の経験知の両方に立脚した複雑で未知の変数が多い看護業務の比較対照をぜひ試みてほしいと思います。

　看護の実践は相手と文脈あってのものです。優れた看護実践は，患者の苦しみ，あるいは病気や回復への不安を理解するだけでなく，患者の反応を読むことにかかっています。私は，「状況を読む」あるいは「表情を読む，顔色をうかがう」「気持ちを汲む」（言葉に表さない思考を察する）といった日本文化特有の技能に敬服します。こうした能力はどんな文化においても良い看護実践のために非常に重要なことですが，日本の看護師は，これらの技能においては文化的に最初から有利な立場にあると私は思います。南裕子先生は，その著作の中で日本的な「甘え」にかかわる熟練したノウハウと人間関係の礼節について言及しています[※]。南先生が言われたように，優れた看護における「看護師と患者のあいだにある癒しの関係」や「教育とコーチング」の人間関係にまつわる側面は，文化に合わせたものでなければならないし，文化的な意味と習慣が異なる環境ではそれに合わせて調整しなければなりません。それゆえ，国際的な看護の活躍の場では，異なる文化がそれぞれ

※訳者注：次の文献を参照．南裕子：甘えネットワーク質問紙の作成と検定，初出；看護研究，19(2)，211-222，1986／19(4)，367-377，1986／20(3)，284-301，1987／『看護研究』アーカイブス，第2巻，226-229，2003

の優れた実践を持ち寄ることになります。異なる文化間における看護の技術的・科学的側面の標準化は比較的簡単(といっても決してたやすくない)ですが，人間関係にまつわる側面や教育と指導の側面は，その最も広い意味や原則以外は標準化することができません。たとえば患者や家族が抱く病気への懸念に対応して行動することは不可欠ですが，いつどのように対応するのかは，優れて文化的，年齢的な事柄です。

医学，法律などの専門職はそれぞれの集団で組織化され，内在化された形の知識と倫理をもって専門的業務を実践しますが，看護の場合も同様です。どの専門的業務もそうであるように，看護も，教育，科学的研究，そして実践での経験による学習によって常にみずからを向上させる必要があります。臨床家が，それぞれの実践知識と科学的知識をやり取りし，明確に表現し(言語表現し)，新しい科学と技術を実践の場に適用することで，専門的な業務は向上します。業務実践は，具体的な人間関係，具体的な臨床状況，疾病の反応に対して，常にその時点で新たに問題解決しなければならないので，茶道のレベルまで徹底的に形式化することはできません。

看護師たちの体験談は，状況依存的な看護実践の知識を描写しています。看護，医学，教育といった組織化された専門職は，実践と科学のどちらにも基づいた知識という共有の伝統を育てます。優れた臨床判断の特性は，個別の患者・家族のそれぞれの経過に即して決定を下し，行動をとるということです(Taylor, 1993; Benner, Tanner & Chesla, 1996; Benner, Hooer-Kyriakidis & Stannard, 1999)。看護専門職の伝統を受け継ぐ看護師として私たちは，過去および現在の同僚看護師の皆さんの蓄積と知識のうえに存在しています。ですから私たちは日々の臨床実践からの経験学習を尊重する必要があります。そして広範な経験学習を積み重ね，評定し，普及し，私たちの最善の知識を次代の看護師たちに引き継いでいかなければなりません。

看護の実践を向上させるために，看護の指導者や政策立案者たちは，熟練した臨床看護師たちの長年の臨床経験が臨床での昇進プログラムにより報われることを保障する必要があります。本書が最初に出版された当時，看護師たちは臨床現場での仕事を長く続けることを求め始め，どうすれば臨床技能と教育に基づいてキャリアを開発したり，出世したりできるのか，その方法

を探し求め始めていました。特定の臨床現場で働く看護師たちは，その病棟あるいは病院での医療業務のやり方，特定の患者集団，特定の体験を通じた学習，チーム育成など，その現場特有の，具体的な知識を育てます。かつては，看護師として出世をするためには直接の患者ケアを離れて教育職や管理部門に移るしかなかったのですが，今では，臨床での長期的なキャリアは，はるかに定着してきています。実践で5年から7年の臨床知識を育んできた熟練看護師を失うのは，経済的にも高くつきます。現在アメリカでは，臨床一筋の看護師の臨床での熟練性を評価する昇給システムをつくり上げる努力が行われているところです。

　本書は，経験を通じた学習の口述記録にはっきりと現れている臨床知識をじっくり検討することで，個々の現場での経験的な学習を公にし，身近なものにする活動の基盤となりました。前述したように，病棟や病院といった臨床集団は，それぞれ独特の臨床知識と技能を開発しています。多くの病院や訪問看護サービスでは，それぞれの現場固有の経験による知識をとらえるために，体験談の口述記録プロジェクトを始めています。日本でも同様のことが行われているのを知り，うれしく思いました。これらのプロジェクトでは，臨床家たちの臨床体験談が系統的に集められ，検討されています。経験的学習の50から100の体験談を集めれば，臨床知識を自己学習することになります。実践の強みのみならず，克服すべき課題，実践での過失や，現場で注意が払われていないところが明らかになるからです。体験談を集め，解釈的に検討することが，新しい知識と技能を明らかにします。また，よい実践を妨げるものと同時に，エクセレンスの領域も特定します。たとえば，看護師の体験談から，死を迎えつつある人や小児・家族に対する驚くほどしっかりとしたケアが現れてくるかもしれません。また，特定の病院における体験談では，慢性疾患の患者が退院後自己ケアをできるようにする教育が本当にまったく無視されていることが明らかになるかもしれません。これらの体験談の口述記録プロジェクトの主な目標は，看護師の経験を通じた学習をとらえ，それを検討することで，経験的な臨床学習を明らかなものにし，集合的で累積的なものにすることです。経験からの学習を口述で説明していくとき，語り手は体験談を伝えることそのものから学びます。このような，語り

の教育的側面に関して言えば，臨床家は事例で伝えたいことや，そこに内在する良いところ(理念)，そして，人間関係やコミュニケーションの技能，協力して事に当たる技能を明確にでき，ひいては新たに獲得しつつある臨床知識も明確に表現できるようになるのです。

　臨床家の間で公的に体験談を発表することで，臨床業務における倫理的な差異を明らかにすることができ，評価することができます。話のまとめ方，つまり，どうしてこの話が出てきたのか，そして，何をもって話を終えるかは，対話と，語り手が感じたことを表す描写に浮き彫りにされます。口述による体験談から，語り手の状況把握が見えてきます。また，前後関係，過程，現実的な倫理的思考も浮き彫りになります。したがって，本書のなかでご紹介するような体験談の数々や，臨床で勤務する看護師が語る体験談が，知識の欠落や矛盾をさらけ出すとしても，道徳的な想像力を生み出すことになるのです。また臨床家の体験談は，深い共感を持った接し方が賢明な場合があり，看護の質や有効性を無視した「効率」一本やりの看護は本当に非効果的であることも示しています。

　本書により，看護師は，科学と技術から得られる知識と，実践から直接得られる知識を区別することができるようになります。看護師の数々の事例のなかで，彼らが人間関係やさまざまな状況に即して臨床的な判断を下していることからもわかるように，技術の手順的な知識と臨床判断の区別は明らかです。工学技術的で商業的な形態の現在の医療ケアの環境では，これらを区別することは，さらに重要です。優れた看護実践は，統合された全体的なものであり，臨床家は実践の向上に貢献するために，人格，知識，技能を育てなければなりません。実践とは，ただ技術を集めただけのものではなく，それ以上のものなのです。実践の特定の局面だけを極めても，臨床家は必ずしも達人と認められません。実践の水準や優れた実践に関する考え方は常に向上・発展していくものですが，そのようなことについての社会的な認知，つまり，実践を育んでいく伝統がなければ，臨床家はどのように科学と技術の発展を評価し，推し進めてよいのかわからないでしょう。これは，科学と実践的叡智のどちらを選択するのかという問題ではなく，これら2つをいかにして関連させ，強化するか，という課題なのです。

この調査で，看護師たちにインタビューし，参加観察した経験は，看護師として，また教育者としての私を変容させるものでした。この研究は，急激な看護師不足と著しい予算削減のさなかに行われ，看護教育者は，能力重視の教育推進の動きに取り組んでいました。この推進活動は，詳細に定義された行動の目標における学習成果をあらかじめ特定しておくもので，学習と看護業務のどちらも技術の集合に集約できる，という考えがその前提でした。看護を技術として理解する考え方が，看護教育と臨床のどちらでもはびこっていました。「技術的理解」という用語は，あらゆる行動は，明確に記載された理論と指示によって決定することができるという前提を反映しています。この調査の背景にある元来の目標は，理論と実践のギャップを明らかにすることでした。しかし結果的に明らかになったのは，卓越した実践と現存の看護実践の理論的な説明の間のギャップでした。看護の臨床業務というものは，たいていの公式な看護論理が予測するよりもはるかに複雑なものです。臨床で働く看護師の参加観察と体験談のインタビューは，彼らの非常に高度な判断力を描写しています。たとえば，看護師たちは，患者の生命を救う臨床状態の変化についての早期警告徴候を読み取って報告します。また，患者の反応に従って即座に処置を施しますし，癒しを促す人間関係や指導を含む思いやりのある実践により，患者や家族が疾病にコーピングするのを援助するのです。看護師の，教育とコーチングおよび援助役割に内包された思いやりのある業務実践は，技術的に高度な治療を安全なものにし，患者が信頼できるものにするので，治療の成功にとって不可欠なものだというのは明らかです。

　看護実践における口述形式の体験談は，看護の役割の主要な側面は形式にかなった技術の解説や手順，職務内容説明の技能分析的なアプローチではとらえることができないということをあらわしています。看護師は，しばしば過去の経験に基づいて具体的な患者の徴候や症状を即座に把握することを語ります。この種の確信や明瞭さは，検査結果やモニターなどから得られる確信とは全く異なるものであり，今後さらなる評価と確認が待たれる分野です。

　思いやりと，看護師やそのほかの医療従事者の臨床業務に内包されている

知識を明確に言い表すことは，これらの熟練した実践を目立たない場所から明るみに出す1つの方法です。そうすることで，振り返りや改善も図れるようになるのです。健康の向上や回復，リハビリテーションを可能にする信頼ある人間関係は，優れた看護実践の中心なので，ケアリング実践は明確に表現されるべきですし，あるべき評価が取り戻される（広く一般に知らせることで，正当化され，評価される）べきです。思いやりのある実践が過小評価されていたら，それが栄えることはありません。思いやりを，実践から離れたただの感傷や態度ととらえるのではなく，実践として理解することで，優れた思いやりが必要とする知識と技能をあらわにすることができます。特定の現場の看護実践を一体的に考察することで，知識を伸ばし，新しい研究課題をつくり上げることができるのです。

 本書の旧版そしてこの新訳版の翻訳を可能にしてくれた日本の多くの看護師の皆さん，心から感謝申し上げます。この新訳版によってこれからも看護との対話が続いていきますよう希望しています。

● 参考文献
・Benner, P, Tanner, CA, Chesla, CA, (1996) Expertise in nursing practice, caring, clinical judgment and ethics. New York: Springer.
・Benner, P, Hooper-Kyriakidis, P, Stannard, D, (1999) Clinical wisdom and interventions in critical care: A thinking-in-action approach. Philadelphia: W.B. Saunders. 邦訳：井上智子監訳，(2005) ベナー看護ケアの臨床知―行動しつつ考えること．医学書院
・Taylor, C, (1993) Explanation and practical reason. In M.C. Nussbaum & A. Sen (eds.) The quality of life. Oxford: Clarendon Press.

まえがき

　本書は，看護師および看護との対話に基づいたものであり，臨床看護実践における5つの能力レベルを特定する記述的研究に基づいたものである。個別あるいは小グループで行ったインタビューと参加観察では，調査に協力してくれた看護師たちのみずからの言葉で，「初心者」「新人」「一人前」「中堅」「達人」という5つの能力レベルが描写されている。研究では，看護師のケアが患者の転帰に良い影響を与えた患者ケア状況だけを使った。これらの状況は，実際の看護業務で行われるすばらしい実践の例を鮮やかに物語っている。しかし，これらは抽象的理想論ではない。看護師が日常的に対応する，決して理想的とは言えない環境や不測の事態のなかから浮かび上がってきたものである。

懐疑論者へのメッセージ

　本書の事例を読んで，果たしてこのような看護が可能なのか，といぶかる人もいるだろう。そうした疑いはもっともなことである。なぜなら，これらは，看護師が自分の実践について何かを学んだか，あるいは患者の福祉に大いに貢献した，殊に優れた臨床状況から選ばれた事例だからである。しかし，読者の疑いが，病院の看護に対する一般的な幻滅や，病院内では看護師は同情深いケアや人命を救うケアはできないという信念から来ているとしたら，本書はこうした懐疑論者には，はっきりとした反証になるであろうし，幻滅している人には希望の光を与えるであろう。

知覚から生まれる看護のすばらしさ

　本書はこれまで看護界が最も大切にしてきた信念や前提のいくつかに疑問を投げかける。本書が主張するのは，感覚的な気づきこそが良い看護判断の中心であり，それは，当初のうち批判的分析を回避して抱く，漠然とした勘とか広範囲のアセスメントといったもので始まる，ということである。概念的明確さは，この感覚的な気づきに先立つよりも，遅れて追随することのほうが多いのである。経験を積んだ看護師たちは，こういった彼らの知覚能力を，「直感」「不安な感じ」「どこかおかしいと感じる」といった言い回しで説明することが多い。このたぐいの表現を教育者や臨床家は厄介に思う。なぜなら，アセスメントは，これからの知覚から始まって決定的なエビデンスに移行しなければならないからである。達人看護師は，すべてのケースで，患者の状態の決定的な評価には，漠然とした勘以上のものが必要だと知っている。しかし，達人看護師は，経験から自分の知覚に従って確認のエビデンスにたどり着くことを習得しているのである。

　科学的な論拠を探求するうえでは，看護師，医師，カウンセラーといった臨床家なら誰でも知覚的な認識力を無視することがある。もし看護師たちが肉体を持たないコンピュータか監視装置であったならば，問題のたった1つの特徴を特定するのに，はっきりとした明確なシグナルを待たなければならないだろう。しかし，熟練した意思決定にたけた達人は，幸いなことに状況のゲシュタルト（全体性を持ったまとまりのある構造）を把握することができる。そして，医療ケアチーム全体の援助で，問題を確定するために患者の病状の漠然とした微妙な変化のフォローアップに取りかかることができる。達人は，漠然とした勘をあえて止めないばかりか，問題の早期特定に導き，確認のエビデンスを探求することができるこれらの勘をあえて無視しない。

自由裁量で判断を下す重要性

　アメリカでの初期の看護教育を考えると，本書で述べている技能習得モデ

ルが，公式ではない試行錯誤的な学習を推奨していると誤解されるのではないかと危惧する。それゆえ，技能習得のドレイファスモデルは，もともと緊急事態におけるパイロットの対応能力を調査するために開発されたものだということを指摘しておきたい。この場合は，モデルを誤解して，パイロットにちょっと空に飛び出して試行錯誤で「飛行機操縦の感触をつかめ」と勧める者がいるかもしれないとは誰も思わない。そんなことをしたら，初心者のパイロットは基礎訓練すら生き延びることはできないだろう。看護師についても同じことが言える。看護ケアには看護師と患者両方へのリスクが伴う。そして，熟練した看護には，十分に計画された教育プログラムが必要である。経験に基づいた技能は，適切な教育を基盤にしてこそ，安全かつ迅速に習得できるのである。

　本書の目的は，公式ルールの限界を示し，実際の臨床状況で下される自由裁量での判断に注意を促すことである。けれども，達人に，生理学，看護学，医学の原則を超えた，特別で特権的な地位を与えるものではない。また，本書は，ルールなどは存在しないという混とんとした立場や無政府主義的な立場を推奨するものでもない。それは，生死に関わる緊急事態では滅菌操作を無視しなければならないことがある，という理由で，滅菌ルールそのものを無視する許可を与えるようなものである。特定の緊急状況に対応しているからといって，その状況を統制している一般原則を一般的に無視してよいという結論は正当化できない。私は，軽率にルールの放棄を勧めるつもりはない。そうではなく，より熟練した，状況をより高度に理解することで，融通のきかないルールに従わずに，秩序だった行動が取れるのだということを主張したい。

　いったんその状況が説明されれば，そこで取った行動は，融通のきかない原則やルールに従うよりも状況の要請に対応している，秩序だった妥当な行為だと理解されるかもしれない。多くの例外を許容するために，さらに多くの説明的規則が作られる可能性もあるが，達人は新たな例外を要するさらに新たな状況でも依然として柔軟に対処するものである。本書は，通常 表(おもて)には出ないが，看護師たちが日々の業務で直面している，特定状況でのリスクを伴う判断について述べている。メンジィス Menzies(1960)は，不安に対す

る防衛，つまりコーピングの方法としてルールや規定を盾にして身を守ろうとすることに言及している。しかし，不安へのコーピング方法としては非現実的であり，かえって実際の看護業務に対する評価や正当化が遅れるという負担を増やすことになる。

業務の現実を反映する

　読者は，医師との間の理想的な協力的態度や理想的な関係を反映した事例だけを選んで欲しかったと思うかもしれない。実際に，看護管理職や医師たちは，医師と看護師の関係の悪い面を強調するような事例を紹介するのは好ましくないと忠告してくれた。私自身も，この調査を行うにあたって，看護師と医師の啓発的で，協力的な関係だけを見つけたいと望んでいた。しかし，良好な関係だけを紹介したら，本書は記述的研究ではなくフィクションになってしまうし，実験で検証された研究ではなく理想的モデルになってしまう。もし，偏りがあるとすれば，それは忠告とは逆のものである。医師との苦労したやりとりを看護師たちがインタビューで語るのに費やした時間の量を考えると，本書での看護師と医師の間の問題の紹介は不十分と言えるだろう。

　現実世界では，看護師も医師も同じように，良い日もあれば悪い日もある。率直に言って能力不足の者もいる。緊急事態に即座に対応してくれる医師がいない場合，公に認められているよりもはるかに頻繁に看護師はその代わりを務めているのである。そんな仕事は看護ではない，と主張することはできる。しかし，それは，実際に看護師がやっていることを無視することでしかない。たとえ理想的(協力的な関係，または公的に認められた看護機能)とはいえない環境であっても，看護師は患者に必要なものを調達し，必要な処置を行っている。それゆえに，熟練した実践は，卓越しているとみなされるのである。理想像だけに注意を払い，私たちがなりたいと望む姿だけを提示していると，私たちの実際の業務で非常に重要なものの大部分を見失ってしまうだろう。今現在の私たちが誰であり，どういう存在であるのかを知らずして，私たちが将来なりたいものに近づくことはできない。

近づいたり離れたりの万華鏡

　この研究がどの程度現状を適切に代表しているか，読者が疑問を持つのはもっともなことである。この研究の目的は，典型的な1日あるいは1時間を記述するものではなく，臨床知識の成長の先端，つまりハイライトを記述するものである。参加者たちには，特に印象に残った臨床状況を語ることを求めた。看護師は，毎日患者と何度も接する。けれども，たいていの場合自分の介入が患者の回復に与えた影響には気づいていない。こうした接触や介入は日常業務なので，ほとんど記憶に残らないのである。言い換えると，看護師と患者の人間関係は，均一的に職業化された看護の青写真ではなく，人生のもっとも劇的な瞬間，もっとも感動的な瞬間，あるいはもっともありふれた瞬間に近づいたり離れたりする万華鏡なのである。この研究方法では際だった臨床状況を要求しているので，ありふれた瞬間はとらえられていない。それゆえ，調査では典型的な1日と特別な1日の両方を尋ねているものの，偏りは残る。この調査では，熟練した実践を記述することを目的としたので，看護の能力不足は質問事項に含まれていない。したがって，看護の能力不足を示す否定的な事例は本書には掲載されていない（本書「エピローグ」pp.225-235 参照）。

終わりではなく始まりである

　本書に収録した31の看護師の能力分野が，あたかも常に臨床の場でとらえられる限定されたリストであるかのように神聖視したり，このリストを完成させたりしようとする者が現れるかもしれない。私は，そのようなシステム構築に性急な人々が現れるのを心配している。たしかに，31で終わるのは少々気まぐれな感じである。しかし，この研究の意図は，それぞれの看護師が自分自身の事例を集め，自分自身の臨床知識からわき起こった探求や研究テーマを追求するよう励ますことである。現在のように単純化された，直線的な，問題解決の過程に限定してこのような実践を説明し続けることをや

めるために，この研究は看護実践の新しい見解を示しているのである。こういった均一性や制約は，私たちの実践の複雑さや重要性の理解を制限してしまう。ある看護師は，グループ討論のとき，はっと気づいた様子でこう言った。「今日私はとても迅速に対応して，赤ちゃんの命を救ったのです。これは，決して『取るに足らないこと』ではないのですよね」。どうやら彼女は，それ以前の分析的な報告では自分の行動の重要性を考慮に入れそこねていたようである。

　本研究の実践への応用の記述（いわば研究の早期の地図）は，本書を実りあるものにしてくれた。それらの記述を提供してくださった看護師の皆さんに感謝している（本書「エピローグ」参照）。

　本書は，サンフランシスコ湾岸地域の7つの看護学校と5つの病院での評価方法の開発を目的とし，連邦政府からの訓練助成金を受けた研究から生まれたものである。プロジェクトの名称は「Achieving Methods of Intra-professional Consensus, Assessment, and Evaluation（専門職内における，コンセンサス，アセスメント，および評価の達成方法）」であり，以後本書ではAMICAEプロジェクトと呼ぶ。本プロジェクトの資金は米国厚生省公衆衛生局看護部（助成承認番号7D10 NU29104-01）から交付された。

謝　辞

　本書は多くの人々の努力の賜物です。全員の名前をあげてお礼を申し上げることは無理ですが，アンケートとインタビューで1,200名以上の看護師の皆さんに接する便宜を図ってくださったすべての関係者の皆さんに，まず感謝を申し上げたいと思います。

　Helen Nahm博士の指導のもとに「看護と看護教育に関するサンフランシスコ委員会」が育んできた，10年間にわたる看護の臨床と教育機関の協力の歴史があったからこそ，この研究を行うことができたのです。本研究を実現させてくださった参加病院のすべての看護部長と参加看護学部のすべての学部長のご支援に感謝申し上げます。

　AMICAEプロジェクトのスタッフもこの研究に大変貢献してくれました。Ruth ColavecchioとDeborah GordonそしてJudith Wrubelにはインタビューとその分析に協力していただきました。Deborah Gordonは2つの急性期の一般外科病棟で広範な観察とインタビューを実施し，Ruth Colavecchioは参加病院の1つで，看護に応用したドレイファスの技能習得モデルに基づいたクリニカルラダー（臨床昇進システム）の開発に参加しました。Kathy Fieldは看護能力分野の新たな表現に熱意を燃やし，その結果インタビューとフィールドノートの手触り感のあるテープ起こしが可能になりました。彼女はまた，原稿のタイプと編集も手伝ってくれました。Denise Henjumは何時間ものインタビューのテープを起こしてタイプしてくれました。

　ドレイファスモデルの臨床看護実践への適用にあたって専門的な助言をくださったHubert L. Dreyfus教授ならびにStuart E. Dreyfus教授には，格

謝　辞

別に感謝を申し上げます。

　この調査に参加してくれた多くの看護師の皆さんにもお礼を申し上げたいと思います。本研究のために快く，熱心に実践を語り，また私たちに実践の観察をさせてくださった，新人と経験を積んだ看護師のどちらの皆さんにも，本書を捧げたいと思います。引き続く本文で語られるのは，主に彼らの体験談です。自分が効果を与えた患者ケア状況を自分自身で描写することで，看護の専門技能と患者に対する責任あるかかわりが，はっきりと表現されています。彼らの描写は，これまでどんな表現方法でもなし得なかった，鍛錬と技巧の両面に見られる看護のユニークさを表現しています。患者を代弁すること，看護の専門技能，そして注意を喚起し，思いやり（caring）を秘めた患者への深いかかわりといったテーマの数々がこれらの看護師の体験談で繰り返し語られます。

　本書の執筆にあたってはEdith（Pat）Lewisの絶大な協力をいただきました。心から感謝申し上げます。看護分野における深い知識がある彼女は，本研究のより大きな意義を把握し，洞察力に富んだ編集により正しい方向に導いてくれました。

　本書を出版してくれたAddison-Wesley社*の皆さん，ことに1つの学術論文を1冊の本にしていく上での専門的な助言をくださった，編集主任のNancy Evansと製作コーディネーターのJan deProsseにはお世話になりました。彼らの迅速な対応，卓越性への専心，そして内容への深い関心が，本書を優れたものにしてくれました。

　最後に，出版前に目を通していただき貴重なご意見を寄せてくれた以下の方々に感謝いたします。

Kathleen Fsicher, University of Michigan Hospitals
Marian Langer and Mary Hutchings, St. John's Hospital, St Louis
Sydney Krampitz, University of Kansas

※訳者注：本書はAddison-Wesley社から出版されたが，その後，出版社の企業統合で，現行版はPrentice-Hall社が出版している．

Sirley Martin, University of Missouri
Rosalyn Jazwiec and Teresa Tapella, Northwestern Memorial Hospital

パトリシア ベナー

監訳者まえがき

　Patricia Benner 著 "From Novice to Expert—Excellence and Power in Clinical Nursing Practice"(Addison Wesly, 1984)は，『ベナー看護論―達人ナースの卓越性とパワー』として1992年に日本語版が出版された。『ベナー看護論』は，看護の理論書として，看護教育の枠組みとして，さらに看護管理の方向づけをもたらす書として多くの看護職に注目され引用された。看護界におけるベストセラーといっても過言ではないであろう。『ベナー看護論』は，臨床看護師に力を与え，看護教育者には新たな教育方法の開発を促し，そして看護研究者には臨床知識のほり起こしという大きな課題を与え，看護のパラダイムの転換に貢献してきた。さらに政策決定者や病院管理者には，優れた看護実践とは何かを教えてくれるとともに経験を積んだ看護師が臨床にとどまることの価値を知らせ続けている。

　本書『ベナー看護論　新訳版』は，邦訳版と原書による勉強会を続けてきた国家公務員共済組合連合会横浜南共済病院看護部の抄読指導に当たった新妻浩三氏の参画を得て上梓することとなった。米国海軍で部隊通訳も務める氏は多くのネイティブの意見を聴取しつつ，翻訳の正確さと読みやすさを意図した見直しに大いに貢献してくれた。

　さらに新訳版には，著者からのオリジナルメッセージが添えられている。
　この『ベナー看護論　新訳版』が，よりいっそう多くの看護職に影響を与え，看護実践を豊かにするものと確信する。

2005年8月

井部俊子

もくじ

	新訳版に寄せて	3
	まえがき	10
	謝辞	16
	監訳者まえがき	19

1 臨床看護実践に内在する知識を明らかにする 　1
　実践的知識と理論的知識の違い　2
　専門的技能に内在する知識　2
　実践的知識の普及　3
　共通認識　5
　予測や予期，構え　5
　範例と個人的知識　7
　格率　8
　想定外の業務　9
　要約と結論　9

2 技能習得に関するドレファスモデルの看護への適用 　11
　研究方法　12
　データの解釈　14
　第1段階：初心者レベル（Novice）　17
　第2段階：新人レベル（Advanced Beginner）　18
　第3段階：一人前レベル（Competent）　21
　第4段階：中堅レベル（Proficient）　23
　第5段階：達人レベル（Expert）　26
　経験の意味　30

3 臨床知識を明確にし，表現するための解釈的アプローチ 　33
　業務の評価　36
　領域と能力を特定する　37
　要約　38

4	**援助役割**	**41**
	ヒーリングの関係：癒しの環境をつくり，	
	癒しのためのコミットメントを確立する	43
	患者が疼痛や衰弱に直面したときに安楽を与え，人間性を守る	47
	付き添う：患者のそばにいる	49
	回復に向かう過程で，患者自身の関与を最大限に引き出し，	
	自律しているという自覚と自信を与える	51
	痛みの種類を見きわめ，疼痛管理とコントロールの	
	適切な対応策を選択する	53
	触れることによって安楽をもたらし，コミュニケーションを図る	54
	患者の家族を，情緒面と情報面で援助する	56
	情緒的な変化や状況の変化に応じて患者を指導する	57
	要約と結論	64
5	**教育とコーチングの機能**	**67**
	タイミング：患者が学習を受け入れる準備ができた	
	時機をとらえる	68
	病気と回復の過程がもたらすものを，患者が自分の	
	ライフスタイルの一環として取り込むのを援助する	70
	患者が自分の病気をどう解釈しているかを聞き出し，理解する	73
	患者の病態について考えられることを患者に伝え，	
	治療や処置の根拠を説明する	75
	コーチングの機能：文化的に避けられている病気の局面を，	
	とりつきやすく，理解しやすいものにする	77
	要約と結論	81
6	**診断とモニタリングの機能**	**83**
	患者の状態の重要な変化を察知し，記録する	84
	早期警告徴候を提供する：診断を確定する明確な徴候が	
	現れる前に患者の衰弱や病状悪化を予測する	87
	問題を予知する：先の見通しを立てる	89
	病気によって異なる個別の要求や経験を理解する：	
	患者ケアのニーズの予測	91
	患者が健康を取り戻す可能性と，	
	さまざまな治療法に反応する可能性をアセスメントする	92
	要約と結論	93

7	容態の急変を効果的に管理する	95
	生命がきわめて危険な状況にさらされている緊急事態での	
	熟練した実践：問題をすばやく把握する	96
	危機管理：緊急事態において必要な資源の	
	供給をすばやく手配する	98
	医師の援助が得られるまで，患者の危機の本質を見きわめ，	
	管理する	101
	要約と結論	103

8	治療処置と与薬を実施し，モニターする	105
	リスクと合併症を最小限にとどめつつ，	
	経静脈的治療を開始し，維持する	106
	正確かつ安全に与薬する	108
	不可動性がもたらす問題に対抗する	110
	治癒を促し，痛みを緩和させ，	
	適切なドレナージを助ける創傷管理の戦略を立てる	112
	要約と結論	114

9	医療実践の質をモニターし，確保する	117
	安全な医療と看護ケアを確保するために，バックアップする	119
	医師の指示から，支障なく何を省き，	
	加えることができるかをアセスメントする	121
	医師から，適切で時宜にかなった対応を得る	123
	要約と結論	124

10	組織化と役割遂行能力	127
	患者の多様なニーズや要求を調整し，順序づけ，	
	それらに応える：優先順位の設定	128
	最適な治療を提供するための治療チームをつくり，維持する	131
	スタッフの不足と高い異動・退職率に対処する	133
	要約と結論	140

11	看護研究と臨床実践への示唆	141
	積極的にかかわる看護 vs. 距離を置く看護	141
	看護師―患者関係	142
	早期警告徴候	144

	看護の職務範囲を超えた業務	145
	モニタリング技能と組織化	146
	思いやり(caring)ということ	147
12	**キャリア開発と教育への示唆**	**149**
	キャリア開発	150
	看護教育	158
13	**看護の新たなアイデンティティと権限を求めて**	**167**
	有意義なインセンティブと報酬システム	170
	臨床昇進システム	172
	深まる協力関係	174
	強まる認識	175
14	**臨床実践のエクセレンスとパワー**	**177**
	変容させるパワー	180
	統合的なケアリング	181
	代弁する	182
	治癒を促すパワー	183
	関与と肯定のパワー	183
	問題解決	184

エピローグ：実践への適用 191

研究への適用：看護実践における公式モデルの活用と誤用を識別する 194
Deborah R. Gordon
　公式モデル 195
　モデルの誤った用い方 204
　要約 208

エルカミノ病院におけるスタッフナースIII評価の実施 211
Ann Huntsman, Janet Reiss Lederer, Elaine M. Peterman
　同僚評価プロセス 212
　臨床状況の体験談
　　Kathy Brown, Lucy Ann Nomura, Janet Crowley 215
　組織への影響 219
　要約 221

エクセレンスに焦点を当てる	222
Jeanette Ullery	
大学院でのカリキュラムを立案し，評価するために，修士号をもった看護師の熟練した実践を特定する	225
Mary V. Fenton	
新たに特定された能力分野	226
査定	234
教育と実践のあいだに橋をかける	236
Kathleen Dolan	
オリエンテーションプログラム	237
プリセプターの育成	238
臨床判断セミナー	240
看護管理者	241
要約	242
文献	245
用語解説	251
付録：重要な臨床体験を記録するためのガイドライン	
Deborah R. Gordon, Patricia Benner	257
訳者あとがき（初版）	261
さくいん	265

1 臨床看護実践に内在する知識を明らかにする※

Uncovering the Knowledge Embedded in Clinical Nursing Practice

　看護実践は，これまで主に社会学的な観点から研究されてきた。そのため，私たちは看護実践の役割関係や社会化，文化変容についてはかなりの知識を蓄えている。しかし，看護実践そのものに内在する知識，つまり，それぞれの専門分野の臨床で経験を積むことで得る知識についてはわずかしか学んでいない。実践的知識と理論的知識の違いが誤解されていたために，これまで，こうした知識が系統的に記録されず，研究されずにきたのである (Carper, 1978; Collins & Fielder, 1981)。現在何が欠落しているかというと，看護師たちが臨床実践から習得する知識を系統的に観察することである。

　看護師はこれまで自分たちが臨床で学んだことをきちんと記録してこなかった。単独の事例研究は数多く発表されているが，いくつもの事例を臨床的に比較したり，患者集団全体を対象に臨床的な観察をしたりすることはほとんどない。このように，看護実践や臨床観察を記録してこなかったがために，すぐれた臨床看護実践に内在する知識の独自性や豊富さを，看護理論に組み入れることができなかったのである。実践と観察をきちんと記録することは，理論を展開するうえで欠かすことができない。

※この章の見出しは，Image: The Journal of Nursing Scholarship, Vol. XV, No.2, Spring 1983 で掲載された論文 Uncovering the Knowledge Embedded in Clinical Practice の著者の許可を得て，採用した．

本書では実践的知識と理論的知識の違いを検証し，看護実践の研究から明らかになった技能の例を示し，実践的知識のさまざまな側面を説明し，その知識を維持・発展させる方法を概説する。まずは，実践的知識の本質とそれらがどのように習得されるのかを一通り見てみよう。

実践的知識と理論的知識の違い

理論は，現象を説明したり予測したりするための，非常に効果的な手段である。理論により，一連の出来事に対する疑問を考え出し，それを系統的に検証することができる。理論家は実際にその状況が発現する必要十分条件を明らかにしようと努め，科学者は複数の現象の相互的因果関係を立証することで，「それを知った」ことになる。しかし，クーンKuhn(1970)やポランニPolanyi(1958)といった科学哲学者は，「それを知っている」ことと「その方法を知っている」こととは異なる種類の知識であるとみなしている。彼らによると，われわれは「それを知る」ことなく習得した多くの技能(know how)を持っており，自転車に乗るとか，泳ぐといった，日常的な活動のノウハウは，常に理論的に説明できるとは限らない。別の言い方をすれば，実践的知識のなかには「それを知る」という科学的な論述があてはまらないものもあるのだ。しかも，現存の理論に異議を唱えたり，あるいは現存の理論を拡大したりする可能性のある「ノウハウ」は，科学的な論述よりも先に発展することがある。したがって，専門分野の実践で知識を発展させるためには，臨床経験で身についた現存の実践的知識(know-how)を系統的に記録し，一方で，その知識を理論に基づいて科学的に検証することで，実践的知識を拡大していく必要がある。

専門的技能に内在する知識

専門的技能(expertise)が身につくのは，臨床家が実際に業務を行うなかで，前提や仮説，原則に基づいた予測を検証し，絞り込むときである。本書で使う「経験」とは，ハイデガーHeidegger(1962)とガダマーGadamer

(1970)が説明したように，実際の状況により，先入観や予測の正当性を疑ったり，改善したり，あるいは反証したりするときに得られるものである。それゆえ，経験は専門的技能を得るための必要条件である。第2章で説明するが，たとえば中堅や達人レベルの看護師の問題解決法は，新人や一人前レベルの看護師のそれとは異なる。この違いは経験から得たノウハウによるものと考えられる。達人看護師は状況を全体的に把握し，過去に経験した具体的な状況をパラダイム（模範，実例）として用いるので，見当違いの可能性をあれこれ考えるといった無駄をせずに適切な問題領域に対応できる（Dreyfus, H., 1979; Dreyfus, S., 1981）。それとは対照的に，新人や一人前レベルの看護師はこれまで経験したことのない状況下では，意識的で慎重かつ分析的な問題解決，という初歩的な手法に頼らざるを得ない。

　看護を行ううえで欠かせない複雑な意思決定の技術に熟練すれば，臨床状況を解釈することができるようになる。また，臨床における専門的技能に内在する知識は，看護実践の向上と看護科学の発展の主要部分である。専門的技能に内在する知識は，必ずしも理論的な定理で表現できるものではないし，意思決定に使われた要素のすべてを識別する分析的方法を用いたからといって得られるものでもない（Benner & Benner, 1979）。しかし，優れた看護実践の意図，予期，意義，成果は記述することができるし，臨床的ノウハウのさまざまな側面は，実際の業務を解釈して記述することでとらえることができる。

実践的知識の普及

　臨床知識は時間をかけて習得されるものだが，臨床家本人が自分の身につけた知識に気づいていないことがよくある。そういった臨床のノウハウを普及させ，よりよいものにするためには，それらの知識を公にするための戦略が必要である。

　実践的知識では，次の6つの領域が明らかになっている。
(1) 質的差異の識別（graded qualitative distinctions）
(2) 共通認識（common meanings）

(3) 予測や予期，構え(assumptions, expectations, sets)
(4) 範例と個人的知識(paradigm cases and personal knowledge)
(5) 格率(maxims)
(6) 想定外の業務(unplanned practices)

　まず実践的知識を明らかにし，普及させるために，それぞれの領域を，民族誌学的手法と解釈的手法を用いて研究することができる。

　例をあげると，達人看護師は患者の微妙な生理学的変化がわかる。バイタルサインが著しく変化する前にショックに陥りそうな前兆を察知することができ，血管虚脱や急激なバイタルサインの変化が起こる前に緊急蘇生術の必要があるかどうかを識別することができる。肺塞栓や敗血症性ショックの初期段階など，達人看護師が早期に徴候を察知し警告を発した数々の例を本書で紹介するが，これらの洗練された能力は，長いあいだ直接患者を観察し，ケアした結果もたらされたものである。

　状況を直感的に把握するためには，状況の前後関係を理解していなければならない。つまり，患者の病歴と現在の病状を照らし合わせて初めて，微妙な変調が重要な意味を持つのである。Polanyi(1958)は，臨床の達人のこの直感的認識能力を「鑑識眼(connoisseurship)」と呼んでいる。この「鑑識眼」を描写的・解釈的に記録することで臨床知識が明らかになる。看護師は自分の認識能力を示す事例を集め，鑑識眼を用いて得た状況の前後関係，意味，特徴，結果を記述する必要がある。そうすることによって，看護師はみずからの技能を磨き，みずから認識するにいたった質的な識別の能力を実演したり，説明したりできるようになる。こうした鑑識眼の多くは，未熟児の皮膚の弾性や，凝血によって固くなった子宮と収縮状態にある子宮の「触った感じ」の違いといった質的な識別判断をみずから比較するときなどに無意識に行っているものである。

　状況の質的差異を識別する能力は，看護師が実際の患者ケアで下したみずからの判断を比較して初めて，緻密になり，磨きがかかる。たとえば，NICUの看護師は新生児の筋緊張のアセスメントを比較することで，一貫した筋緊張の評価ができる。また，創傷治癒を評価している看護師は，患者の訴えと自分が記述に使う表現を照らし合わせる。質的な識別を説明するた

めに独自な用語がつくられることはよくあるが，実際の状況でこうした用語の意味を系統的に比較するという作業をしなければ，コミュニケーションが成り立たない。

現在の状況は，臨床判断の徹底した技能習得よりも，最新の技術や医療手順の習得があまりにも重視されており，臨床知識のこの側面(鑑識眼)は，最新のテクノロジーを駆使した医療処置を習得しようと追い求める風潮ではしばしば見過ごされてしまう。

共通認識

第4章と第5章に収録された例からわかるように，健康と疾病，命の誕生と終焉といった共通の問題に対応する看護師は，こうした人間的な状況で援助や，回復，コーピングのための方法に関して共通の認識を持つようになる。たとえば，本書の研究で明らかになった共通認識の1つは，看護師というものはどんなに絶望的な状況であっても，患者に対して「何かをしてあげることができると信じる気持ち」を抱くものだということである。たとえそれが，患者が痛みを感じることなく午後を過ごせたり，痛みや死を受け入れられるようになることであったとしてもだ。

看護師は，患者やその家族が極限状況で示す考え方，あるいはコーピングのための方法には幅があることを学ぶ。このような共通認識は，時間をかけて築かれ，看護師たちのあいだで共有されるようになり，慣習になる。これらの共通認識を，状況の前後関係を無視した分析で無意味なものにしてしまわずに理解することが，系統的な研究の基礎となり，ひいては実践と理論のさらなる発展へとつながるのである。多様な臨床状況の体験談が，その意図や前後関係，意味に手を加えずに報告されるとき，共通認識の内容が明確になる。

予測や予期，構え

前後関係に手が加えられていない体験談形式の実践状況の報告には，正式

には知識として認められていないかもしれない予測(assumption)や予期(expectation)，構え(set)がたくさん含まれている。予測や予期に基づいてアセスメントや看護介入はなされるのであり，それらは体験談報告を検討していくなかで，新たに生じる疑問とつき合わせていくことで発展し，検証されていくのである。たとえば，似通った症例と特異な症例の臨床経過をそれぞれ数多く観察してきた結果，看護師は，はっきりと言葉にしなくても各症例の臨床経過を予期できるようになる。こうした予期は，臨床実践でしか生じないものであり，既知の抽象論や一般論では無理である。

　また，看護師は患者に対する全体的な「構え」も培っている。ゲシュタルト心理学者は「構え」を，「ある状況下で特定のやり方で行動する傾向」と定義している。「構え」は時間をかけて獲得されるものであり，部外者の観察者にでもはっきりとわかることが多い具体的な予測や予期よりもわかりにくい。「構え」によって状況への対応が方向づけられるので，個人が状況をどのようにとらえ，説明するのかもそれに応じて変わる。「構え」がどのようなものか，ときおり明らかになることもあるが，「構え」を明確にしようと試みる行為そのものが構えの機能を変えてしまうため，完璧に明確にするのは不可能である。

　このとらえにくい構えを明らかにする方法の1つに，比較文化の研究から借用したものがある。比較文化学の研究では，異なる文化的背景をもつ人々の間で意思疎通ができなくなったり，行動が相手に理解されなくなったりしたとき，類似の状況における異なる構えが明確になる。この方法を使い，看護師たちが，現場で体験した決定的に重要な状況とその臨床状況への対処を比較し合うことで，意図的な比較文化的実験ができるはずである。

　同様の臨床状況なのに，対処が異なったり，意思疎通がうまくいかなかったりする例は，構えにいろいろな違いがあることを示している。たとえば，医師の助手が到着するまでの患者の危機的状況の見きわめと管理について2人の看護師の説明を比べると，それぞれの構えの違いが明らかになる。一方の看護師は医師と看護師のあいだに信頼関係があり，意思疎通が良好な現場で働いていたが，もう一方は，両者のあいだに常に不信感があり，医師が口頭指示への署名すら拒む現場で働いていた。当然，後者の職場で働いている

看護師は，良好な協力関係のある職場で働いている看護師と同じ構えや「何かをしてあげることができると信じる気持ち」をもって患者の緊急状況に対処してはいなかった。予測や予期，構えを明らかにすれば，実践的知識のなかでまだ検証されていない領域を見出すことができ，そこから，その知識を系統的に研究し，発展させたり，誤りを証明したりすることができるようになる。

範例と個人的知識

　HeideggerとGadamerは，経験のことを「実地にはまだ検証されていない先入観に修正を加える行為」と定義している。状況を認識する必須条件は予備知識，すなわち構えであり，臨床実践ではこの予備知識が理論や原則，それまでの経験によって巧みに形成されていることが多い。この予備知識をより優れたものにするか，あるいは反証する出来事のみが「経験」と呼ぶに値するものである。看護師が「経験」を積むにつれ，未熟な実践的知識と未整理の理論的知識との複合体である臨床知識が高まる。また，ある特別な経験が，その印象深さのために範例としての機能を十分果たすことがある(Benner & Wrubel, 1982)。後の章で取り上げる事例の多くも，提供者の看護師にとってこのような範例なのである。

　中堅と達人レベルの看護師は，異なる患者ケアの問題に関してそれぞれに数多くの範例を得ているので(第2章 pp.23-29参照)，研究者がパラダイム(理論的枠組み)を用いるのと同じように，過去の具体的な状況からそれぞれの患者ケアに対応する。過去に経験した状況は，その看護師の認識を変えたゆえに際立つのである。したがって，過去の具体的な経験は，達人の認識と行動を導き，すばやい状況把握を可能にする。熟練した臨床家は，過去の状況全体と現況の全体を比較しているため，その高度な臨床知識はどんな理論的説明よりも包括的になる。

　範例のなかには，簡潔かつドラマチックなゆえに，事例研究として伝えられたり，学習者がお手本として採用したりするものがある(Benner & Wrubel, 1982)。すぐれた医療教育者は，抽象的な原則やガイドラインよりも多くの

ことを伝えられる範例を使うが，学生が他人の範例から学ぶには，その状況を積極的に追体験したり，想像したりする必要がある。シミュレーション(模擬実験)は，学習者が実際に行動や意思決定をしなければならないため，さらに効果的かもしれない。また，学習者にとってシミュレーションは，指導のもとに範例を得るよい機会となる。

しかし，範例の多くは事例研究やシミュレーションで伝えるには複雑すぎる。その理由は，「経験」(先入観や事前の理解を，改善したり修正したりする出来事)を生み出すのは，個々の学習者がそれまでに培っている知識との具体的な相互作用だからである。Polanyi(1958)はこのことを「個人的知識の交流」と呼んでいる。看護師はそれぞれに独自の過去の体験や知的意欲，心構えをもって，ある臨床状況の学習に立ち向かう。この個人的知識と臨床状況によって生じる交流により，看護師は意思決定し，取る行動を決めるのである。だからこそ，臨床看護の分野では，この個人的知識と臨床状況の活発な交流の手本を作るために達人看護師が必要なのである。

経験を積んだ看護師は，自分の患者ケアの対応法を変えた臨床状況を容易に思い出すことができる。このような範例を系統的に記録し研究することによって，そこに埋もれている知識を発展させることが可能になる。

格率

どの道の達人も，専門的な指示を出すとき，すでにその状況を熟知している人にしかわからないような用語を使うものである。Polanyi(1958)はそうした隠語による指示を「格率(maxim)」と呼んでいる(Dreyfus, 1982; Benner, 1982; Benner & Wrubel, 1982)。たとえば，ICU看護師は，数多くの未熟児の呼吸状態を観察してきた者にしかわからないような用語を使って呼吸状態の微妙な変化を指摘する。Polanyi(1958)は，スポーツを例に「格率」を次のように説明している。経験を積んだゴルファーやテニスプレイヤーは，よく「ボールから目を離さないように」という言い方をするが，同じ指示を初心者に与えても何のことかわからない。

達人看護師同士は，お互いにやりとりできる「格率」から多くの情報を得

られるが，部外者や達人レベルに達していない看護師も臨床知識，とりわけ「格率」のなかに潜んでいる直感的知識のヒントを得ることができる。したがって，「格率」を収集することが臨床判断の領域を明確にする出発点になるかもしれない。

想定外の業務

　病院や介護施設で働く看護師の役割は，医師やそのほかの医療従事者から委任された想定外の業務や処置によって大幅に広がってきた。この想定外の委任は，「怠慢による委任」と呼べるかもしれない。たとえば，新たな治療や診断検査が導入されるときは，リスクを伴うために医師がそれらを行い，監視する必要がある。しかし，患者のベッドサイドにいるのは看護師だから，という理由で看護師にそれらを行う責任が押しつけられることがよくある。

　このような「おさがり業務」は，看護実践の多岐にわたっている。たとえば，看護師は血管収縮薬や抗不整脈薬の投与量を徐々に減らして最終的に離脱させる達人になっているが，こうした知識に対する系統的な記録や研究は行われてこなかった。勘を働かせることや臨床判断の能力は，新たなスキルを獲得するたびに変わっていくが，看護師がそうした変化や，それに伴って育まれてゆく「ノウハウ」を研究しないかぎり，今後もそのような変化は記録されることも認識されることもないだろう。

要約と結論

　達人看護師の実践や「ノウハウ」のなかには，未開発の臨床知識がたくさん埋もれているが，看護師がみずからの経験から習得した知識を系統的に記録しなければ，その知識は普及することも十分な発展を遂げることもないだろう。看護では，臨床における専門的技能は，適切に表現されず，報いられてこなかった。この記述の遅れが，看護への評価や報酬の遅れにもつながった。そのうえ，実践的知識を適切に記録することは看護理論の発展や普及の

ためには欠かすことができない。患者の状況に対してそれぞれが下した判断の質的評価を比較検討する看護師たちや，状況の観察や，それぞれの構え，範例，格率，そして変化しつつある業務内容を文書に記録する看護師たちは，看護科学に大いに貢献することだろう。現場で働く看護師が，科学とアートを包含するきわめて人間的な状況で患者や家族を援助し，コーチし，看護介入した結果共通の意味を見出すことで，さらに多くのことを学び，看護の真価を認めることができるだろう。

2 技能習得に関する ドレファスモデルの看護への適用

The Dreyfus Model of Skill Acquisition Applied to Nursing

　スチュワート・ドレファス Stuart Dreyfus（数学者，システム分析学者）とヒューバート・ドレファス Hubert Dreyfus（哲学者）は，チェスプレイヤーと航空パイロットに関する調査をもとに技能習得のモデルを開発した。このドレファスモデル（Dreyfus & Dreyfus, 1980; Dreyfus, 1981）では，学習者は技能を習得しそれを磨いていく過程で5段階の技能習得レベルを経ていくとされる。その5段階とは，初心者，新人，一人前，中堅，および達人レベルである。大きく分けて3つの技能実践の分野で，これらの習熟レベルに変化がみられる。第1の分野では，学習者は抽象的理論に頼ることから，過去の実際の経験を範例として状況を判断するようになる。第2の分野では，緊急事態に遭遇したときの状況のとらえ方が変化する。つまり，初心者のうちはどれをとっても重要そうに見える情報の集まりだったものが，レベルが上がるにつれて状況を1つの全体像（そのなかではある種の情報だけが重要と判断される）としてとらえられるようになってくる。第3の分野では，無関係な観察者から責任ある当事者になる。つまり，状況を外から眺めるのではなく，積極的にかかわりを持つようになる，ということである。本書は，このドレファスモデルを看護に適用できるか否かについての，系統的な調査の結果報告である。本書では，技能（skill）と熟練した実践（skilled practices）はどちらも熟練した看護介入と臨床判断能力を指しており，同義語として用

いる。技能といっても，通常の臨床の場からはなれた技能訓練室で使われる微妙な手先のコントロールなどの能力付与技能*を指すことはない。本書における技能と熟練した実践とは，実際の臨床状況における看護技能や看護業務だけを意味している。

研究方法

初心者と達人看護師の状況判断と臨床実践がどのように異なるかを確実に理解するために，初心者と専門技能が認められた看護師をペアにしてインタビューを行った。インタビューの対象は，新卒者教育にプリセプター制度を採用している3つの病院から選ばれた21組の看護師のペアであった。プリセプターと新卒看護師のペアは，ともに体験したなかでとくに記憶に残っている事例について，別々にインタビューを受け，教えるのが，あるいは学ぶのがとくに難しいと感じた臨床知識について語るよう求められた。この研究の目的は，同じ事例で初心者と達人の説明に明確で特徴的な違いがあるかどうか，あるとすればそれはどのように説明でき，理解できるのか，を知ることだった。

プリセプターとプリセプティーのペアに対する臨床事例についてのインタビューのほかにも，技能習得のそれぞれの段階における看護実践の特徴をさらに詳しく描写するために，51名の経験豊かなナースクリニシャンと11名の新卒看護師，そして5名の看護大学の4年生を対象にインタビュー，またはインタビューと参加観察を実施した。インタビュー（小グループと個別）と参加観察は6つの病院で行われた。2つは地域の私立病院，2つは地域の教育病院，1つは大学のメディカルセンター，そして1つはスラム地区の一般病院であった。

この51名の経験豊富な看護師は，臨床経験が少なくとも5年あり，現在も臨床看護に従事していること，さらに周囲から高度な技能を認められてい

---

*訳者注：能力付与技能（enabling skill）とは，あること（たとえば数学の問題を解く）ができるようになるために必要な技能（足し算のスキル，図形の基本を理解するスキル）

ることを条件に，各病院の教育師長が主任やその同僚看護師と協議して選出した．51名のうち7名は修士号を取得していて，大半は学士課程の修了者であったが，学歴は公式の選択基準にはなかった．

　この調査では，習熟度で看護師自身を等級づけするようなことはせず，それよりも業務の水準を反映するものとして個々の事例が評価された．これは，ドレイファスモデルの本質を踏襲するためである．ドレイファスモデルでは，状況の前後関係を無視した基準を使って個人に専門的技能(expertise)を示す才能や特性があると判断することはない．また，この調査の目的は，状況や教育的背景にかかわらずすべての看護を立派に実践できる万能看護師を発掘するためでもないからだ．

　同じ病院の異なる病棟から送られてきた4～8名の経験を積んだ看護師を対象に，小グループインタビューが2時間ずつ4回にわたって行われた．毎日インタビューするものから隔週で行うものまでスケジュールはさまざまであった．個人インタビューは51名の経験ある看護師全員に行われ，参加観察はそのなかの26名に対して行われた．参加観察においては観察者が何もせずにじろじろ見つめていると患者にとって居心地が悪いが，あまり関与しては看護業務の妨げになる．したがって，いずれの事例でも，観察者は，患者の搬送を手伝うなどのさしさわりのない業務だけを行い，関与を最小限にとどめるよう配慮した．調査に協力してくれた看護師たちには，インタビューの前にあらかじめ私たちが感心を抱いている臨床状況を概説する資料(付録「重要な臨床体験を記録するためのガイドライン」参照)を渡した．作業を進めていくなかで，クリティカルインシデント(critical incident)という研究用語が重篤な患者や危機的な状況を連想させ，誤解を招くことがわかった．そのため，危機的でなくても重要な事例にも関心があることを説明しなければならなかった．

　このインタビューは，筆者を始め，看護師であり研究者でもある看護管理者と文化人類学専攻の大学院生，調査心理学者によって行われた．インタビューはすべて録音され，内容分析のためテープをそのまま起こして記録された．また，1つの小グループを例外としてすべてのグループに少なくとも2名の研究者が同席し，インタビューの進行を図った．

データの解釈

　研究チームのメンバーは，インタビューと参加観察の記録を別々に読み，それぞれの解釈を比較検討して，合意のもとでその解釈の妥当性を立証した。まず，発揮された主要な能力要件の分類でメンバーの合意が得られたもので，さらに「すぐれた実践」を説明するのに効果的だと判断された場合のみ，それぞれの解釈が受け入れられた。

　ここで用いられた解釈の方法は，Heideggerの現象学に基づいている（Heidegger, 1962; Palmer, 1969; Benner，印刷中）。Heidegger現象学はストラウスStraussとグレイザーGlaserの「絶えざる比較法」（Glaser, 1978; Glaser & Strauss, 1967; Wilson 1977）の説明にあてはまるが，本研究での目的はStraussとGlaserのアプローチとは異なり，理論的な概念を見つけ出すというよりはむしろ，意味や内容を明らかにすることであった。

　下に記したインタビューの抜粋は，同一の事例を経験した新卒看護師と経験豊富な看護師での説明の違いを描写している。経験ある看護師はICUでの緊急の臨床状況を次のように語っている。

　仕事で遅くなってしまい，ようやく帰ろうとしていたとき，「ジョリーン，ちょっと来て」とプリセプターのナースに呼び止められました。彼女の声は切迫していましたが，コードブルー（心肺蘇生体制）ではありませんでした。病室に入って患者を見たところ，心拍数は120で，人工呼吸器を装着していました。私はナースに「何があったの？」と尋ねました。病室にはもう1人，新卒の男性ナースがいて，その患者のケアをしていましたが，彼は血の海に横たわっている患者を黙って指差すだけでした。患者の口からは太い筋となって血が流れ出ていました。この患者は下顎癌と診断され，切除術を受けていました。およそ1週間前に放射線照射による2次的びらんで外頸動脈から出血し，結紮したのでした。そのびらんがもとで敗血症となり，さらに呼吸不全を起こしたためICUに送られてきたのです。私は創傷部のガーゼを見ましたが，乾燥しており，出血は口からのものでした。患者は術式のためすでに気管切開を施されていました。さらに，栄養補給用のNGチューブも挿入されていたので，私は無名動脈か頸動脈に浸潤したのかもしれないと思いました。そこで，私たちは彼から呼吸器をはずし，気管から吹き出してくるものがあるかどうかを確かめました。少量の血液が確認されまし

たが，そこに溜まっていた血液はおそらく咽頭から肺へ流れ落ちたものだろうと思われました．そのため，私たちは手動で人工呼吸を開始し，血液がとめどもなく噴き出してくる口腔内でいったいぜんたい何が起こっているのか突き止めてやろうとしました…

インタビュアーの質問に対し，達人看護師は，手動による人工呼吸が重要であることを指摘した．なぜなら，100％の酸素供給が確保でき，同時に肺抵抗の程度を手で判断できるからである．

注目すべき点は，この達人看護師が病室に向かう途中ですでに問題を把握し始めていることである．彼女はすでにこの段階で，自分を呼び止めた看護師の声に切迫感があるものの，コードブルーほど緊迫していないことに気づいていた．問題に対するこのような対応は，経験があって初めてできるものである．問題が無名動脈ではなく頸動脈にあると結論づけると，この達人は頸動脈部位を圧迫して，手動による人工呼吸を続けながら次のような行動をとった．

ここで問題は血液です．血液が必要です．そこで私が「じゃあ，誰か輸血部に電話して血液を取ってきて」と言うと，新卒ナースは「今電話したのですが，この患者用の血液は用意してないそうです」と答えました．輸血部にこの患者の輸血用血液をオーダーしていなかったことに，誰も気づいていなかったのです．そこで，動脈ラインから血液をとり，血液型の照合とクロスマッチのために輸血部へ送りました．その間，私はプラズマネート（加熱人血漿蛋白）の投与と乳酸リンゲルを開始しました．平均血圧が30くらいまで下がり，口からは血が噴き出していたからです．

インタビュアー：その時点で現場に医師はいたんですか．

達人看護師：すでにコールはしたのですが，まだ誰も到着していませんでした．ちょうどこの頃にICUの研修医がやって来ましたが，「どうしたらいいんだろう」といった途方にくれた感じに見えました．静脈確保ができているかどうか尋ねられたので，私は，「はい，中心静脈は確保してありますが，それだけでは足りなくなると思います」と答えました．彼は「静脈切開をやろう」と言いましたが，私は「その必要はないと思います．もう1本確保できると思いますから」と言って，14ゲージの針を手に取り肘静脈に入れました．これでプラズマ（血漿）が2つの管から入ってくるようになりました．「僕は何をしようか」と医師が言うので，「輸血部に行って，この患者に合う血液を持ってきてください．看護師ではできない

んです。この患者に適合する血液を持ってくることができるのは，医師だけです。2単位持ってきてくださいね。状態がどれほど悪かろうが，1回に2単位しか渡してくれないんです。それでいいですから，できるだけ急いでもどってきてください」と言いました。そこで医師は飛び出していきました。

　患者の体液補正は成功し，出血は動脈の修復手術が十分間に合う程度にコントロールできた。
　この達人看護師の話を聞いていると，その状況にすっかり引き込まれてしまい，聞き手は誰が話しているのか意識しなくなる。達人は，ほかの看護師たちが状況を把握するのに必要なだけ詳細に説明している。聞き手が技術的な問題について明らかにしたいこと以外は，余計な説明はない。たとえば平均血圧など，達人は専門用語を自在に駆使している。肺抵抗の程度を調べたとき，人工呼吸バッグがどんな感じだったかを，手ぶりを交えて描写した。彼女は手に感じられる肺抵抗の違いがわかっているので，その違いを伝えるため身振りで説明したのである。達人とともにこの事例に遭遇した新卒男性看護師（新人レベル）の以下の説明と比較すると，達人の説明のすばらしさがよくわかる。

　この患者はとても明るい人で，頭もよく，意識ははっきりしていました。けれども，気の毒なことに，約1時間から2時間ごとに一度，気管吸引が必要でした。分泌物の量は中程度で，比較的粘稠性で，色はやや黄褐色でした。気の毒なことに，患者は吸引にあまり耐えることはできませんでした。彼は比較的吸引に不快感を覚えていたようで，中程度の咳と嘔吐反射を起こしていて，そのせいでいつも一時的に血圧が上がりました。いつものような吸引をしたあと酸素マスクを装着しようとしていたら，患者が咳き込みはじめ，口から大量の鮮血を吐き出したのです。私は軽いパニックに陥り，隣室のナースの助けを求め，患者に緩やかなトレンデレンブルグ体位をとらせて点滴の速度を上げましたが，まだ軽いパニックを感じていました。いや，どちらかというと中程度のパニックになっていたと思います。

　この新人看護師は，彼のレベルとしてはかなりうまくこの状況に対応していたが，彼の状況説明は，自分の不安感を通して描写されている。達人の説明ほどには状況がはっきりと見えてこない。彼が言外に匂わしているのは，

自分が外傷を起こすような吸引をして頸動脈破裂を引き起こしたのだろうかという自問である。彼のレベルでは自分の吸引が外傷を起こすほど強かったのかどうかを判断する能力がないので，彼は吸引の経過の説明を通して，暗に"これが頸動脈破裂の原因になったのだろうか？"という疑問を呈しているのである。

　この新人看護師の報告は教科書を思い起こさせる。まだ専門用語に慣れきっていないので，彼の使う用語はしっくりこない。余計な言葉を使い，関係のない説明までしている。彼は達人ほど状況の推移を完璧に把握していないし，先見の明もない。達人は常に先手を打ち，人やものの両面の資源を有効に利用して次の不測の事態に対処しようとしているように見える。

　この事例を含むすべての事例の説明記録を，ドレイファスモデルに従って分析することにより，それぞれの看護実践の習熟度レベルの特徴を明確にし，各レベルで何を教え，何を学ぶべきかを平易な言葉で説明することができた。それを以下に示す。

第1段階：初心者レベル（Novice）

　初心者は，その状況に適切な対応をするための実践経験がない。臨床状況に身を置いて技能の向上に欠かせない経験を積むために，彼らはまず客観的属性から状況を学ぶ。つまり体重，摂取量と排泄量，体温，血圧，脈拍，といった客観的で測定可能な，患者の状態を表す指標で状況を知るのである。このような指標は臨床経験がなくとも理解できるものである。また，初心者は，異なる属性に対応できるよう，状況の前後関係を必要としない原則を学ぶ。たとえば，次のとおりである。

　　水分バランスをみるために，過去3日間の早朝体重と毎日の摂取量，排泄量をチェックする。体重が増加し，摂取量が常に排泄量を500 ml以上上回っていれば，水分の貯留が考えられる。その場合には，不均衡の原因が解明されるまで水分制限を行う。

　　初心者レベルに特徴的である，原則どおりの行動には明らかに限界があ

り，柔軟性に欠ける。初心者は直面している状況を過去に経験したことがないので，どのように行動すべきか導いてくれる原則を与えてもらう必要がある一方，原則は，実際の状況で何を最優先すべきか教えてくれるわけではないので，原則に従うことは，かえって実践を成功させる妨げになる。この点がこの問題の一番難しいところである。

看護学生は初心者として新たな臨床の世界に入ってくる。彼らは教科書で習ったばかりの用語の状況的な意味をほとんどわかっていない。しかし，学生だけが初心者というわけではない。どんな看護師でも，経験したことのない科の患者を扱うとき，ケアの目標や手段に慣れていなければ，その実践は初心者レベルである。

この要点は，現場主義，経験主義のドレイファスモデル(Dreyfus, 1982)の根拠を例証するものである。ドレイファスモデルは，教室で原則，理論によって習得できる技能レベルと，実際の臨床状況でしか得られないすぐれた実践を，はっきりと区別している。たとえば，成人重症ケアで学位を持ち，経験を積んだ専門看護師であっても，NICU(新生児集中治療病棟)に移れば，そこでの実践は初心者レベルになるだろう。すでに強調してきたように，技能習得のドレイファスモデルは，個人の特性や才能をはかるモデルではなく，状況対応モデルなのである。

第2段階：新人レベル(Advanced Beginner)

新人とは，かろうじて及第点の業務をこなすことができるレベルであり，ドレイファスモデルで「状況の局面」と呼んでいる，「繰り返し生じる重要な状況要素」に気づく(あるいは指導者に指摘されて気づく)ことができる程度に状況を経験したレベルである。

測定可能で前後の脈絡が必要ない属性や，初心者が学んで利用する実践の手順リストとは対照的に，「状況の局面」を理解するには実際の臨床状況を前もって経験しておく必要がある。「状況の局面」には，経験によってのみ認識できる総合的，全体的な特徴があるからである。たとえば，患者が学習を受け入れる心の準備ができたかどうかの判断は，看護師が以前に似たよう

な指導―学習ニーズのある患者を経験しているか否かに左右される。男性患者がイレオストミーについて学ぶ気になったかどうかをアセスメントしたときのことを，ある達人は次のように語っている。

> その朝まで，この患者は受けたばかりの手術のことで無力感に陥っていると私は感じていました。彼は自分の身体がだめになってしまったと思っているように見え，ストレスが溜まって，神経質になっているように見えました。そのうえ，彼は術後の傷口を恐る恐る扱っていました。それほど慎重になる必要はなかったのですが。でも，今朝は違いました。彼は自分のケアについていろいろ尋ね始めたのです。

指導と学習への示唆

指導者は，初心者や新人レベル看護師に対して，患者に学習を受け入れる心の準備ができたかどうかといった局面を知るためのガイドラインを提供することができる。たとえば，「患者が手術やガーゼ交換について質問してくるかどうか，注意を払いなさい」とか，「患者が傷を見たり，触ったりするかどうかを観察しなさい」といったことである。しかし，こうしたガイドラインは，その看護師が実際の患者ケアの状況でそのような局面がどのように聞こえ，どのように見えるのかを知っているかどうかにかかってくる。したがって，局面を明確にできても，完全に客観化することはできない。看護師は，患者が手術やガーゼ交換について尋ねる様子から手掛かりを得ることはできるが，すべての状況で同じ手掛かりが使えるわけではない。ガイドラインを特定の患者に当てはめるには，看護師にはそれに先立つ経験が必要なのである。

以上の前提をふまえれば，新人レベルの看護師あるいはその指導者は，属性と局面の双方をふまえた行動決定の原則をつくることができる。このように経験に基づく，意味のある内容を伴った指針をガイドラインと呼ぶ。ガイドラインに従うと個々の属性，局面の重要性の違いを軽視しがちになる。つまり，ガイドラインではすべての属性，局面の価値を同等のものとして扱うのである。これをよく表しているのが，NICU勤務の新人看護師について語った達人看護師の以下のコメントである。

私は，新卒ナースにとても詳しく，具体的な指示を与えます。「病室に入ったらまず患児の様子をみなさい。そしてバイタルサインをとり，身体検査を実施しなさい。それから点滴刺入部と人工呼吸器を調べて，作動していることを確認し，モニターとアラームをチェックしなさい」と。私がこのように言うと，新卒ナースたちは，そのとおりにします。ほかに何が起こっていようとも。彼らは省略してもいいものがわからないのです。どれが最も重要なことなのか判断できないのです。ある児にとって最も重要な処置をして，別の児に対してはその児にとって最も重要なことだけして，そのほかの重要でないことは後回しにする，ということができないのです。

　初心者や新人レベルでは状況を把握することがほとんどできない。彼らにとって，直面する状況はあまりにも不慣れで，未知で，しかも教わった規則を思い出すことに集中しなければならないからである。前出の達人は続けてこう述べている。

　仮に私が，「これら8つのことをしなければなりません」と指示すると，彼らはそのとおりにします。たとえほかの患児がひどく泣き叫んでいても気にしません。そしていったんそれに気づくと，どうしてよいかわからなくて，途方にくれてしまうのです。

　プリセプターと新米看護師は局面を認識するために多くの時間を費やす。たとえば，身体アセスメントをするときに局面を認識することは妥当な学習目標である。看護師は術後患者の腸音の正常，亢進，消失を識別する立場にあるが，すでに能力を得ている実践分野であれば，局面認識はおそらく不必要である。それよりも，状況の局面の相対的な重要性を判断するという，もっと高度な臨床技能に集中することが可能になる。
　ここで新卒教育にもスタッフ教育にも大切な助言は，新人レベルの看護師には臨床現場での支援が必要であるということである。たとえば臨床で優先順位を決めるとき，助けが必要である。というのは，新人レベルの看護師は，一般的ガイドラインにそって業務をこなし，臨床実践で繰り返し遭遇する重要なパターンにようやく気づき始めたばかりだからだ。彼らが患者の看護ケアをする場合は，少なくとも一人前の技能レベルに達した看護師のバックアップが必要である。それは，新人レベルではまだ最も重要な業務を選別

できないので，患者の重要なニーズを見落とさないようにするためである。この必要性をよく表しているのが，新卒看護師の実践について語る下記のプリセプターの説明である。

> （この新人レベルの男性看護師は）初めのうちは1つのことで頭がいっぱいで，患者のそれ以外のことは眼中にない，といった状態でした。たとえば，心電図をとったとき，私は心室性期外収縮に気づいたので，医師に知らせるべきだと言いました。ところがですよ，彼が手を止めて心電図を読み始めたとたん，何もかもに急ブレーキがかかってしまったんです。彼ときたら，心電図とその読み方を説明してほしいと言うんです。その時点で，この患者には緊急に対応すべきニーズが少なくとも3つありました。彼にとっては勉強になるというもっともな理由がありましたが，はっきり言って，すべての流れを止めて，心電図の読み方に集中する時間なんてありませんでした。

新米看護師のオリエンテーションの際に，多くの病院でプリセプターを置いているのは，状況の局面を指摘してもらえるためであり，特徴的な局面に基づいて優先順位を決めることを学ぶこの時期に，患者と新米看護師のどちらにも害が及ばないようにするためである。

第3段階：一人前レベル（Competent）

一人前レベルは，似たような状況で2，3年働いたことのある看護師の典型であり，意識的に立てた長期の目標や計画を踏まえて自分の看護実践をとらえ始めるとき，看護師はこのレベルに達する。そのような長期の計画は，現在の状況や予測される将来の状況の，どの属性や局面が最も重要で，どれを気にしなくてもよいのかを示してくれる。ゆえに，一人前レベルの看護師にとって，計画は大局観を与えてくれるものであり，問題に対するきわめて意識的で理論的かつ分析的な思索の基盤となる。あるプリセプターは，駆け出しだった頃の「言われて行う」レベルから，計画を立てて看護をするという一人前レベルへと成長するさまを次のように語っている。

> 私は4人の患者を受け持っていました。1人はコロストミーの指導が必要で，そ

のほかの患者にもすることがいろいろとありました。病室に行く前に何をすべきか考えるかわりに，そのまま病室に直行して……仕事に引っ張りまわされてしまうんです。誰かの点滴が止まっていて，その対応に追われていると別の患者に薬を渡し忘れてしまい，思い出してあわてて走り回る。そうこうしているうちに，今度は誰かが吐き気を訴え，それがおさまるまでついてあげていたら，例の患者の人工肛門のバッグが外れてしまって，指導を始めなくっちゃ，と思い出すといった始末でした。気がついたら朝が終わっていて，結局誰の清拭もできませんでした。

　　インタビュアー：つまり，最も緊急なことにただ反射的に対応している，という感じですね。

　　看護師：以前は，ただ病室に入っていって，何が起こっているのか状況を整理してとらえることもせずに，患者の訴えに忙殺されていました。でも今なら，申し送りを聞いて，どんな点滴が行われているのかおおむね把握し，2, 3のすべきことも心得ています。病室に入る前にその日に与薬すべき薬を書き出し，病室に入ったら，まず全員の点滴が大丈夫か確認します。患者のベッドを1つずつ回って今日担当するという挨拶はしますが，すでに仕事に専心しているという暗黙のメッセージは与えます。点滴の状態をみてから，創部のガーゼをチェックします。ここまで済むと私はほっとします。死にいたるような出血はないし，尿量も正常で，点滴も順調とわかったら，午前中の計画をたて，どんどん仕事をこなしていきます。私は以前よりもずいぶんと段取りが良くなっています。自分がしなければならないことがわかっているし，それを患者と調整しながら，彼らの要求も見つけていけます。

　一人前レベルの看護師は中堅レベルの看護師のようなスピードと柔軟性には欠けるが，自分はある技能レベルに達しているという自信と，臨床での不測の事態に対応し，管理する能力をもっている。この技能レベルの特徴である，意識的で入念な計画立案は，段取りの良い効率的な業務の助けになる。

指導と学習への示唆

　一人前レベルの段階には，まだ未熟さがみられる。この段階は，大変な努力の末に，ようやく臨床の世界が整理されて見えてくる段階である。この段階のナースには，多様で複雑な患者ケアを計画し調整する練習になるような意思決定ゲームやシミュレーションが役に立つ。

第4段階：中堅レベル（Proficient）

　中堅レベル看護師の特徴は，状況を局面の視点ではなく全体として捉え，格率に導かれて実践を行っていることである。このレベルのキーワードは知覚である。大局観は考え抜いて得るものではなく，経験と最近の出来事からして「そうであることが明らか」なものである。
　中堅レベル看護師が全体として状況を理解しているのは，長期目標を踏まえて状況の意味を知覚しているからである。この変化は，次のNICUのナースクリニシャンが新米看護師について語ったなかによく表現されている。

> 　ここ数週間，私の心を占めていた最大の関心事は，3か月の研修期間の終了時に，新卒ナースが安全なケアを提供できるかどうか，あるいは看護ケアのこなし方をわかっただけなのか，それとも特定の業務を身につけただけか，ということでした。私は，患児をAという状態からBという状態にすることこそが，看護なのだと思うのです。それを実現するためには，その経過でいろいろな業務をこなさなければなりませんが，業務をこなすことが看護ではないのです。「……そう，ここにこの赤ちゃんがいる。現在この赤ちゃんの状態はこうで，私がこの赤ちゃんに6週間後に到達してほしい状態はこれなのだ」。私は，新卒ナースがこのひらめきを感じるのを確かめたいのです。この患児が最終的によくなる方向に向かうために，自分は今日いったい何をすればよいのか。こういう考え方が，新卒ナースにようやく起こり始めたところです。彼らは，看護の仕事を，やらなければならない業務のリストとしてではなく，1つの全体像として見るようになってきたところです。

　中堅レベル看護師は，ある状況下で起こりうる典型的な事態と，そのような事態に応じてどのように計画を修正するべきか，を経験から習得する。これは，大局観が蜘蛛の巣のように張りめぐらされた状態であり，Stuart Dreyfus（1982）も以下のように述べている。

> 　めったにない状況は別として，実践者は，記憶に残る体験を経た結果，目の前の状況を，みずからの経験によって培われ頭脳に蓄積した，（その特殊性を含めて）典型的な状況と重ねる。したがって，実践者は常に大局観を通して現在の状況

を経験するが，この大局観あるいは全体像は，実践者が意識的に計算して得るものではなく，本人には自明のものなのである(p.19)。

　中堅レベル看護師はこの経験に基づいた，全体像を把握する能力があるので，事態が通常予測される経過をとらないとき，異常の発生を看取できる。このホリスティック(全体的)な理解力は，中堅レベル看護師の意思決定力を向上させる。中堅レベル看護師には，多くの属性と局面のなかから重要なものを見分ける大局観があるので，意思決定にあまり労力がいらなくなる。一人前レベルの看護師が，状況を全体像としてとらえたり，どの局面が最も顕著で重要か認識したりするのにはまだ経験不足であるのに比べ，中堅レベル看護師は，考慮する選択肢を少数に絞り，問題の核心部分に焦点を当てられる。

　中堅レベル看護師には，局面が目前の状況にとって重要なものなのか，あまり重要でないものなのか，一目瞭然である。ある男性患者のイレオストミーを学習する準備状態について，後出(p.69)の達人看護師は，「患者の学習意欲が最も高まったときに，ほかの業務をすべて投げうって，その患者に時間を使うことができてうれしく思う」と述べている。この達人看護師が指導を後回しにしていたら，早まった場合と同じくらい，残念な結果になっただろう。

　中堅レベル看護師は実践の指針として格率を用いるが，格率を用いるためには，その前に状況の深い理解が必要である。格率が，一人前や新人レベルの看護師の目には理解しづらい状況のニュアンスと映るのは，ときと場合によって意味が異なってくるからである。しかし，ひとたび状況を深く理解できれば格率によって，何を考慮に入れなければならないかがわかるのである。格率は状況のニュアンスを表すが，このことは人工呼吸器からの離脱に関する次の話に示されている。

　まず，バイタルサインをみてとくに注意すべき点があるかどうかを確認します。でも，この段階でもちょっと頭を働かせて患者が不安がっていないかどうかを考えてみる必要があります。機械に呼吸の肩代わりをしてもらうことにすっかり慣れてしまっているわけですから。患者が少し不安がっても，自発呼吸が途絶えて

しまうかもしれないので本当は投薬したくないのです。でも，もしかすると少し落ち着くようにする程度でいいのかもしれません。状況によりけりです。実際，やってみなければわかりません。でも，これまでやってきた基盤があるわけです。この基盤があるから，面倒なことになりそうなときもわかるのです。

指導と学習への示唆

　中堅レベル看護師を教育する最善の方法は，状況把握能力が最も要求される事例研究を行うことである。大局観を得るための経験や範例を引き合いに出すよう求めれば，そこで学ぶ人の熟練度がさらに深まる。彼らに前後関係のない原則を教えてもいらつかせるだけであり，原則や規則に矛盾するような状況例をあげて反論してくるだろう。この時点で中堅レベル看護師は，自分たちの技能と業務が当初依拠していた理論が役に立たない飾りものだと思うようになるかもしれない。あるいは，中堅レベル看護師は，教育者から念入りに教えられた判断分析が，今では経験によってすばやく把握できる臨床問題を必要以上に複雑にし，また，解決しづらくしているのではないかとみなすかもしれない。とくに，このレベルを教育するのにふさわしい，複雑で微妙な状況の局面を説明したり描写したりするための適切な理論を使わずに，初心用の状況に対して安全にアプローチする方法を教える理論を使ったりすると，上述のようなことが起こる。

　中堅レベル看護師には帰納的に教えるのが最も効果的である。すなわち，1つの臨床状況を材料にして，看護師にその状況に対する自分の理解の仕方を提示させるのである。その看護師の理解の仕方とアプローチの仕方では解決できない状況が提供されたとき，学習が必要で有意義な領域が見えてくる。学習課題は，中堅レベルの看護師に自分の体験に基づいた以下の2種類の事例を提出してもらうことから，展開させることができる。
（1）自分の看護介入により状態が良くなり，うまくいったと感じている事例
（2）自分の看護実践に納得がいかなかったか，葛藤や混乱を感じた事例

　事例研究には，その状況には不必要な要素や無関係な要素が含まれているべきであり，場合によっては，理性的な選択を行うためには情報は不十分であるべきだ。効果的に事例研究を行うには，実際の臨床状況に類似した複雑

であいまいなものでなければならない。

　バイタルサインが明らかに変化する前に，状態の悪化や患者の問題に気づくことが最も多いのが，中堅レベルの看護師である。この技能は，早期警告徴候と呼ばれている(pp.87-88参照)。中堅あるいは達人レベルであることが明らかに認められた看護師に対しては，次の2つの具体的な質問を与えてみよう。経験年数以外に，一人前から中堅へステップアップさせるものは何か。そして，ステップアップを妨げるものは何か。

　中堅レベルの実践は通常，類似の科の患者を3～5年ほどケアしてきた看護師にみられる。この3～5年という期間は現時点のところ推定であり，今後の研究が待たれる。全く新しい事例に遭遇したときや，分析的かつ手続き的な説明が必要な場合は，中堅レベルであっても分析的な一人前レベルへと後退する。従来は，達人は主要な要素を比較して選択肢を選り分けることで状況を判断する，と考えられてきたが，実際には，達人の判断はよりホリスティック(全人的)なのである。

第5段階：達人レベル(Expert)

　達人になると，自分の状況把握を適切な行動に結びつけるのに，もはや分析的な原則(規則，ガイドライン，格率)には頼らない。達人看護師は膨大な経験を積んでいるので，多くの的外れの診断や対策を検討するという無駄をせず，1つひとつの状況を直観的に把握して正確な問題領域に的を絞る。

　達人の実践の説明を理解するのは難しい。達人は，状況全体の深い理解に基づいて行動するからである。チェスの名人を例にとると，「あの絶妙な一指しはどうやって思いついたのか」と問われたとき，「それが正しそうに思えたから」とか「良い手のように見えたから」としか言わない。また，ベテランのビジネスマンに，憶測で決断するときにどのような要素を認識し，重視するのかを尋ねると，たいてい「場合によりけりだね」という答えが返ってくる。

　達人が自分の知っていることを話すうえで生じる問題は，以下の達人レベルの精神科ナースクリニシャンの話によく表れている。彼女は精神科で15

年勤務し，その臨床判断と能力は看護師からも医師からも高く評価されている。

> 私が医師に「あの患者には精神障害があるわ」と告げるとき，必ずしもそれを証明できる具体的根拠があるわけではありません。でも，間違ったことはありません。精神疾患のことは，隅から隅まで知っているからです。私は，それを感じるし，そうわかるし，確信もできます。ほかに症状が現れなくても気にはなりません。それでも私にはわかるのです。この感じは，今日の小グループのインタビューで別のナースがある患者について，「彼女の状態って，どこかまともではなかったのです」と説明していたのと同じです。私が今やっていることの1つですが，院内教育部を科に招いて用語について講演してもらっています。でも，私が本当にやろうとしているのは，自分でも実際に言葉では表現できないと思っている「何か」を言い表す言葉を，仲間言葉(jargon)のなかから探し出すということなんです。

　この短い話の中にある確信を一般化し過ぎてはならない。この看護師は決してミスをしないと言っているのではなく，自分の知覚の鋭さ，つまり認識能力の高さを語っているのである。この種の知覚の確かさは，すでに十分立証されている，人の顔の識別能力とかなり類似していると思われる。この看護師は15年間の徹底的な観察によって，精神疾患に共通する変化を認識できると述べており，おそらく彼女は正しいだろう。彼女の確信は以下の興味深い質問を導く。つまり，この確信は経験から生まれたものなのか，だとすればどのような臨床家がそれを会得できるのか，そして，どのような環境下で会得できるのか，ということである。
　引き続きこの看護師は，ある患者が精神疾患と誤診されかけた状況について語った。彼女はその患者が単に激怒しているに過ぎないと確信していたが，医師も看護師と同じほど確信を持ってその患者が精神病であると信じており，「どちらが正しいかMMPI*をやってみよう」と言った。看護師は「MMPIの結果がどうあろうと間違いなく私のほうが正しいです」と答えた。彼女にとって幸いなことに，MMPIの結果は彼女のアセスメントを支

※訳者注：MMPI(Minnesota Maltiphasic Personality Inventory)は成人の精神障害の有無を調べるために用いられる調査票

持するものであった。なぜなら，彼女はすでに自分のアセスメントに基づいて，とても効果的な介入を始めていたからだった。

DreyfusとDreyfus(1977)は次のように記している。

> 初心者レベルのパイロットや語学の学習者，チェスプレイヤー，ドライバーは，規則に従っているうちは，もたもたして，ぎこちなく，凡庸な実践しかできない。しかし，こつを飲み込むと，まるで盲人が杖の使い方を習得したときのような技能の変容が生じる。杖にまだ不慣れなうちは，手のひらに伝わってくる抵抗感を介して縁石などの離れた対象物の存在を知る。しかし，杖の使用に熟達すると，盲人はもはや手のひらに抵抗を感じることはなく，縁石だけを感じる。それは杖がからだの一部になったということである(p.12)。

これと似たような変容が達人看護師にも起こる。DreyfusとDreyfus(1977)は経験を積んだ熟練者を次のように説明している。

> 熟練者は対象の特徴や規則を意識しない。その仕事ぶりは流ちょうで，柔軟で，きわめて熟練している。チェスプレイヤーはゲームの勘を身につけ，語学学習者は流ちょうになり，パイロットは飛行機を飛ばしているというよりも自分が飛んでいると感じるようになる(p.12)。

達人が分析的手段を全く使わない，と言っているのではない。看護師がまだ経験したことのない状況に遭遇した場合には，高度な分析能力が必要であるし，達人が状況把握を誤り，予測した状態や行動がみられない場合も分析的手段が必要である。それに代わる大局観が得られない場合，看護師が間違った状況把握から脱する唯一の方法は，分析的問題解決法を用いることである。

指導と学習への示唆

達人看護師は，非常にすばらしい臨床判断をたびたび下し，複雑な臨床状況に見事に対処しているので，達人であることを見きわめるのは難しくない。達人の実践は，看護師仲間や患者の目からは明らかであっても，普段の業務評価基準では把握できないことがある。形式主義の限界，つまり人間の非常にすぐれた実践のすべての段階を把握することは不可能である，という

ことが露呈するのはこの段階である(Benner, 1982, Kuhn, 1970, p.192)。達人レベルの業務を評価するには、通常の業務評価基準すなわち数量的基準以外に、看護業務を記述する解釈的アプローチ(第3章参照)と質的評価法を加えなければならない。臨床状況に特有の前後関係や意味は、達人の実践に多大な影響を及ぼす。したがって、前後関係を無視した原則や要素に依拠した評価法では、達人の実践に埋もれている知識を把握することはできないのである。

臨床での達人の仕事ぶりを系統的に記録することが、臨床知識の発展の第一歩である。達人看護師も、自分の看護にみられる専門的技能や失敗を描写する重要な出来事を系統的に説明し、記録することで得るものは多い。達人看護師がその実践を記録することで、さらなる研究と発展のための新しい分野の臨床知識を得ることができる。

達人看護師は、ほかの看護師の相談に乗ることもできる。とりわけ、看護師たちが臨床上の変化を早期に感知したときに、より詳しい医学的な見方ができるので、大きな力になる。しかし、ICU以外では、達人レベルの看護師の観察結果をほかの看護師の観察結果と比較して観察の仕方を深めていくような機会はほとんどない。したがって、達人看護師のあいだで、記述用語の検討や観察をどのようにしているのかを比較し、その合意形成のために系統的な努力をすることが、看護の実践を向上させると思われる。

中堅と達人レベルの実践を研究すれば、達人の看護実践とそれによって患者にもたらされた成果を説明することができるはずである。この知識は、技能を卓越させたいと願い、またそれが可能な看護師たちが、看護実践をより豊かにしていくのに役立つだろう。

「何ができるのか」という視点が一人前と中堅、達人レベルを分ける特徴の1つである。すべての看護師が達人になれるわけではない。しかし、達人看護師の卓越した看護実践の説明は、一人前レベルの看護師に新たな臨床の可能性を与え、中堅レベルへ進む手助けになるかもしれない。自分の看護介入が効果をもたらした臨床状況を達人が説明できれば、実践に埋もれている知識の一部が明らかになる。そして、知識が明らかになることで、専門的技能の向上と(社会的)認知を高めることが可能になる。

経験の意味

　ここで用いられている経験という用語は、単なる時間の経過や長さを指しているわけではない。経験とは、理論にニュアンスや微妙な違いを加える数多くの現実の具体的な状況に遭遇することで、先入観や理論を改良することである(Gadamer, 1970; Benner & Wrubel, 1982)。理論は明確にできるものや形式化できるものを示すが、臨床実践は常に理論よりも複雑で、理論だけでは把握できない数多くの現実を突きつけてくる。

　確かに、理論のおかげで実践看護師は、正しい質問を考え出し、尋ねることができる。これは、理論が実践に変化をもたらすなどの例で説明できるかもしれない(たとえば、悲嘆プロセスと死および死にゆくことに関する理論、小児科における母子分離の研究、産科における乳児と母の絆の研究)。しかし、こうした理論を使ってケアをしたことのある看護師なら誰でも、公式の理論では表現しきれない現実の差に気づいている。経験を積んだ看護師にとって、この臨床と理論のかけあいこそが、理論の改良を可能にするのだ。

　その一方で、理論や研究が、現実の世界、つまり現場での達人の実践から生まれている。科学的検証と理論構築のための論点が発生しているのは、達人レベルの臨床看護実践に内在する予測と予期からだけである。現場での達人の実践が注目されず記録にも残されずにいる限り、また臨床の職歴が長くならないと専門的技能を深められないという現況が続く限り、看護理論の発展に不可欠な連結は欠如したままであろう。これまで多くの人々と関わってきた看護師には、新たな状況を解釈するための豊かな基盤がある。なのに、このように具体的な対象がある多面的な知識が、抽象的原則だけではなく、明確なガイドラインにさえもどうしても取り入れることができないのである。

　一人前レベルと、中堅・達人レベルの間には隔たりがあり、レベルの跳躍がある。達人に細則にこだわらせたり、公式モデルや規則に従わせたりすると、その実践レベルはかえって後退してしまう。

　この技能獲得の見解は、熟練すると規則や公式が無意識のレベルに移動するとか潜伏する、という意味ではない。この論点は、Hubert Dreyfusの著

書『*What Computers Can't Do: The Limits of Artificial Intelligence*(コンピュータにできないこと—人工知能の限界)(1979)』に記されている。

　この技能獲得モデルの感じをつかむには，自転車に乗るとか，車の運転，第2言語を習得，静脈注射をする，といった技能の習得経験を考えてみるとよい。最初のうちはたどたどしくてぎこちなく，明白な指示に注意を払うしかない。この段階では，動きは規則に支配されているのである。西洋では伝統的に，経験を積み技能を習得すれば，初心者のとき学んだ規則はただ無意識のうちに従うようになるだけ，とみなされている。しかし，この主張は，巧みな実践の根拠と相反するものであり，すぐれた実践で果たされる認識力の役割を無視している。

　HubertとStuart Dreyfus(1977)は，規則から脱却して初めて真の意味で熟練者になる，とするいくつかの空軍の研究結果を報告している。その報告では，計器類を決まった順序で目で追ってチェックするよう指導されたパイロット訓練生の例を引用している。空軍の研究者は，このような指示を与えている教官たちが訓練生よりもはるかにすばやく計器盤上の異常を見つけられることを発見した。研究者たちは，教官たちが訓練生よりもすばやく，正確に規則を実行しているのだろうかと考え，教官たちの目の動きを調べたところ，教官たちは訓練生に教えている規則に全く従っていないことがわかった。さらには，規則から逸脱することで教官たちはより早く，より優れた実践ができているということがわかったのである。

　それゆえ，ドレイファスモデルの重要な前提は，経験と熟練によって技能は変化するということである。そして，この変化が実践を改善するのである。たとえば，達人パイロットが，新米だったころ従っていた規則やガイドラインを遵守しなければならないとしたら，達人パイロットの実践レベルは落ちるはずである。

　また，ドレイファスモデルは，公式の構造モデルや意思決定分析，プロセスモデルによって，臨床現場で観察される高度な実践を説明することはできないことを示している。第3章では，達人看護師がみせるホリスティック(全体的)ですばやい意思決定を説明する手段として，また現場の看護実践に特有の前後関係や意味を把握する手段として，看護実践を説明する解釈的ア

プローチを紹介している。教育者や実践家はこれまで，実際に現場で行われている看護の範囲と奥行きを適切に説明するという課題に取り組んできた。看護過程や意思決定分析の限界は，すぐれた実践の前後関係や実践の意図，解釈も含めずには，職務の難しさや相対的な重要性，関連する局面，熟練した実践の成果，などを適切にとらえることはできないということである。

3 | 臨床知識を明確にし，表現するための解釈的アプローチ

An Interpretive Approach to Identifying and Describing Clinical Knowledge

　AMICAEプロジェクトで用いられ，本研究でも採用されている「解釈的アプローチ」はHeidegger(1962)とテイラーTaylor(1971)の研究に端を発し，ラビノウRabinowとサリヴァンSullivan(1979)が社会科学の補助的手法として提起している。このような解釈的手法では，分析的な方法よりも統合的な方法が用いられるので，実際の看護実践をより詳しく豊かに表現することができる。

　この研究モデルは文章解釈の作業に似ている。たとえば，単語だけを分析しても文章は理解できない。むしろ文章を全体のなかの部分として理解し，そこにある文脈から文章の意味を解釈していく。同様に，行動には単一ではなく複数の意味があると思われる。したがって行動を理解するには，より大きな文脈を踏まえなければならない。実践的知識，とくに達人レベルの知識はホリスティック(全体的)に研究する必要がある。

　このことは，患者の健康状態が変化するにつれ清拭の意味も変わるということを例にあげるとよくわかる。つまり，患者の疾患が初期段階のころは，清拭は安楽のため欠かすことができないが，回復してくるにつれ，この同じ清拭が患者を過度に依存させてしまうことにもなる。したがって，ある特定の行動(または看護ケアのやり方)の意味を理解するためには，その特定の状況を知っておく必要がある。状況の前後関係を本質的に知ることで，いろい

ろな解釈が可能な行動の意味を少数に絞り込むことができ，対処が可能で適切な全体像にすることができる。そのため，解釈的アプローチは常に，その状況のタイミングや意味，意図，といった状況の具体的な前後関係に依存することになる。

　解釈的アプローチでは，その状況にかかわった人物たちの意図と理解は，同じ意味を共有する者たちの世界に依存するものとみなされ，考慮される。たとえば，意図や思いやりはその状況にかかわった人の個人的な表現でしかないが，いったん説明されると，同じ経歴や背景を持つ人たちにはその意味がはっきりする。すなわち，状況にかかわった者が意図と思いやりについて語れば，語り手と同じ知識や経験の基礎を共有している受け手はそれを翻訳して理解できるのである。

　また解釈的アプローチを使えば，優先事項を決めるガイドラインがないまま，際限なく作業をするという問題を避けることができる(Benner, 1982; Benner & Benner, 1979)。というのは，いったん実際の状況内容が説明されれば，考えられる解釈や意味が限定されるからである。通常，1つか2つの「最善の」解釈が浮上してくるのは，その状況の意味が取り除かれて客観的で前後関係のない特徴や行動にされてしまうのではなく，意味がそのまま保たれるからである(Dreyfus, 1979)。

　すぐれた看護実践の領域と能力は(その事例とともに)第4～10章で述べるが，そこでは，理論と経験が融合した臨床実践に内在する知識を明らかにし説明するための，状況に基づいた解釈的アプローチを例証する。このアプローチは，学習の初期の段階で教育者が教える，基本的技能，あるいは能力付与技能(enabling skill, p.12参照)を列挙するやり方とは異なる。本書に収録した事例は，それとは対照的に，能力付与技能の複合体であるところの看護実践を描写している。全体が見えて初めて，私たちは患者の安寧に貢献している看護師の重要性を適切に理解できるのだ。そして，全体が見えることで初めて，看護理論や看護研究をきちんと整理された臨床知識の基礎に置くようになる。

　看護師は時間をかけて臨床知識を獲得するが，どうやって学んだかは忘れてしまう。この研究で採用した小グループインタビュー(pp.12-13参照)の副

産物の1つは，看護師たちが自分たちの臨床判断が徐々に磨かれて鋭くなってきたことを認識し始めたことである。プリセプターたちも，自分たちの知識を新卒看護師と分かち合おうとするときの難しさやいらだちが，指示書や注意書に示すにはあまりにも複雑な知識を与えようとしていることから生じている，ということに気づき始めた。彼らの臨床ノウハウの多くは，その状況に身を置かずには実施できないものである。

臨床実践の多様性と例外は，教科書ではとうてい説明できないものだが，経験を積んだ看護師にとっては，徐々に似たような状況や異なる状況の体験の蓄えになっていく。新米看護師にとっては，この実演こそがきわめて重要なのである。

本書で紹介した事例は，必ずしも中堅や達人レベルの実践を示しているわけではないが，いずれも臨床知識を反映している。読者は，それぞれの事例で第1章で説明した臨床知識の領域，すなわち，「質的差異の識別と鑑識眼の根拠」「予測や予期，構え」「範例」「格率」，そして最後に医師やそれ以外の医療チームのメンバーによる臨時の「想定外の業務」委譲によって得られた技能，などを見つけ出していただきたい。看護師であれば誰でも，本書の事例を自分自身の実践の似ている状況や異なる状況と比較できるはずだ。そこで納得できないことや賛同できること，疑問点や改良点，進展していることなどに遭遇すれば，それは新たな臨床知識の領域を明らかにしたということだ。

状況に基づいた解釈的アプローチとは対照的に，線形の看護過程モデルでは実のところ，看護実践に内在する知識が見えにくくなる。というのも，看護過程モデルはあまりにも簡略化されすぎていて，必然的に看護処置の前後関係や中身を省いているからである。看護は相関的なものなので，状況の内容や前後関係，機能を排除した方法で説明することはできない。ターナーTanner(1983)は，看護師や医師は診断について早い段階から仮説を立て始める，ということを裏づける研究結果を指摘している。これはドレイファスモデルで「問題の正しい領域のすばやい把握」と呼ばれるものである。

達人の実践を描写することは可能である(Kuhn, 1979, p.192)。しかし，それを，明確で，正式な手順や思考過程，あるいは達人がすばやく患者アセスメ

ントを行う認識能力に含まれるすべての要素で再現することはできない。だからと言って，達人看護師の業績や実践の特徴を，体験談的，解釈的方法で観察したり説明したりすることができないというわけではない。

　看護実践の<u>すべての</u>ステップをとらえることができると仮定することは，看護がホリスティック(全体的)ではなく手順的だと考えるのと同じだ。たとえば，問題の最も重要な局面(すなわち主要点)をすばやく把握することは，達人の業務では歴然としている。そこで，看護の意思決定にかかわる要素をすべてモデル化したり，明確にしたりする試みはなされるかもしれないが，達人は，実際にはこのような要素的，手順的な方法で意思決定をしているわけではない。達人は要素ごとに結論を出すわけではなく，全体を把握しているのである。彼らがみずからの意思決定にかかわった要素を詳細に説明しようとしても，本質的な要素は抜け落ちる。

　ゲシュタルト心理学者がかねてから指摘しているように，総和は部分よりも大きい。また，すぐれた臨床家が数多くの類似した臨床状況や異なる臨床状況に基づいて行った質的な識別は，正確に文章に表現することはできない。そして，たとえば「触れる(touch)」と「触れて感じる(feel)」の違いを教えることはかなり難しい。なぜなら初心者は「触ったり」「触れて感じたり」した経験がないばかりか，まだ手順のプロトコルや分析的方法を必要としているからである。達人は常に語ることができる以上のことを知っている(Polanyi, 1962)。臨床家の知識は指針のなかではなく，感覚に内包されているのだ。

業務の評価

　業務の評価(performance measurement)は，評価するために選定された能力についてのみ生産的で正確である。評価法というものは，どれほど改善されようとも，評価する能力を明確にしようとする際に生じる限界を克服できない。ポティンジャーPotinger(1979)は，よく用いられる次の2つの能力識別方法の限界を指摘している。それらは，①専門家のコンセンサスと，②職務分析である。

解決すべき問題を認識したり探し出したりする能力や，問題解決の選択肢を抽出したり対策を実行する能力を評価する方法についてはほとんど知られていない。そのため AMICAE のプロジェクトでは，実際の臨床実践で歴然としている能力を特定する試みがなされた。それらの能力は，危険度の高い状況に対処する能力，プレッシャーのある状況でも平静でいられる能力，無力な幼児や昏睡状態の患者（あるいはみずからを守ることができない患者やある一定基準のケアが必要な患者）に対して思いやりのある安全なケアを提供する能力，「危ない」問題を見つけて解決する能力（例：緊急事態や一刻を争う状況での問題解決），他人の痛みに適切に対応する能力，死が間近に迫っている患者をケアする能力，などである。しかし，よく知られている問題解決（判断）能力の評価は，問題解決というものを問題を定義して対応の選択肢を指示することに限定しているものである。問題を見つけ出し対策を実行するといった問題解決プロセスの別の側面は，たいてい見落とされている。

領域と能力を特定する

インタビューでは看護師たちに，患者ケアのエピソードを自分の意図や解釈を含めて，できるだけ詳しく説明的に描写するよう求めた。また，自分のとった行動を，起こった順にそって，結果も含めて語るよう求めた。インタビューの録音記録とフィールドノートを調べて分析した結果，31 の能力が浮かび上がった。この 31 の能力はさらに機能と意図の類似性に基づいて 7 つの領域に分類された。この 7 つの領域は 31 の能力そのものから帰納的に導き出されたものである。この方法の強みは，モデルや仮定の状況で達人に能力を発揮させようとしたものではなく，実際の臨床状況から能力を特定した点である。

インタビューの記録とフィールドノートは，意図的に部分から読み進めて全体に戻るようにしながら，数度にわたって読み返された。そうすることで，部分の解釈と全体の解釈との不一致を検証することができた。

解釈は，能力の特定という形で研究チームの合意確認のため提示された。

さらに，読者からも合意確認が得られるかもしれない。読者には，説明された能力が実際に事例のなかで描き出されているかどうか判断するために十分な詳細にわたる情報を与えているからである。解釈に信頼性を持たせるため，また単一のエピソードにあまりにも重きを置きすぎることを避けるため，それぞれの能力の解釈には複数の事例を使った。患者と看護師の1つのエピソードには1つ以上の能力が含まれているので，患者と看護師とのやりとりについての1つの体験談から複数の事例を使っていることもある。

看護の能力を明確にするこの方法の利点は，①仮想の行動ではなく，実際の行動の困難さや資源，制約が表現されていること，②この方法により看護実践を豊富に説明できること，である。実践の前後関係がそのまま保たれるため，説明は要素的や手順的ではなく，統合的あるいはホリスティックなものになる。

事例は，特定の能力を代表するものとして解釈された後，7つの領域(表1参照)が特定された。特定の領域に関する章で，それぞれの領域内での能力を紹介しているが，能力のすべてを網羅したり，包括的なリストにしたつもりはないし，そのつもりもない。能力を適切に説明しているかどうかは事例次第だということに留意していただきたい。事例が適切であれば，客観的特徴がまったく異なっていたとしても，同じような臨床状況として認識できる。新人教育のように状況を具体的な業務に分けるのではなく，状況全体に焦点を合わせているからである。

結論は事例で観察される共通事項から導かれる。読者には，みずからの実践と比較しながら事例と積極的な対話をしていただきたいと思う。

要約

状況に基づく解釈的アプローチを使って看護実践を説明すれば，業務分析法にはつきものの過度の簡略化という弊害を克服することができる。業務分析法では意図や目標もなく業務を列挙している。また，解釈的アプローチは，看護過程の分類にそった広範囲で，あまりにも一般化した記述をするという問題も避けることができる。

表1　看護実践の領域

1. 援助役割
2. 教育とコーチングの機能
3. 診断とモニタリングの機能
4. 容態の急変を効果的に管理する
5. 治療処置と与薬を実施し，モニターする
6. 医療実践の質をモニターし，確保する
7. 組織化と役割遂行能力

4　援助役割

The Helping Role

　患者は，看護師に，ほかの援助の専門職(helping specialists：医療従事者，介護士，カウンセラー，セラピスト，心理学者，ソーシャルワーカー，人事係，教育者など)に求めたり，期待したりするのとは異なる種類の援助を求める。また，援助を求めることと，援助を受けることは，全く別のものである。求めないのに援助を受けることもあれば，求めても援助してもらえないこともある。ときには「援助」が援助にならないこともある。たとえば，自分のことはすべて自分でしたいという強い自律のニーズがある人は，援助が必要であることや，自分が援助されていることさえ認められないことがある。

　私たちがインタビューした看護師の多くは，援助を受けることや求めることに関する考え方は患者によって異なることに気づいているようであった。それらの看護師たちは，患者に対する援助や気遣いを，ときにはユーモアでもって，あるいは何気ない風を装って隠していた。どの看護師も，患者が義務を感じないよう細心の気配りをし，心遣いというのは「看護師」の役割の中心であって，患者のほうには社会的な契約関係とか患者の側からの交換条件などには依存しない，心通い合う関係をつくり上げようとしていた。

　しかし，すべての看護師が援助役割に有能で，一律に敏腕であったというわけではない。どの看護師にも，自分が援助しやすい患者とそうでない患者

がいるのは明らかなことで，1つの病棟に，それぞれ違う患者と心を通わせることができる看護師たちがいることの利点を認める者が多かった。それでもなお，正直なところ，私は彼らのケアの質の高さには驚かされた。現代は，権力や地位，支配が人間関係を動機づける根本的な推進力だとみなされている，個人主義の時代である。だから私は患者と看護師の間にも力関係があるものと思っていたのだが，それどころか，患者との力関係をたくみに避ける技能を持った看護師に出会った。

　このテクノロジーの時代には，人の痛みやジレンマは「解決されるべき問題」に単純化されてしまいやすい。研究のために，心(mind)と体(body)，つまり心理社会的なものと身体的なものとを分析的に切り離しておきながら，患者に対してホリスティック(全体的)あるいは総体的なアプローチをするためにこれら2つの要素を再び統合しようとしてその難しさに気づく。しかしながら，本章の援助役割の領域で紹介する例示は，献身的な看護師―患者関係の実践的な流れのなかに，ホリスティックなアプローチが確かに存在することを示している。看護師―患者関係と状況により，何が可能で何がホリスティックなのかは異なる。達人の意思決定の特質として，状況によってアプローチを決めるため，状況が必要とする程度にしか達人の対応には規則性がない(Dreyfus, 1979, pp.256-71)。

　研究目的としては，状況を細かく分解して分析するのは有益だが，実際の現場では，意思決定の達人はみずからが蓄えている深い知識をもって状況に立ち向かうから全体を把握することができ，最も重要な局面に取り組むことができるのである。彼らは状況に内在する「意味」の中に身を置くことでそれを可能にしている。私たちが持つ科学の概念がその「意味」を無視するよう命ずるとしたら，私たちは実践のホリズム(全体論)から切り離されてしまう(Dreyfus, 1980; Benner，印刷中)。

　この章の例示は実践的なホリズムの実際を説明しているが，看護師の援助が「治療的(therapeutic)」の狭義を越えて行われていることも明らかにしている。狭義の治療において「変化」は，責任あるかかわりや状況の意味や目標設定といった計測不能な要素を除外した計測可能な改善という意味でとらえられているが，一方，本章の説明する「援助」には，援助の意味が原型

から変化していく過程や，患者と一緒にしていてあげて，それが何であれ，状況の許す慰めを提供してあげるというだけの勇気も含まれている。こういったたぐいの援助を一般論で検討することは難しい。援助を描写する一番よい方法は，看護師が，現場の具体的な状況を実例で説明することである。

観察とインタビューを分析した結果，援助役割を8つの能力分野に分けることができた。表2にそれを示す。

表2　領域：援助役割

1. ヒーリングの関係：癒しの環境をつくり，癒しのためのコミットメント（責任感を伴う深いかかわり）を確立する
2. 患者が疼痛や衰弱に直面したときに安楽を与え，患者の人間性を守る
3. 付き添う：患者のそばにいる
4. 回復に向かう過程で，患者自身の関与を最大限に引き出し，自律しているという自覚と自信を与える
5. 痛みの種類を見きわめ，疼痛管理とコントロールの適切な対応策を選択する
6. 触れることによって安楽をもたらし，コミュニケーションを図る
7. 患者の家族を，情緒面と情報面で援助する
8. 情緒的な変化や状況の変化に応じて患者を指導する：状況に合わなくなった対応策を取りやめ，新たな選択肢を提供する：方向づけし，教育し，仲介する
    ・心理的・文化的仲介者
    ・目標を治療的に利用する
    ・治療的なコミュニティをつくり，維持する

ヒーリングの関係：癒しの環境をつくり，癒しのためのコミットメントを確立する

看護師が自分の介入によって患者の状態が改善したと感じたエピソードの数々から，看護師と患者の間に「ヒーリングの関係」が確立されていることが証明された。この関係が確立する過程にはいくつかの段階がある。

1．患者はもとより，看護師も希望を抱くよう努める。
2．疾患，痛み，恐れ，不安，またはそのほかのストレスが高い心配ごとを，患者が受け入れられるように解釈あるいは理解する方法を見つける。
3．患者が社会的，情緒的，またはスピリチュアル（広義での宗教，精神性）なサポートを活用できるよう手助けする。

[例示1]

　進行性乳がんで入院中の若い女性をケアした達人看護師の体験談である。この女性患者には幼い子どもがいて，コミューン（思想や宗教による共同生活体）で暮らしていた。彼女は自分の乳がんにさまざまな代替療法を試みて，失敗していた。入院時，彼女のがんは進行して胸部には開放創があり，すっかり衰弱していた。

　インタビュアー：この患者とのかかわり合いや，この患者に対するあなたの思いを聞いていると，あなたが彼女に対してコミットメントをしているように思えます。たとえば，スキーに行ったときでさえあなたは彼女のことを考えていたし，帰ってから彼女の看護記録に目を通し，担当でもないのに彼女の様子を見に行きましたね。いつから彼女に対してそのようなコミットメントをするようになったのですか？

　達人看護師：初めて会った日からです。

　インタビュアー：そのときのことを少し話してもらえませんか？

　達人看護師：これまでこの患者のような癌を目にしたのは一度きりで，私が看護学生だったころ（20年以上も前）です。彼女の病室に入ったとき，そのときのことが鮮明に蘇ったのです。最初に私が受け持った患者は亡くなりましたが，この患者は生活の質がよくなる可能性があると感じました。彼女の記録をじっくり読んだところ，放射線療法と化学療法を受け，食事療法をすれば，あと8〜10年は生きられる可能性があると思いました。それに，完治の可能性さえあったのです。このような患者の看護をするのは，私にとってやりがいのある課題でした。それは，彼女がライフスタイルを変えて健康状態を改善できるよう援助することです。

要約

　それから，この看護師はその後数週間にわたるこの患者とのやりとりについて語った。看護師は患者が自分の病気をどう解釈しているのかを学び，自分や医療チームのメンバーや家族に対して積極的に病気に立ち向かうよう励ました。さらに，彼女は患者がたんぱく質の摂取量を増やすという課題を解決するのを援助した。

　この看護師の介入のおかげで，患者自身の自己治癒力が高まり，そのあと押しで最終的に患者は，西洋医学の治療および放射線療法，化学療法も受けることに決めた。看護師が与えた希望と明確な方針に加えて，熟練した解釈の技能のおかげで，この若い女性患者は治療法を選択できたのだ。結果的にこの患者は傷が治り，希望と可能性を胸に退院した。この達人看護師は，若い女性患者に希望をもたらし，効果的な治療を選択させたキーパーソンであった。

[例示 2]

　達人看護師：患者は 17 歳の男性で，頸椎骨折後の入院でした。ICU に運ばれたときは覚醒しており，意識は清明で，四肢麻痺がありました。バイタルサインは安定していて，呼吸は浅いものの，一見したところ問題ないと思われました。その後 24 時間のうちに，換気が十分でなかったため，患者は顕著な肺組織の硬化をきたしていました。医師たちは人工呼吸器から気道内圧をかけるため挿管することにしました。骨折が不安定であったため，ほかの呼吸法は使えなかったのです。

　患者は挿管されたことをとても不安に思っていました。挿管後，呼吸数が 40 台にまで上昇し，PCO_2 が低下していきました。患者の不安は強くて呼吸数を下げることができませんでした。軽い鎮静薬も効果がなく，医師はもっと強い薬で自発呼吸を抑え，人工呼吸器で呼吸を完全にコントロールすることを検討していました。けれども，それは患者の不安をかえって強めました。私はこの処置によって生じる可能性のある合併症を知っていました。そうなれば，患者にとってすでに大変な試練になるだろう回復とリハビリは，さらに困難なものになるはずで，できれば避けたいものでした。そこで私の疑問は，それを避けることはできないものか，ということでした。私はこの若い男性の前向きな態度と精神力の強さに感銘を覚えていました。患者の不安とそれによる頻呼吸の問題は，そんなに思い切った方法を使わずに解決できる，と私にはなぜかわかっていたのです。そこで私は，非常に穏やかで，しかも自信にみちた声で，患者に安心感を与えるよう心

がけながら，語りかけ始めました．自信をもって，率直に，プロとして，心ある人間として話しかけたのです．私はこの患者のためにさまざまな医師に働きかけました．私の「直感」について，また患者の回復への懸念について説明し，この問題を解決するための時間をもっともらえないかと交渉しました．

彼は挿管されていたので発話することができず，四肢が麻痺していたので文字も書けず，頸椎骨折の状態が不安定だったのでうなずくことも許可されていませんでした．彼の唯一のコミュニケーション手段は目でしたが，驚いたことに，唇の動きではっきりとわかりやすく語ることができたのでした．

患者がリラックスし始めるまでには3時間半かかりました．彼は自分の身に何が起こったのか，また現在何が起きているのかを知る必要がありました．彼には安心してもらう必要があり，そして何よりも私たちを信頼してもらう必要がありました．また，これからどんな状況になるのかを知ってもらう必要がありました．そして，私たちが彼を無力な患者としてではなく，1人の人間として心配していることを知ってもらう必要がありました．これらのことを彼が理解し始めた頃，彼は私たちを信頼するようになりました．これが解決への鍵でした．彼は単に指示されるだけではなく，みずから積極的にかかわる必要があったのです．だから彼はあれほど無力感を抱いたのでした．

これは私にとって非常に重要な出来事でした．というのも，私にとっては，これこそが看護だからです．救急看護では，患者とのこうしたやりとりはほとんどなく，きわめてまれなことです．その日，あとになって彼が唇の動きで伝えてくれたことが核心を衝いています．それは呼吸数が20台に下がり，彼のわずかに残された運動機能が薬物で麻痺させられる恐れがもはやなくなったときでした．彼の言葉はこうでした．「ありがとうございます．あなたのおかげで，本当に助かりました．あなたがここにいなくて，私のことを気にかけてくれなかったら，私はどうなっていたことか．想像したくもありません」

インタビュアー：あなたはそれまで何を考え，何を心配しましたか？

達人看護師：自分がひょっとしたら間違っているのではないか，自分のせいで患者に余計なストレスをかけ CO_2 レベルがなかなか下がらないのではないか，そして患者が私の語りかけに応えてくれないのではないか，といったことを心配しました．私はこう念じていました．「最初からがんばるのよ．あなたにはこれからとても長い戦いが待っているの．負けないで．私を信じてくれるだけでいいの．鎮静薬で生理学的にコントロールされた，人間といえないような状態になってもらいたくないの．リラックスして，お願い，リラックスして」と．患者の呼吸数を落とす必要があったので，私は切迫感を覚えていました．彼が哀れに思えました．どうしても成功させなくては，と思いました．私は悲しく感じてもいました．彼はとても若くて生き生きしているのに，彼にとってのふつうの青春時代は奪い

去られてしまったのですから。彼にはあらゆるチャンスをつかんでもらいたかった。事態が収拾してから，私はとても嬉しく思いました。満たされた気持ちになり，誇らしく思いました。この事例で一番苦労したことはフラストレーションでした。数え切れないほど何度も語りかけているあいだ，平静を保つにはひたすら辛抱が必要だったからです。

要約

　この看護師は，患者が自発呼吸を回復できる，そしてそうなることが本人の士気と健康回復に大切であると判断した。そう思っても，彼女が明らかにしているように，自分の介入がうまくいくかどうか自信がもてなかった。4時間近くも絶えず患者を安心させ，励まし続けてはじめて，成功したとはっきりわかったのである。

　この事例でもその前の事例でも，看護師は患者のみならず自分の希望まで動員して，患者にも受け入れられる状況を読みとったり理解したりし，患者自身の自己治癒力を高めるように協力した。2つめの事例では，看護師は「私はこの若い男性の前向きな態度と精神力の強さに感銘を覚えていました」と述べている。この看護師は，患者が無力感を抱いており，もし自分で呼吸することさえできなくなったらますます無力感に陥ってしまうことがわかっていた。最初の事例では，看護師は患者の持っている自己治癒力を引き出し，新たな治療法を組み込みながら代替療法を利用するのを援助した。どちらの事例も，看護師の介入は，距離を置くものではなく，コミットメントのある積極的なかかわりというスタンス（態度）から生まれたものである。このようなかかわりのスタンスは，看護師の援助役割の特質であるように思われる。

患者が疼痛や衰弱に直面したときに安楽を与え，人間性を守る

　多くの看護師が，患者の延命のために自分たちやほかの医療スタッフができることはほとんどないという事実に直面するにちがいない。その一方で，たとえ期間は短かろうとも，残された日々を病院で過ごす患者のQOL（生命

の質)を改善する余地があることも多い。看護師は患者の生命を救う努力に見切りをつけることができなければならないが、患者を避けてはならないし、なおも患者とその家族に安楽を提供する方法を模索しなければならない。

[例示1]

　ある達人看護師は、自分やほかのスタッフがICUにいる死期が迫った高齢患者にどのように接したかを語った。

　達人看護師：長年ずっと慢性閉塞性肺疾患を患ってきた86歳の女性患者がいました。彼女は酸素療法などの多くの補助的治療や、薬物療法を受けてきました。息子との仲は大変親密で、息子はよく患者のそばについて世話をしていました。先週、彼女はとても悪い状態で再入院してきました。息子は医師と相談してこれ以上の延命治療はしないこと、母親を安楽な状態にしてあげること、そして自然に死を迎えてもらうことを決めました。
　私は彼女の担当でした。もちろん、治療を何もしないということは彼女へのケアを止めてしまうということではありません。私は彼女に清拭をしました。彼女はいろいろな小物が入っている小さなスーツケースを持っていました。私は彼女のことをしばらく前から知っていましたが、とても几帳面で、こぎれいな人でした。そこで、私は彼女が持参したガウンを着せて、枕をいくつか使って彼女の上体を支えて座らせました。私自身は何も特別なことをしたという意識はなかったのですが、息子さんが最後に私にこう言ってくれたのです。「看護師さんたちが母をまだ気にかけてくれているのを見て、どれほどありがたく思ったことか」と。

[例示2]

　ある達人看護師は、失明していてきわめて重篤な状態の糖尿病患者のケアについて語った。

　達人看護師：その日、私たちは何週間も洗っていなかった患者さんの洗髪をし、ベッドから下ろして椅子に座らせました。それまで状態が悪かったので仰向けで寝ているほかはなく、褥瘡ができていたので、ベッドから離れて起きあがることができたことを、とても喜んでいました。洗髪するとか、体を起こすとか、手足を動かしてあげるといった、私たちがしてあげたちょっとしたことが、彼女には

とても嬉しいことだったのです。彼女本人がそう言ってくれました。また，誰かに本を読んでもらえたらどれほどうれしいだろうと，言うので，私は本を持ってきました。興味がある本について教えてくれたので，この病院で看護学生をしている彼女の従姉妹と私が交代で本を読みました。患者さんはとても喜んでいました。

要約

どちらの事例も，看護師は患者の人間性を尊重している。それは，「患者のために何かをしてあげる」とか「治療」といった看護師の通常の固定観念から抜け出して，むしろ患者の人間性，価値観，尊厳を満たせるように貢献，あるいは手助けすることができなければならない，という意味だ。

付き添う：患者のそばにいる

看護師は，「患者のために何かをしてあげる」とき最も役立っているという考え方を教え込まれていることが多い。けれども，調査に協力してくれた看護師の何人かは，「ただそばにいること」の根本的な重要性を指摘した。

[例示1]

達人看護師：患者とただ一緒にいてあげる，人と本当の意味で意思の疎通を図るということは，人が人として人に接するといった種類の問題です。私は時々そういう接し方に近づけたかなと思うことがあります。これを共感とか何とかと言うのでしょうが，要は，相手が不安を抱いているときには，ただそばに座って話を聞くということであり，こちらから何も言わなくてもいいのです。それが大切なことだと思うのは，私にはいつも答えを欲しがる傾向があるからです。けれど，黙ってじっと耳を傾け続けたときのほうが，ずっと効果があったのです。話をただ聞いてくれる人が側にいるというだけで患者は落ち着くんです。そんなとき，患者の心配事に何か答をあげたり問題解決のためのアドバイスをしてあげる必要は必ずしもありません。患者はそれを話すチャンスができたということだけで落ち着くのでしょう。患者はそういうことで楽になるんです。

[例示2]

達人看護師に対する参加観察：達人看護師のエリザベスは，敗血症性ショック

のため極度の悪寒に襲われた男性患者をケアしていました。いったん緊急事態が収まり，ほかに何もするべきことがなくなると，エリザベスは患者の両肩をしっかりと抱いて，悪寒が止まるまで彼のそばにいました。彼女がそばにいるだけで患者に安心感を与えているように見えました。

[例示3]

達人看護師：憩室症という診断で入院してきた女性患者がいました。彼女は以前に両側の乳房切除術を受けており，憩室症の手術で開腹したところ腹部全体に癌が広がっていたため，何もせずに閉じただけでした。担当医が彼女の夫と話し，手術から回復するまで妻にはこのことを伝えないよう指示しました。予後は不良で，おそらく余命数週間と思われました。私の記憶に残っているのは，患者の死が間近になり，彼女の息子がテキサスから到着するのを皆で待っていたときのことです。息子とは何年も会っていなかったので，患者は死ぬ前にどうしても会いたいと願っていました。患者の意識は混濁しており，夫も息子が間に合わないのではないかと心配で気も狂わんばかりでした。私はその間ほとんど彼女の夫とともに彼女のそばにいて，2人に話し掛けたり彼女に清拭をしたりしていました。彼女は失禁していて，あちこちの開口部から出血もしていました。そんなとき，息子さんの乗った飛行機が2時間遅れるとの知らせが届き，私たちの不安はいっそう深まりました。ようやく息子さんが到着し，病室に入ってきたとき，私は彼に状況を説明しました。それから彼女が死を迎えるまでの15分間，親子3人は一緒に過ごしました。彼女の意識は清明で，ずっと話し続けていました。その日はみんな泣きましたが，人間の強さに驚かされたと同時に，改めてその力強さを実感したのでした。

要約

　この事例での達人看護師たちは，患者にとって自分たちがそばにいることの価値に，自尊心と自信を持っていた。また，彼らはスキンシップとともに，看護師と患者の1対1のかかわりの大切さを指摘している。さらに，看護師はときにはじっと黙って患者が一方的に感情を吐き出すのを聴く必要があるということも述べている。

回復に向かう過程で，患者自身の関与を最大限に引き出し，自律しているという自覚と自信を与える

　この能力には少なくとも2つの要素が必要である。1つは，患者の強さ，やる気，願望，そして改善の可能性を感じとることであり，もう1つは，看護師と患者の人間関係のなかで，それらの力を動員することである。それに加え，場合によっては患者の代弁者になることも必要となる。すなわち，患者にとって危険な可能性のある科学技術的な介入に対して抗議し，介入しなくても病状を管理して改善させることができる患者自身の能力を支持することである。ときには，患者にもう少し時間を与えてくれるよう交渉することであったりもする。

　このような状況では，看護師たちは患者との人間関係を利用して，患者自身の関与や自律を引き出していた。この能力の背後には，患者が自分の生活をできる限りみずからの力で制御できるようにする看護師の確固たる努力がある。

［例示1］
　ある経験豊富な看護師が，軽い脳卒中から回復しつつある年配の患者とのエピソードをいくつか話してくれた。コンサートピアニストである患者は，右手の力が弱くなってしまったことで落ち込んでいた。最初の事例は，この患者が理学療法を受けるのを拒否したときの対応である。

　達人看護師：私は座って患者の話を聞いたり，患者に話をしたりしました。私は彼女に理学療法を受けてもらいたいとは言いませんでしたが，本心はそこにありました。私は彼女がいくぶん良くなっていることを話しました。「2日前のことを考えてみて。今日はもっと指を動かせるじゃないですか。訓練のおかげで動かせるようになったのですよ。訓練を続ければもっと手が動くようになると思いますよ」。患者が悲観的な面ばかりに目を向け，どれくらい機能しなくなったのかを気にしていたので，私は楽観的な面を指摘しながら患者を励ましました。また，彼女が入院してきたばかりの頃，腕の力が弱くて食事をするにも多くの介助が必要だったことを思い起こしてもらいました。今では自分でコップも持てるのです。

今は指も動くし，腕も上げられます。しかも，頭の上にまで上げられるのです。「ほら，昨日はできなかったことが，今日はできるのよ」。私は，前日にはできなかったけれど今日はできるようになったことを全部数え上げました。この会話の後，彼女は理学療法に向かいました。

　この達人看護師は，時間をかけて，患者の経過をフィードバックしてあげ，回復にはどのくらいの時間がかかるかの見通しを伝え，現在の障害は比較的軽度で，もう一度ピアノを教えられるまで回復の可能性があることを言い続けた。患者は，以前できていた活動の多くを，できるだけ維持したいと願っていた。この看護師は患者の娘に頼んで，患者が病院で使える小さな練習用キーボードを持ってきてもらった。看護師，患者，娘の三者で話し合って，患者がピアノを教え続けられるよう，自宅で休憩時間をとる方法や階段を上り下りしなくてすむ方法を考えた。

[例示2]
　患者は36歳の男性で，これまで複数の手術を受け，合併症の既往もありました。潰瘍の既往歴があり，出血性膵炎の術後に他院から転送されてきたのです。転院後，再び手術を受けることになり，その結果，膵臓の大半を失い，いろいろなチューブ類が入り，腹部には大きな創があり，複数の点滴が入っていました。彼はそれまでずっと他人に依存しない自立した人物だったので，病気になって他人の助けを借りなくてはならないことがとても受け入れがたいようでした。術後の経過は一進一退だったのですが，ついに怒りと落ち込みのあまり治療も処置も血液検査も一切拒否するようになってしまいました。また，離床もセルフケアもやらなくなりました。
　その頃には私たちはかなり親しくなっていたので，私は彼のところへ行って話をしました。すると彼はこう言いました。「四六時中（点滴やら何やらで）突っつきまわされて，それについての僕の意見は尋ねてさえもらえないのは，うんざりだ。僕はまったく無力だ。連中はひっきりなしに僕にいろんなことをしてくるのに！」。私は患者に，（彼の病状と入院の必要性を考慮すると）状況を変えるのは難しいけれど，ものの見方を変えることはできるのではないか，と話しました。（患者は自分の意見が反映されていないと考えているが）彼はよりよいケアを求めて転院してきたのだから，確かに彼の選択肢はあった（実際，すでに選択している）のです。それに，「あれこれされている」と思う代わりに，病状が良くなるよう，

「彼のために」治療や処置がなされている，という見方ができるのではないかとも話してあげました。また，私たちが彼に対して行っていることに対して身体的には無力感を抱くかもしれないが，すべてを全体的に正しくとらえることで精神的に自分を支えることができるのは彼自身だけである，ということを伝えました。つまり彼は，闘病している「疾病」そのものではなく，それ以上の存在であり，モノではなく「人物」なのです。それを忘れてはなりません。彼は私が話しているあいだとても静かで，話がちゃんと伝わっているかどうかわかりませんでした。私は彼に期待しすぎているのではないかと何度も感じましたが，友人として自分の考えを伝えるのが自分の務めだと思ったのだと彼に言いました。

　翌朝出勤してくると，彼が廊下に出て，窓際に座って声を出して笑ったり微笑んだりしているのを目にしました。何が変わったのか彼に尋ねると，「あなたの言うとおり！　僕はこの病院で，みなさんの援助を受けて，できるだけ早く回復することにしたのです！」

　患者の内面の強さを引き出す手助けをしただけで，彼が自分の手に負えないと考えていた状況に立ち向かえるよう援助でき，彼の人生を良い方向に変えることができたと感じています。

要約

　どちらの事例も，看護師は患者が回復に向けて自律の自覚を取り戻し，積極的に関与するよう援助している。患者の多くは，回復や治療から疎外されているように感じている。そこで，患者自身がそれらに参加し，コントロールしているという感覚を取り戻せるよう援助するのは，多くの場合，看護師なのである。

痛みの種類を見きわめ，疼痛管理とコントロールの適切な対応策を選択する

　疼痛管理とコントロールは，特定の疼痛に対応できる疼痛コントロールと管理手順の多様さの点では非常に高度化し，専門化してきている。適切な時期に適切な対応策を選択することは，次の事例に示されているように看護判断の範疇に入る。

[例示]

達人精神科看護師：私は危機介入をするために救急室から呼び出しを受けました。そこにいた内科医は，患者はひどくヒステリックになっていて激しい背部痛を訴えていると言い，精神科のケースだと考えていました。私はその若い男性患者を見て，本当にひどい痛みで苦しんでいると思いました。彼は数か月前に15フィート（約4.5m）の高さから転落し，障害者認定の係争中でした。患者がヒステリックになっている理由は，1つには自分が信じてもらえていないと思っていたからであり，おそらくは係争中のプレッシャーもあったでしょう。私は両方が重なっていると思います。彼を精神科に入れるのは適切な対応ではないと私は思いました。精神科の患者になると，裁判で彼の信用が低くなってしまいます。それに，あんなに激しい痛みを訴えている患者は精神科に入れるべきではないとも思いました。入院させるとしたら，痛みの原因をもっと調べるために内科に入院させるべきでした。彼は全身にけいれんを起こしていました。デメロール（鎮痛薬）を注射することができ，それが効きました。私の次に危機介入の呼び出しを受けた看護師も私の判断を支持し，その後患者は帰宅しました。激しい痛みがあれば，患者はヒステリックになるものです。痛みを信じてもらえない場合はなおさらです。私は自分の判断にとても満足しました。

触れることによって安楽をもたらし，コミュニケーションを図る

引きこもって落ち込んでいる患者に安楽を与え，心を通わせるために，看護師はしばしば患者に触れる（タッチ）。この血の通ったあたたかい接触は，しばしば安楽とコミュニケーションを可能にする唯一の方法である。

[例示1]

参加観察から：（看護師の）エリザベスは病室へ行って手を洗い，男性患者のロッカーからクリームを取り出しました。患者がパジャマの上着を脱ぐのを手伝い，ベッドの上の患者の横に腰をかけました。彼はベッドの端に腰掛け，ふさぎ込んで話をしたくないように見えました。エリザベスは両手にたっぷりとクリームを取ると，ごめんね，ちょっと冷たいわよ，と言いました。しばらく彼女は両手でマッサージをし，時折右手を使ってしっかりと，けれど明らかにやさしくさすっていました。この間，あまり会話はありませんでした。エリザベスはもっと長くできるといいのだけど，と言いました。もう少し病棟が暇なときに彼女が患

者にマッサージをするところを見たことがありましたが、そのときよりは確かに短めであったと思いました。マッサージを終えると彼女は清拭用タオルを取って、背中のクリームを拭い取りました。それから、できれば、またあとでマッサージにくることを伝えました。廊下に出ると、私はエリザベスに今の行動について尋ねました。まず、これが恒例になっているのかと尋ねると、彼女はそうだと答えました。彼は以前から背部に問題がありました。腰背部痛があるのです。患者のどこが悪いのかと尋ねると、結腸切除術を受け、コロストミーが造設されている、という答えが返ってきました。そして彼女はこう続けました。「たくさんの癌が見つかって、患者さんの状態はかなり悪いのですが、ご本人は自分の気持ちを口に出されません。私は背中のマッサージを、患者さんと話をする機会にしているのです。また、マッサージは、会話とは別の、患者さんとのコミュニケーションの方法だとも思っています」

[例示2]

　達人看護師：それは緊急事態でのことでした。ある女性患者にいろんな処置がなされているところでした。挿管などです。その最中、患者のそばに誰かがいる必要があったのですが、彼女の手を握ってあげられるのは私たちしかいませんでした。彼女は涙を流していました。彼女は何が起きているのかわかっていませんでした。患者には聴覚障害はありましたが、事態がとても深刻なことはわかっており、泣いていました。涙が頬をつたっていました。医師たちは挿管しようとしていたので、看護師のアンと私は、バイタルサインやいろいろな処置の合間には患者のそばに座っているよう心がけました。そして患者の手を握り、「何もかもうまくいっていますよ」と言いました。そうすることが最も大切なことだと感じたのです。患者は誰かを必要としていたし、身体に触れることと、視覚を通してしか安楽やケアを受けることができなかったのですから。

要約

　従来から看護師は、触れること(タッチ)を治療的に用いてきた。タッチは、人間関係のつながりや支えというメッセージを伝え、同時に身体的な刺激や安楽を与えることができる。おそらく、患者に直接手を添えることは、看護ケアの中心をなす象徴であろう。しかし、患者に触れることは、ほかのコミュニケーションの手段と同様に、さまざまな意味を併せ持つので、慎重に使う必要がある。

患者の家族を，情緒面と情報面で援助する

　看護師は，患者の家族をクライアントとして，また患者の回復のための重要な資源として考慮している。この研究に協力してくれた看護師らは，それを示す事例を数多く提供してくれた。彼らはしばしば患者の家族を精神的に支え，患者に身体的なケアをする機会をつくったり，そのケアに必要な知識を提供していた。このように，看護師は患者の回復へ向けて家族の積極的な役割を支え，最大限に発揮させるとともに，情緒面と情報面の両方で家族を支えている。

[例示1]

　達人看護師：動脈瘤破裂の男性患者がいました。彼はきわめて危険な状態にあり，回復の見込みはないと思われていました。患者の妻には身寄りがなく，支えになる人は誰もいませんでした。夫婦だけで，子どもはいません。私は彼女と過ごすことができたので，昼食に連れて行ったり，彼女がここに来ているときはいつも夫がどんな病状にあるのかわかるよう配慮しました。たいていのICU（集中治療病棟）では面会者は閉め出されますが，それは一般の面会者に対してであって，近親者の場合，もっとたくさん患者と一緒にいられるほうが患者にとっても家族にとっても好ましいというのが私の考えです。そして，彼女にとって夫と一緒にいられることは，何よりも大切なことでした。そこで私は彼女のためにできることをし，彼女をICUのなかに入れてベッドの脇に座らせました。それが彼女の望みのすべてでした。それから私は彼女と話をし，彼女のどんな質問にも答え，どんな治療をしているのかを説明しました。結局患者は透析を受けることになりましたが，私は常に彼女に説明することができました。彼女は何度か私の自宅にも電話をしてきましたが，私はそういったことに応えられたことに満足しています。そして，患者は退院にこぎつけ，そのときにはずいぶん元気になっていました。

[例示2]

　達人看護師：私は陣痛を起こしている患者のそばに付き添うことにしました。それまで3時間経過しても何の変化もなかったのです。患者に声をかけることすら，気がとがめました。彼女はとても気分が悪そうでした。すでに与薬もされ，患者は分娩が進むのを心から願っていましたが，なかなか進みません。患者の夫はとても協力的で，本当に妻の世話をしたがっていました。彼女がトイレに立つ

のを私が介助したとき，夫は自分がしたいと言いました。そこで私は点滴の輸液バッグを手に持ち，彼女の体からIVAC（輸液ポンプ）をはずしました。また，患者に呼吸法やリラックスを上手にやっている，と声をかけるコーチ役を，私ではなく彼自身がしたいと言ったので，そうしてもらいました。そういうことが何度かあったので，これは彼の仕事なのだと何となく納得しました。実際彼は立派にこなしていました。彼にとって妻の世話をするのは大切なことだったのです。だから私は，彼にそうしてもらいました。そのうち担当医が電話してきて，患者の状態はどうかと聞いてきました。進行はしていないけれどよい陣痛は来ている，と伝えると，担当医は「それじゃ，あと1時間待ってみよう」と言いました。しかし，結果的にそれ以上分娩は進まず，帝王切開をしなければならないことになりました。担当医が電話で「今すぐ始める」と言ったので，私は患者の夫がそばにいられるよう分娩室で帝王切開してはどうかと話しました。夫は手術室に入れないからです。それに患者は意識のある状態で分娩したいと願っていました。そこで私は彼女の願いを聞いてくれる麻酔科医を探しました。すべて順調にいき，夫は妻の分娩に立ち会うことができたうえ，写真もとることができたのです。

要約

どちらの事例も，看護師は患者だけでなく患者の家族のニーズも考慮に入れている。看護師は，どんなときに患者のケアから身を引いて家族により重要な役割を任せるのか，またどんなときに家族の重荷を軽減してあげるのかを，わきまえておかねばならない。

情緒的な変化や状況の変化に応じて患者を指導する：状況に合わなくなった対応策を取りやめ，新たな選択肢を提供する：方向づけし，教育し，仲介する

精神科看護師は，精神疾患の本質と精神科病棟の状況から考えて，急性期治療病院のなかでもユニークな機能をもっている。ほとんどの看護師がほぼすべての患者状況で精神看護の知識を活用しているが，この領域で列挙される能力は院内の急性期精神科から生まれたものである。この領域の能力をほかと区別するものは精神科看護師特有の治療目標と意図である。

精神科看護師は，患者が成長する可能性のある生き方へ向かうように，い

ろいろなやり方を利用している。精神に混乱をきたした人々が一般に受け入れられ，特異性の少ない世界へと道を切りひらいていくのを手伝う案内人，仲介者として，看護師は揺るぎない率直な存在であり，できる限りわかりやすく患者にアプローチする存在である。患者が変わっていくのを援助しようとする場合に，看護師は次のことをする。

(1) 心理的・文化的な仲介者として行動する
(2) 目標を治療的に利用する
(3) 治療的なコミュニティをつくり，維持する

心理的・文化的仲介者として行動する

　精神疾患患者はしばしば社会の異端児である。彼らは物事を「健常者」が見たり感じたりするのと同じようには見たり感じたりしない。また，健常者にとっては当たり前のルールや意味の多くは，彼らには当たり前でも何でもない。そのため，精神科看護師は，患者と他者，つまりより健常な文化とのあいだの仲介をする。看護師は患者の特異性を理解することを学ぶ。つまり，看護師は患者の行動や言葉の背後にある特有の意味や感情を理解するのである。また，看護師は，患者が物事をとらえるときの，個人的で特異な意味が理解できるようになる。

　さらに，看護師は患者とかかわるとき，私たちが当然と思っていることでも，彼らには理解できないことがあるということを理解し，念頭に置くようになる。そして，看護師は個々の患者を"読みとる"ようになる。たとえば，患者に対してどのような言葉を使えばよいのかを知るために患者の退行のレベルをアセスメントし識別することを学ぶ。また，患者が危険な状態にあるかどうかもわかるようになる。さらに，看護師は物事に対する患者の反応を予測するため，患者のパターンやシナリオを知っておく必要がある。

　こうした理解の根底には，患者の"異質性"を受け入れる寛容さがある。看護師は，ときには自分自身の個人的体験や特定の問題を抱えた患者との再三にわたる体験から，他の者よりもこうした理解に先んじていることがある。

[例示1]

　達人精神科看護師：巡回中のことでした。病室に入って「こんにちは，私はスーです。あなたはアンですね」と声をかけました。すると，彼女は，「それがどうしたってんだよ。あたしは，くそ頭にきてんだよ」と言ったのです。私はただ，興味深く思って，「そう。じゃあ，どうしてなのか，そのわけを話してくれませんか？」と尋ねました。私は初めから，彼女の下品な言葉の裏には大きな苦痛が，とても強くてほとんど苦悶ともいえるほどの痛みがあることがわかっていました。けれども，私は彼女の病歴や背景すら知りませんでした。彼女のことは何1つ知らなかったのですが，苦痛があることはわかっていました。それからひと月のあいだに，私は彼女の苦悶と苦痛について知りました。

　患者が体験していることが，看護師にとっては全く異質なこともある。このような場合，患者に「自分の立場だったらどう感じるか，看護師に教えるよう」に仕向けることで，看護師はそれが理解できるようになる。

[例示2]

　ある達人精神科看護師が脳性麻痺の患者から学んだことを語ってくれた。

　達人看護師：彼女は私に，自分の思いどおりにならない体のなかに閉じこめられているのがどんな感じなのかを教えてくれました。精神は正常なのに，人から知恵遅れのように見られ扱われることがどんな感じなのか，口をダランと開けているから，話し方が変だから，歩き方がおかしいから，腕があちこちに動き回るから，知能にまで障害があるみたいに扱われるのがどんな感じなのか，教えてくれました。そして，自分の体をコントロールするために大変な時間と労力を費やすために，ほかのことをするエネルギーがあまり残らないのだということも教えてくれました。

　精神科看護師は，患者の言わんとすることを理解しようと努める一方で，患者に普通の人々の世界について教えるようにしたり，病棟やグループでみなが参加できるような一般的な共有の文化をつくるため，いろんな方法で取り組んだりもしている。看護師は患者に自分たちのふるまいがほかの人にはどんな意味があるのかを説明したり，グループや病棟のほかの人々にも患者のことを説明したりすることで，共有の文化をつくり，そうすることで，患

者は他人から理解され，そのふるまいのために疎外されることがなくなる。

　たとえば，看護師が患者に「そんな言い方をすると，人は腹を立てますよ」と言ったり，ほかの人がすること，しないことを説明したりする。その際，看護師は患者に自分の期待を明瞭に伝え，目標を設定し，守らなければならないルールや約束事を定めて実施し，患者がルールや約束事を守れるように援助する。

　看護師は患者に，ほかの人が理解でき，怖がらないような言い方で自分の気持ちを表現できる言葉を教える。このような点からも，別の点からも，精神科看護師は，患者がほかの人と満足のいくやりとりができる社会的・文化的な存在になれるよう援助する，患者にとっての精神的・文化的仲介者とみなすことができる。

　看護師の仲介者としての役割やまとめ役の役割は，患者と相対するという特別なスタンス，つまり看護師と患者の間に一線を画しながらも，患者に協力的だというスタンスをとっているかどうかにかかっている。看護師は，自他の境界，自己，誠実さを崩すことなく患者とともにいるのである。だからこそ，看護師は患者の受け取り方や行動に煩わされないのである。

　また，患者の最終的な成功（行動や症状の改善，回復など）は看護師の利益や名声のためではなく，本質的に患者のためである。言い換えれば，看護師が患者の味方をするのは患者の利益のためであって，依存的な関係から個人的満足感を得たり，患者の回復によって自分が偉くなったような気分を味わったりするためではない。精神を病んでいる患者の自我境界はきわめて脆弱なので，このような看護師の姿勢によって患者はストレスや緊張を和らげ，自由に新たな可能性を探ることができる。患者はもはや自己確立のために治療者に抵抗する必要はない。

　実践でのこのスタンスのとらえ方は数多くある。たとえば，看護師は患者の責任を引き受けないで，むしろそれを患者に返す。患者の人生の責任は患者自身にあり，そこでのいかなる成功も患者自身のものである。実際に行うのは難しいかもしれないが，精神科看護師は患者の人生を患者自身に返すのである。

[例示3]

　達人精神科看護師(インタビュアーに話しながら)：私は，それをはっきり患者に言うことにしています。私があなたに期待しているのは，自分で自分の面倒をみることができるようになることで，私にそれを頼まなくなることです。私にはあなたへの責任はないのですよ。私にとっては，自分に対して責任を持つことがフルタイムの仕事なの。あなたが自分に対して責任を持ち始めたら，それがあなたにとってのフルタイムの仕事になるの。患者への十分な思いやりをこめれば伝わるはずですし，また十分な援助を添えれば伝わるはずです。それに，伝えなければいけないことだと思うのです。

要約

　心理的・文化的意味を仲介することは，身につけるまでに時間のかかる幅広い能力である。というのも，患者との治療的な人間関係を築く能力や，患者の特異な意味や行動から正常なものまで幅広い範囲の解釈ができる能力をみがく必要があるからである。

目標を治療的に利用する

　患者が治療へのコミットメント(やり遂げる決意)をし，健康に向かってそのコミットメントを長期にわたって維持するために目標を設定することが役に立つことを，看護師は熟知している。このような目標は患者にとって現実的で実行可能なものでなければならず，社会的機能と心理的機能の向上を目指すものでなければならない。また看護師は，目標を達成できたことを患者自身が認識できるよう援助しなければならない。

　この技能は，(後述する)「患者が健康になる潜在能力と，さまざまな治療法に反応する潜在能力をアセスメントする」こととは異なる。ここで述べる介入は，看護師が正確にアセスメントをして初めて可能となるのである。治療に目標を用いるためには，看護師が，患者の治療経過における適切な時期に適切なレベルの目標を選択しなければならない。

[例示]

　達人精神科看護師：(グループ療法でのある患者について)彼女は長いあいだ

会っていなかった子どもたちと再び連絡をとり，今では1週間おきに週末に子どもたちと会って，自分の家に連れて行きます。子どもたちとの間には良好な関係が生まれているようです。彼女は子どもたちの「どうしてママは私たちと一緒にいられないの」という質問に，正直に答えます。「あなたたちが悪い子だからではないし，あれこれ要求しすぎるからでもないのよ。私にそれができないだけなの。だからといって，私があなたたちを愛していないのではないのよ。あなたたちに会いたくないからでもないし，あなたたちの人生にかかわるつもりがないからでもないの」。このように責任ある態度で子どもたちに説明できる患者のことを，私は心から誇りに思っています。

　昨年，彼女は生まれて初めて有給休暇をもらいました。彼女は会社にとって即戦力であり，実際に有給休暇をもらえるほど長く勤めたからです。これは彼女にとってまさに画期的な出来事でした。あまりにも簡単なように聞こえるかもしれませんが，私たちがグループのなかでとても本気で取り組んでいることの1つは，自分のことを良く思いたいのなら，自分を良く思えるようなことを実行する必要がある，ということです。自分では何もしないで福祉などの施設や他人の世話になっているときには，自分を良く思えないものなのです。だから，気分が良くなりたければ，気分を良くするための第一歩を踏み出す必要があるのです。これはとても単刀直入でわかりきったことのように聞こえますが，精神科医の口から指摘されることはほとんどありません。この病棟で働き始めてから，一度も聞いた記憶がありませんから。それは，自分を今よりも良く思いたかったら，良く思えるために，それ相応のことをする必要があるということです。責任ある市民になることがその1つです。私たちは，責任というものをとても強調しています。それは全責任を負うということです。できないのなら，それはそれでけっこう。それを認めなさい。できないということを認めて，それが子どもの世話など，誰かがやらなければならないことなら，それができる人にしてもらえばいいのです。

要約

　この事例で看護師は，患者が目指して達成した，非常に実用的で現実的な目標を描写している。この患者は子どもたちと一緒に暮らすことはできなかったが，その自分の限界を子どもたちに正直に伝えることはできた。それができたのは彼女にとって大きな達成である。看護師はそんな患者の達成に気づき，誇りに思っている。それが，患者に自分の状態が良くなっていることや，成果を気づかせるのを助けている。有給休暇をもらったことも目標達成といえる。子どもたちと一緒に過ごす方法を考え出せたことも，彼女が仕

事をちゃんと続けていることも対人関係(社会生活)の分野での成功である。それは心理機能の分野が改善された結果といえるかもしれないが，同時にそれは心理機能の分野にフィードバックされている。すなわち，この女性患者は自分自身で回復が感じられるように援助されてきたのである。

治療的なコミュニティをつくり，維持する

患者は「行動化(acting out)」や自殺，薬の有害反応，退院，回復，といった精神科における出来事の意味を，みずからの回復能力や自己抑制の能力といった点から，また治療スタッフの援助能力，障害から守ってくれる能力，回復を援助してくれる能力といった点から解釈する。そのため，精神科のコミュニティ内で著しい変化が起こったとき，看護師やそのほかの精神科治療チームのメンバーは，ほかの患者たちが，おそらく感じ，理解するだろう意味に注意を払わなければならない。つまり，看護師は，精神科で起こった出来事を患者がどう解釈するかをアセスメントし，もしそれが治療的コミュニティの治療的目標(希望，信頼，自信など)を妨害するものであれば，出来事の意味を解釈し直すか，変えるよう試みなければならない，ということである。

治療的コミュニティは，患者に社会システムの縮図や人間関係のネットワーク，信頼や対立，協力などの課題に取り組む場を提供する。したがって，治療的コミュニティは基本的な治療の手段であり，そのようなものとして構築し，モニターし，維持しなければならない。ある看護師はこのように述べている。「患者は病棟で起こる出来事を自分のことのように受けとめます。たとえば，『まだ退院するほど良くなっていない』と言っていた患者が退院させられた場合や，ある患者が閉鎖病棟に移されたり，身体拘束されたり，自殺を図ったりした場合，ほかの患者は『私も完治しないうちに退院させるのですか，移転させるのですか，拘束するのですか……』などと心配するのです」

[例示]

達人精神科看護師：私にとってとくに記憶に残っているのは，(夜間に)ある患

者が病棟で自殺した日のことです。精神科医はその日やって来ませんでした。私たちは家族に通知し，夜勤スタッフには患者のコミュニティ・ミーティングまで残ってもらいたいと伝えました。それから，朝食のために患者を起こし，臨時ミーティングを開いてこの出来事をみんなに伝え，彼らが抱いた思いを自由に話させました。私たちはこの自殺がもたらす感情，つまり「どうして彼を守ってあげなかったのか，自分は守ってもらえるのか？」といった思いに対処し，応じたいと思ったのです。自殺は病棟内にパニックをもたらし，病棟内の自殺衝動の抑えが緩んでしまうので，私たちは患者さんと一緒になって，3日間の緊急プランを立案しました。スタッフと患者の1対1の対応を強化し，院外のほかの場所へ出る権利を停止し，策定された計画がリソースナースによる綿密なチェックを受けるまでは外出を禁止し，一時的に入院も受け入れないことにしました。

要約

看護師も，治療的コミュニティのスタッフも，治療的コミュニティを構築して維持する責任があり，また，それに熟練してくる。治療的コミュニティを構築して維持するためには，病棟での出来事を患者が間違って解釈したり誤解したりする可能性があるときに，しばしばその出来事を解釈してあげなければならない。また，信頼感と共通したコミュニケーションがある環境をつくるために，治療的コミュニティのほかのスタッフとの人間関係を築き，維持する必要もある。

要約と結論

この援助役割やそれ以外の領域に関する研究と実用的な示唆については，第11章でさらに詳しく解説する。また，キャリア開発と教育の示唆については第12章で述べる。何を最も重要な示唆とするかは，ここで紹介した事例をみずからの実践の中で考察する臨床家の判断にゆだねられるべきである。しかし，このような事例から基準をつくるのには明らかな障壁と限界がある。というのも，それらは数値化や規制ができないものであり，看護師と患者の深く，責任ある人間関係(コミットメント)から生じるものだからだ。コミットメントを規制化することはできないが，コミットメントを促進した

り，それに報いることはできるはずだ。

　この章であげた事例によって，看護師は，患者の回復力やエンパワメントが技術的ケアと同じくらい重視されるようになるために，みずからの援助力を伸ばそうという意欲にかき立てられるはずである。そのためには，患者にとって病気が何を意味するのか，病気によって何が中断されるのか，回復が何を意味するのか，患者の話に耳を傾けて理解することに熟練する必要がある。また，これらの事例は，特殊で固有な状況に対応できる一連の援助法を得ようという看護師の意欲をかき立てる。さらに，患者の利益のために失敗を恐れずに挑戦しよう，という意欲を持たせる。しかし，そのなかで最も看護師が意欲をかき立てられるのは，看護師にしかできない援助役割を自分のものにしよう，という気持ちである。看護が容易に再現されたり，基準化されたり，解釈されないからという理由だけで，看護独特の貢献をないがしろにしていたら，看護師が，今よりも影響力を持ち，高い地位を得ることはできない。

5 | 教育とコーチングの機能

The Teaching-Coaching Function

　看護師は，以前からずっと，術前の準備と術後の回復における患者教育の重要性を認識してきた。看護師は，病気の経過でどのようなことが予期されるか知識のない入院患者に，基準となる目安と予定を説明する。しかし急性疾患で入院してくる患者にとってなじみがなく，異質なのは病院環境だけではない。慣れ親しんだ身体の反応が，病気そのものによって，なじみのないものに置き換わってしまうからだ。正しいかどうかは別にして，患者はそうした反応を自分なりに解釈する。ときには健康回復の徴候を，誤って悪化の徴候と解釈してしまうこともある。そこで看護師は，できるだけ患者に前もって予期されることを伝え，誤った解釈を訂正し，身体に起こる変化を説明する。患者の思いの大部分を占めているのが自分の症状の詳細であっても，患者はそういった細々したことについて話し合うには医者は忙しすぎると思っている。だから患者は，しばしば医者に尋ねる前に質問の内容を看護師に確かめるのである。このように，看護師は病のあいだ患者にコーチする専門家になる。看護師は，患者にとって異質で恐ろしいものをなじみのあるものに変えることで，あまり恐ろしくないものにするのである。
　最良の状況であっても，教える側と学習する側のやり取りには高度の技能が必要である。学習者が病人でしかもおびえているときには，これにさらに新たな要求が生じ，異なる技能が必要になる。達人看護師は極限状態のなか

でもコミュニケーションを取り，教育できるようになっている。こうした教育をするとき，達人看護師は自分の態度，声の調子，ユーモア，技能，またさまざまなアプローチを使うことを余儀なくされている。

　教育とコーチングの達人である看護師の，未だ明らかにされていない叡智からは学ぶべきところが多々ある。しかし彼ら達人から学ぶときには，個々の前後関係に注意を払わねばならず，学んだ知識の性急な一般化も避けなければならない。たとえば患者がパニックに陥ったとき，ときにコーチは毅然として「患者に取って代わって」行動しなければならないが，この同じ看護師が別の場合には患者がみずから行動するように彼を励まさねばならないのである。セルフケアは高く評価されているが，重篤な疾病の極期にそれを患者に求めるのは非現実的だ。

　患者の要求，病院の資源および状況による制約は実に多様なので状況の前後関係を無視して達人の知識を一般化することには無理がある。したがって，もし型通りの計画にのっとった教育と学習だけを研究するとしたら，達人の教育とコーチングの中に内包されている技能の多くは見過ごされてしまうだろう。また，優れた看護ケアのなかに埋もれている教育とコーチングについても研究する必要がある。情報提供や，公式に教育された「指針」だけに注目していたら，教育とコーチングという看護の役割を，単純化しすぎてしまうことになるだろう。なぜなら，もっと重要な学習とは，病気に対処し(coping)，回復に向けて総力を結集するなかにあるからである。これら達人看護師は，患者に単に情報を提供するだけでなく，コーピングの方法や，どうあるべきか，ということまで提案する。また，優れた看護ケアに内在する大局観と看護実践によって，患者に新たな可能性さえも提案するのである。表3に彼ら達人看護師の能力を列挙する。

タイミング：患者が学習を受け入れる準備ができた時機をとらえる

　看護業務の多くは規則的なスケジュールにより決められているが，介入のタイミングについては，ときには看護師の自己判断がきわめて重要である。

> **表3　領域：教育とコーチングの機能**
>
> 1．タイミング：患者が学習を受け入れる準備ができた時機をとらえる
> 2．病気と回復の過程がもたらすものを，患者が自分のライフスタイルの一環として取り込むのを援助する
> 3．患者が自分の病気をどう解釈しているかを聞き出し，理解する
> 4．患者の病態について考えられることを患者に伝え，治療や処置の根拠を説明する
> 5．コーチングの機能：文化的に避けられている病気の局面を，とりつきやすく，理解しやすいものにする

患者は今どの段階にあるのか，情報にどの程度心を開いているのかを見きわめ，患者が外見的にはまだ準備ができていないようであっても介入するべきときだと判断することが，効果的な患者教育を行ううえでの主要な局面である。

[例示]

　達人看護師：実は今日，とても満足のいく患者教育をすることができました。彼の学習の受け入れ態勢が最も高まった絶好のタイミングにほかのすべてのことを中断して，1時間半費やして教育することができたからです。それは難しい決断でした。それ以外のやらねばならない仕事をすべて中断して，中座することをみなに伝えなければならなかったからです。

　インタビュアー：その患者が学習を受け入れる状態にあると，どうしてわかったのですか。

　達人看護師：彼が態度ではっきり伝えてきたのです。彼はたくさん質問をしてきました。彼は2，3年前に標準的なイレオストミーを造設していましたが，彼にとってはコンチネント・イレオストミーが一番適していると説得されて手術を受けたのです。それまでは，彼は受けたばかりのこの手術のことで無力感に陥っていると私はみていました。身体の具合が悪いように見え，実際にもストレスがたまって，神経質になっているように見えました。そればかりではなく，彼はストーマを恐る恐る扱っていました。そんなにまで慎重になる必要はなかったのですが。そのようなわけでしたから，私に質問してきたときには，身体的に気分が良くなり，この問題に対処できるだろう，という希望を持ち始めていたわけです。

要約
　この患者の準備態勢が整ったことはこの看護師にとっては自明であっても，第三者は，看護師が患者の経過を熟知していたからこそこの判断ができたことを指摘するだろう。この看護師は，患者のほうから情報を得ることへ興味を示してくるまでは，教育を試みたり，情報を押しつけたりすることもなかった。

病気と回復の過程がもたらすものを，患者が自分のライフスタイルの一環として取り込むのを援助する

　一時的あるいは終生の障害が避けられない患者に対して，ケアを行う場合があるが，そのようなときに看護師は，患者が人生で有意義な活動を続ける能力を最大限に発揮できるよう援助する。

[例示1]
　ある達人看護師は，新人だった頃に重い障害を持った女性が再び有意義な人生を取り戻すために自分が果たした役割を語ってくれた。

　　まだ若かった頃，私は訪問看護協会で働いていました。看護相談のためにある女性宅を訪れたところ，彼女は5年間寝室から外へ出ておらず，うつ状態で死にそうになっているところでした。脳卒中の発作を起こしたのですが，理学療法はあまり受けていませんでした。片方の腕は硬直しており，右脚もほとんど動かない状態でした。その時点では，私は彼女の回復の可能性についてまったく知りませんでした。理学療法の指示は出ていませんでした。それについては，「彼女は心臓が悪いので運動させたら死んでしまう」と言われました。（忘れないでくださいね，これはずいぶん昔のことですよ）それで私は，「どちらにしても死にかかっているじゃないですか。四方を壁に囲まれた部屋が彼女の世界のすべてだから死にかかっているんですよ」と言ったのです。私は彼女を手助けするチャンスが欲しいと思いました。そこで医師に，理学療法の指示を出して，私に患者を助ける機会を与えてくれるように頼みました。そして，これが一か八かの冒険で死ぬ可能性もあることを私から彼女の夫と彼女に話すことを約束しました。医者はしぶしぶ指示を出してくれました。私は，患者に運動させ，離床させました。私は理学

療法に関してはほとんど何も知らなかったので，脳血管障害の理学療法に関する本を図書館から借りてきて勉強しました。もちろん，麻痺した腕と手は動くようにはなりませんでしたが，助けを借りて歩けるようになりました。初めて歩いてベッドルームから外へ出ることができた日，彼女はワッと泣き出しました。彼女が亡くなったのはそれから5年半後で，夕飯の支度をしている途中でした。彼女は，ジャガイモを麻痺しているほうの腕で固定し，片手だけで皮を剥けるようになっていたのです。このように彼女は素晴らしい女性だったのに，病弱者のように扱われて，自分のことを役立たずで，絶望的だと感じていたから死にかけていたのです。

[例示2]

達人看護師：それは私が保健師をしていたときのことです。クリニックにある学校の健康問題がすべて記録されているカードに目を通していたところ，当時，学校を休んでいた1人の少年のファイルが目にとまりました。彼は車椅子での生活を強いられていたので，自宅で家庭教師をつけられていました。彼はまれな種類の進行性筋ジストロフィーに罹患しており，実際の事情は，父親が彼をワゴン車まで運んで学校に連れてこられないので自宅に居たのでした。彼は一夏中，自宅に閉じこもったままでした。そこで私は，学生の福祉の責任者である生徒課長の所に出向いて，もう少し詳しい事情を知り，彼の自宅を訪ねても良いということも聞き出しました。自宅を訪ねたところ，少年の介助をするための設備は全くなく，父親が少年を運びまわっていたのです。車椅子用のスロープがいくつか備え付けられていましたがバスルーム（浴室とトイレ）には付いてなかったし，家の外には全くありませんでした。そこで私が筋ジストロフィー協会に連絡をとったところ家にやってきてくれて，必要なものすべてを無償で取り付けてくれたのです。協会は彼のために移動の手段も提供してくれました。しかも，外出したいときにはいつでもです。少年の運動能力はかなり失われていました。病気は進行性で，家族はあちこちの医者に連れて行きました。しかし，すべてを試みた後両親がその時点で使っていた対処法は，さまざまな種類のビタミン剤と菜食主義の食事療法で，その結果少年はとても衰弱していました。少年は非常に多くの栄養素が欠乏しており，基本的に，私の最初の処置は医療ケアを基準にまで引き上げることでした。それまで医療ケアはなされていなかったのです。

インタビュアー：どのように実行したのですか。

達人看護師：そうですね，家族とずいぶん話し合いをしました。それでわかったのですが，家族はそれまでいろんな医者のところに行っては見込みがないと言われてきたのです。それで本を読んではさまざまな療法に飛びついていたのです。

ほら，ご存じでしょう，ビタミン療法とか菜食療法とかホリスティック・アプローチとかのたぐいです。家族はそれがどんなものであれ何かの希望を持てるものを捜し求めていたのです。そんなわけで，私の実際のアプローチは彼の栄養状態を改善しようというものでした。彼のヘモグロビン値は本当にとても低かったのです。家族とはずいぶんと話し合いました。それで彼は何人かの医者に見てもらうことに同意してくれました。適切な栄養を摂取してもらうために食事にビタミンと蛋白質を補給しました。

家族と話をするなかでわかったのですが，彼は，ラジオ放送のアナウンサーをすることがとても好きだったのです。彼はとても良い声をしていました。家で家庭教師をつけてもらっていることで何よりも彼が残念に思っていたのは，学校で友達に会えないことでした。彼は高校の最上級生でスポーツの観戦が大好きでした。その前年まではフットボールの試合のアナウンスはすべて彼が受け持っていたのにそれができなくなっていたのです。私は試合場までの移動手段を見つけ出し，マイクなどの放送設備は彼に合わせて低い位置に設置されました。1か月後には彼はフットボールの試合のアナウンスを再開することができ，その年は学校に通うことができました。より良い医療を受けるようになっただけでなく，彼の友達と一緒にいたいという精神的欲求も満たすことができたのです。

インタビュアー：今のあなたの話を聞いていると，もし私が聞き違えてなければ，あなたはほかの誰からもどこを注意すべきか教えられませんでした。それなのにどうしてこの問題に気づいたんですか。

達人看護師：そうですね，カードを見て最初に思ったことは，確か「ここに記載されている病状は何で，なぜこの少年は学校に来られないのだろうか」ということでした。そこでまずはこれがどんな疾病であるか，現在この子に何がなされているかの事実からアプローチしました。できることすべてがなされているかどうかを知るためです。その結果，ほとんど何もなされていないことがわかり，この少年に不可欠なことと，彼が必要としていることを提供することが非常に重要だと感じました。それまで何も行われていなかったことに，とても驚きました。

インタビュアー：この家族には，どのくらいの期間かかわったのですか。

達人看護師：すべてを実行に移すには2，3週間かかりました。筋ジストロフィー協会は本当にすばらしいと思いました。2か月のうちに家は全面的に改修され，2，3週間で少年は学校に復帰し，フットボールの試合のアナウンスを始められるようになったのです。

インタビュアー：それが少年の生活をどのように変えたと思いますか。

達人看護師：ずいぶん笑顔を見せるようになりました。本当に明るくなりましたし，以前よりも強くなったようにも見えました。

要約
　どちらの例示においても看護師は普通の生活行動を維持していく努力の大切さと，行動が不活発になり閉じこもることによって失われるものを評価検討した。看護師はまた，身体的なハンディがあってもより普通に近い生活ができる方策を患者と家族に提供した。

患者が自分の病気をどう解釈しているかを聞き出し，理解する

　達人看護師は心得ていることだが，患者はよくみずからの病状について独自の解釈をし，納得しているということを，看護師は心得ておく必要がある。患者に自分の解釈を語らせ，それを尊重し，患者の解釈を基盤にして対策を積み上げていくことが，患者が病気と回復を体験するうえで，重要な役割を果たすことがある。

[例示 1]
　ある若い女性患者が自分の乳癌について考えていることをどう聞き出したのか，達人看護師が語ってくれた。

　　達人看護師：その患者はそれまでの彼女の性体験について私にたくさん話してくれました。また，子どもは欲しくなかったのに，簡単にいいなりになってしまうタイプなのだと語りました。そういうことで，望んでもいなかったのに子どもをつくってしまい，話をしている時点で彼女は，癌にかかったのは子どもを産んだせいだと感じていました。子どもが欲しい夫に屈してこの子を産みさえしなければ癌にはかからなかったのだ，と思っていたのです。
　　インタビュアー：それについて，あなたはどう応じたのですか。
　　達人看護師：ただ聞いていました。そして，「それがこの病気の原因だと思っていらっしゃるなら，たくさんの罪悪感を抱えてこられて，お辛いでしょうね」と私は言いました。実際彼女はそう感じていたのです。
　　インタビュアー：彼女は妊娠が癌の原因になるのかどうかそれとなく尋ねていたのでしょうか，それとも自分の考えをただ他人に聞いてもらいたかったという

感じでしたか。
　達人看護師：ただ聞いてもらいたかったのだと思います。

[例示2]

　その患者は潰瘍性大腸炎の30台半ばの女性で，2段階の手術の第1段階を受けたばかりでした。第1段階では直腸パウチを造設します(コンチネント・イレオストミーと類似しているが，この手術では直腸でのコントロール機能が温存され，ストーマはない)を造設しました。この手術では，数か月の予定で一時的にイレオストミーが設けられますが，次の手術で再び直腸に吻合されます。この女性患者はそのとき，それから数か月間ケアをしなければならないストーマを造設した段階だったのです。彼女は，ケアの方法を学ぶのには意欲的でしたが，自分がそれを「気持ちわるい」と思っている事実は隠そうとしませんでした。

　私はバッグの交換方法やストーマの周囲のスキンケアの方法を教えました。私はストーマに対する彼女の感じ方を変えてもらおうとはしませんでした。気持ち悪いことは悪いが，いずれにせよケアの方法はちゃんと学ぼう，という彼女の考え方を私は尊重していました。私は患者にストーマの解剖と機能，そして最も簡単なケアの方法を確実に理解させ，ストーマが外から目立たなくする方法を提案しました。(たとえば，布のバッグで覆う，彼女はストーマに直接触るのが嫌だったので，シャワーを浴びるときにストーマの周囲を洗浄してバッグを交換する，など)。「イレオストミーは恥じるべきものではないし，気持ちが悪いなんて思ってはいけない」などと患者を説得するかわりに，彼女がその時点で感じていることを受け入れ，それを踏まえたうえでの教育を行ったからこそ，効果があったと思っています。(インタビュアー注記：この患者は後に，この看護師の教育がとくに役立った，と伝えている。)

要約

　例示1の達人看護師は，患者の解釈に異を唱えなかった。看護師は，即座に患者の解釈が間違っていると説得するかわりに，この解釈が患者にもたらしたにちがいない苦難や精神的苦痛に気づき，ただその事実だけを患者に伝えた。患者の解釈を聞き出して理解するというこの能力は，次に取り上げる能力分野であるところの，治療者側の解釈を"伝える"能力とは無関係ではないものの，それとは別の能力である。

　例示2では，看護師は，患者がセルフケアを学ぶ前にイレオストミーに対

する感じ方を変えるよう要求しなかった。看護師は患者の解釈を受け入れ，その患者の見解を基に患者がセルフケアを学ぶのを手伝った。

患者の病態について考えられることを患者に伝え，治療や処置の根拠を説明する

　患者は自分になされる治療や処置の内容と理由を知りたいし，また知る必要がある，という認識が高まるなか，治療や処置の解釈と説明は，看護の仕事の重要な一部になってきた。そこでは慎重な判断力と技能が要求される。看護師は，患者がどの程度の情報を求めており，どの程度のことを知るべきなのかをアセスメントし，患者が理解できるような言葉を探さなければならない。また，ときには看護師は自分自身の理解の限界を認めなければならない。

［例示1］

　それは，医師が出入りし，患者が検査に向かう，いつもの朝でした。私が担当患者の1人の部屋に入って行ったのは血管外科医と神経外科医が彼女の部屋からちょうど出てきたときでした。患者は娘さんと一緒にいて，差し迫った手術について話し合っているところでした。この患者は視神経交差部の動脈瘤のために徐々に視力を失いつつあったのです。しかも彼女は私たちの病院に来る前に，心臓発作を起こした夫をサンタバーバラのICUに入院させてきたところなのです。そういう事情だったので患者はとても神経過敏になっていました。彼女に予定されていた手術は，まず患部周辺の圧を落としたうえで，開頭術で動脈瘤を取り除き，それから脳動脈のバイパス術を行うというものでした。

　私は部屋に入って具合はどうかと声をかけました。彼女の最初の言葉はこうでした。「手術を受けるべきでしょうか？　この手術は安全だと思いますか」

　私はこう答えました。「ここの外科医以上に腕のよい医師はいないけれど，私があなたに代わって決断することはできないわ」

　患者は深く息を吸い込んでから，手術に対する数々の恐れと懸念を話し始めました。彼女は，もし手術を受けなければもっと目が見えなくなるだけで死ぬことはない，という自分の考え方を語りました。手術を受ければ，死ぬかもしれないし，終生の障害が残るかもしれない，あるいは残された視力を保って生きることができるかもしれない，とも語りました。私は同意することも，口を挟むことも

せず，ただ黙って聞きました。胸の内をさらけ出してもらうほうがいいと思ったからです。ひとしきり彼女が独白を終えたところで，現在の状況について私に説明して欲しいかどうか尋ねたところ，彼女は説明して欲しいと言いました。私はイカボッド・クレーン(Ichabod Crani)というプラスチック製の頭部解剖模型を持ってきました。脳，頭蓋，静脈，動脈など各部位の名称がつき，取り外しできるようになっています。それから1時間，各部位を一緒に付けたり外したりしながら，彼女の質問に答えました。1時間後には，患者は，ここまで来た以上は手術を受ける，と決意しました。

　話が終わって部屋を出るとき，私は患者が正しい決断を，しかも彼女自身で下したと感じました。私は，これから起こることを患者が理解できる言葉でわかりやすく説明できたことに満足していました。私は先入観を持たずに胸襟を開いて，患者の質問に応じて答えるよう務めました。これは私にとってとても良い経験でしたし，彼女にとってもそのように思えました。残念ながら彼女の手術は私たち皆が望んでいたほどにはうまくいきませんでした。でも最後には多くのケアで良くなり，今はリハビリ施設でめざましく回復しています。

[例示2]

医師自身による入院体験談：
　勤務でやってきたどの看護師も，患者の身体の状態だけでなく情緒的なレベルもそれぞれ自分でアセスメントをしようとした。時々私が自分を偽って快活に振舞おうとしても，看護師には見透かされてしまうのだ。それは忘れられない月曜日のことだった。私は明らかに意気消沈していた。そして勤務でやってきた看護師は私に原因は何かと優しく尋ねた。私は原因がわからないまま大泣きに泣いた。ふだん私がしないことだ。恥ずかしいとは思わなかったが，私は当惑していた。彼女はある種の自信を持って「一緒に原因を見つけましょう」と言い，質問をし始めた。彼女の知りたかったことは次のようなことだった。「今，外から聞こえてくる音が心をかき乱しますか」。そう言われて私は，その音が心をかき乱すことに気づいた。それから少しばかり考えたのち，彼女はこう言った。「あれは旧ベルビューの残りの建物を解体している鉄球の音です。土曜と日曜日には工事がなくて音はなかったけれど，あなたの大動脈バルーンを除去した金曜日には聞こえていました。金曜日はとても苦しい日だったと思います。そのときにどれほど痛い思いをしたのかを思い出しただけでなく，状態が悪い時期に自分の身体の中でバルーンがどんな音を出したのかも思い出したのでしょう。あなたは，体験したすべての痛みを思い出していらっしゃるにちがいありませんわ」。それを聞いて私の苦悩が消え去った。また，これは別のときだったが，自分のカセットプレーヤー

から流れてくるピアノの音を聞いていて不安な気分になってきたとき，ある看護師が，私が苦しんでいた最初の何週間かに，同じカセットが私のために流されていたことを教えてくれた。この場合もまた，ピアノの音が苦しかった日々を思い出させたのだろう。なんの心配もなく私がクラシックを聴けるようになるまでそれから数週間かかった（Kempe, 1979）※。

要約

どちらの例示においても，看護師は，患者がこれまでの経過を「たどって」いることに気づき，説明の要請に対して十分に，説得力を持って対応していた。

コーチングの機能：文化的に避けられている病気の局面を，とりつきやすく，理解しやすいものにする

病気や痛み，（傷，火傷，瘢痕などの）容貌の変形，死，また場合によっては誕生も，予期しない出来事であり，文化的に避けられている。病気とか痛みというものは，隔離され，孤立した体験でありがちなので，一般の人々が自分の身に降りかかる可能性のあるいくつもの病気に対して，前もって備えることには，ほとんど意味はない。看護師はそれとは対照的に，教育と経験を通して，病気，苦しみ，痛み，死，あるいは誕生のさまざまな受け止め方，コーピングの方法を観察し，理解する方法を身につけている。また同時に，これら患者本人になじみのない未知の出来事のさなかに，それを理解し，コントロールし，受容し，あるいは克服さえする方法を患者に示す術を身につけている。

この能力を磨くには，病気との共存，コーピングの方法を教訓からのみ学ぶのは不可能なので，学校教育に加えて経験が必要である。個々の状況を深く理解する必要があり，病気との共存やコーピングの方法は，言葉ではな

※Kempe, C. Henry, "A personal View," University of California, San Francisco Magazine, Vol.2, No.2-3, June-September, 1979.

く，実演や患者に対応する態度や反応を通して伝達されることが多い。

[例示1]

　あるナースクリニシャンが，死期が迫っている父親に面会に来た自分と同世代の青年との出会いを語っている。父親の状態が急に悪化し，家族は非常に取り乱していた。青年は看護師を廊下で呼び止め，父親があとどれくらい生きられるのか尋ねた。看護師は全くわからない，と答えた。数分かもしれないし数時間，数日，あるいは数週間かもしれず，知りようがない，と伝えた。すると彼はこの病棟にはほかにも死期が迫った患者がいるかどうか尋ねた。それに対しては，看護師は「います」と答えた。そのときのことを彼女は次のように語ってくれた。

　それから長い沈黙の後，彼は矢継ぎ早に質問して来ました。「それじゃあどうやってあなたはここで仕事ができているんですか。普通に家に帰って，普通に寝られるんですか。自分のすべきことを普通にできるんですか」。これほどまでに直截な質問をされたことはそれまでありませんでした。あまりにも単刀直入だったので私は動揺してしまいました。しかし彼は真剣で，私の答えを待っています。そこで私は同じような疑問を自分のなかでどのように解決したかを彼に話しました。独白というほどではありませんが，10分あまりのあいだ彼は私の話に一心に耳を傾けていました。私は，彼に人生や死にゆくこと，また看護についての私の心情や哲学について語りました。私は内科病棟での勤務を(自分が最初に目指していた)外科病棟への踏み台にするのではなく，どのようにして内科にだんだん本腰を入れるようになったかを話しました。内科での勤務がいかに困難なものだったか，いかに精神的に消耗するものだったか，ときには夜も眠れないほどだったことを話しました。死という特別な道を通っていく患者を支えていくなかでどれほど自分が満たされたか，また同じ痛みを体験していく患者の家族をも自分は支えることができるのだという思いをどれほど強くしたかを話しました。この満足感が私を内科病棟にとどめているのですが，この特別に険しい道を歩んでいかねばならない人々を支えて，険しい道をいくぶんかはなだらかにできたかもしれない，と知るときにその満足感を覚えるのです。それを聞いて彼は私を抱きしめ，「ありがとう」と言いました。目に涙をためて頷きながらその場を去っていきました。私の目にもまた涙が浮かんでいました。

要約

　看護師は，(たとえば死という)文化的に避けられていることが自分にとってどう理解可能になり，手に負えるものになったのかを，青年に説明してあげることで，青年の見解と受容を広げたのである。これこそが看護の，コーチング機能の目指すところである。つまり，文化的に避けられている，未知の出来事を理解できるようになった看護師は，患者とその家族がその出来事を受け入れて，コーピングする道をひらいてあげることができるのである。

　例示2は，それと同じ熟練した実践領域で，ある看護師が彼女にとってきわめて大切なことを学んだときの洞察である。それはある患者が極端な容貌の変形と痛みと不快な気分の最中にありながら，生きる力と生を楽しむことについての新しいとらえ方を看護師に話してくれたときのことである。

[例示2]

　35歳の若い女性がICUに入院してきた。彼女は子どもの頃から糖尿病でそのため現在失明していた。右目は摘出し，右下肢は膝下切断しており，ほかにもいくつもの手術を受けていた。さらに追い討ちをかけるように彼女は心臓発作で入院したのである。看護師がこの女性患者に初めて会ったとき，患者は錯乱していたので抑制が必要だった。患者の状態があまりにも悪化していたので，スタッフのあいだではこの患者は死ぬほうが幸せなのではないかといった思いがあった。スタッフは，技術的介入によってこの患者を強制的に生かしているのは遺憾だと感じていた。

　以下の事例の看護師は，この時期の患者のケアと，患者が再び意識を取り戻して見当識ができたときに自分自身の態度が変化したことを語っている。

　この女性と話してみて，これほどまでに生きることに強い意欲を持った人にこれまで出会ったことがないと思いました。それまで彼女に降りかかったあらゆる困難，つまり身体的な障害の数々にもかかわらず，この女性は私が出会った誰よりも魅力的な性格でした。家族も彼女の命をつなぎとめるためにできるだけのことをして欲しいと思っていました。患者は，自分が本当に生きたいということを他人にわかってもらうのはとても難しいと私に言いました。糖尿病者のためのキャンプに参加しようとしたときに，彼女の糖尿病が手に余るのを恐れてキャン

プ側が受け入れを渋ったことを話してくれました。彼女は彼らにこう話したそうです。彼らがたまたま彼女を覗いたときに彼女が死んでいたら，自分は幸せに死んでいったと思って欲しいと。この彼女の言葉は私たちの病棟でも励ましになりました。私は彼女にとても感銘をおぼえました。それからというもの，彼女のケアが楽になりました。私は何冊か本を持ってきて，家族と交代で読んであげました。

要約

　これはきわめて参考になる事例である。極度の身体障害を持った患者とのかかわりを通して看護師自身の見識が広がった出来事を描写しているからである。このとき以来この看護師がこの経験をもとに行動したことは想像に難くない。この看護師は，身体的な機能が喪失しているときでさえ，新しい種類の可能性があるのだということを，非常に直接的な形で学んだのである。
　調査のなかで私たちは教育とコーチングの機能に分類される多くの事例を集めたが，どの事例においても看護師が患者に，「大きな障害があり，不可能なことばかりでも，そのなかでベストを尽くすことは可能だと思います」などという処世訓や決まり文句を使っていないということに感銘を受けた。もし，そんなことを言ったとすれば，処世訓を使った柔軟性のない患者教育の事例ということになる。そうではなく，看護師たちは看護実践のなかで，創傷の扱い方，術後の回復についての語り方などを通して物事を理解する方法というものを提案するのである。たとえば，取り扱いの難しいドレーン創の問題に直面して対応する看護師自身の能力を見て，患者は問題があってもそれはどうにか対処できるものであり，管理が可能なのだと納得するのである。
　少人数のグループインタビューの折，ある看護師による乳房切除術の術前教育がきわめて効果的だったに違いないということで参加者の意見が一致した。患者が，担当の看護師に彼女も乳房切除術を受けたことがあるのかと聞いたほどだったからである。この看護師は，自分では手術を受けたことはなかったが，術後に予測されることをとても巧みにわかりやすく説明した。この看護師は，術後のさまざまな反応や疼痛，回復，可動性がどう経過していくのかを多くの患者から学んでいたのである。

要約と結論

　本章で取り上げた「教育とコーチングの機能」の5つの能力分野は、急性期の患者をケアする看護師に要求される「教育―学習」を進めていく上で中心的な分野ではあるが、それでも教育・コーチング能力のほんの一部分を代表しているに過ぎないと、私は考えている。患者にとってどういう情報が一番役に立つのかについては従来研究され成果も上がっているが、そうした研究成果が指し示すものは、常により具体的な、容易にそれとわかる患者の学習ニーズであって、身体反応の意味を理解する新たな方法や病気と共生し対処する新たな方法を学ぶという、具体性に欠ける側面は無視しているのである。私は、陣痛室、分娩室の看護師は他の専門分野の看護師よりも「コーチ」としての役割をより豊かに発展させてきたと思う。しかし、産科以外の専門分野においても、これらの技能を洗練させて促進し、患者のためにこの実践的知識を発見して保存していくために、効果的なコーチング方法と非効果的なコーチング方法について記述民族誌学的アプローチを行う必要がある。

6 診断とモニタリングの機能

The Diagnostic and Monitoring Function

　看護師の診断とモニタリングの機能は，この20年間，患者1人当たりの疾病と処置の数がほとんど指数関数的に増加するに伴って，劇的に拡大してきた。検査と治療処置の多くは，慎重なモニタリングが必要であり，しばしば安全範囲の幅が狭い。たとえば，臓器移植を受けた患者をケアする看護師は，じきに感染と拒否反応の初期徴候に気づくようになる。また，心臓疾患が専門の看護師は，数々の効果的な心疾患の薬物の安全性と毒性を分け隔てる境界の狭さを認識するようになる。そして，たいていの専門領域では，水分と電解質のバランスに細かい注意を払う必要があり，看護師の注意深いモニタリングと問題発生の早期発見は，患者を防衛するための最前線なのである。

　また，多くの薬物は，その効果を観察し，併用の禁忌（または配合禁忌）や禁忌，有害作用を早期にとらえることができて初めて安全に使用することができる。

　実際，看護師による診断とモニタリングの機能が不必要だとしたら，通常患者は入院する必要がない。患者または家族が家で治療指示に従えばよいからだ。このように，診断と患者のモニタリングは看護師の中心的な役割であるが，看護師自身でさえそれが自分たちの役割だと十分に認識していないのである。病状変化の前兆についての経験を語るとき，あたかもそれに気づく

のは看護師の自分であるべきではなかったとでも言いたげなことが多かった。それではまるで看護師が,「理想は合併症が起きないこと。仮に起きても医師がその場にいて患者さんの悪化の前兆に気づくこと」と言っているようなものである。しかし実際の臨床では,患者のそばにいる時間が多いのは看護師であり,最初の手がかりに気づくのもほとんどが看護師である。また,そうあるべきなのだ。

　達人看護師の診断とモニタリングの技能のなかに組み込まれた叡智から私たちが学ぶべきことは多い。ここでは認識能力と鑑識眼が中心になる。似通った病状の患者をケアしてきた看護師たちは,専門的な知識を深め,特殊な言い回しをつくり出す。達人たちのこの特殊な言い回しを研究し,その用法についての共通理解を図ることで,私たちは臨床知識を増やし,ほかの看護師たちに達人と同じ認識能力を得るための方法を示すことができる(Benner & Wrubel, 1982)。

　臨床知識の向上を目指すあるディスカッションで,看護師たちは,変化が微妙で,しかも安全範囲の幅が狭い「グレーゾーン」の状況で働けるようになることについて語り合った。彼らは,過剰反応はせずに,しかも素早く適切に対応することの重要性を認識していた。残念ながら,今回は「グレーゾーン」で対応する際の「特殊な言い回し」とそれを説明する「果敢に追う(合併症を先回りすること)」とか「後追いする(患者の変化についていけず,知的に問題を追及することもない)」という表現には研究が及ばなかった。しかし,ほかの臨床研究者が達人看護師の診断とモニタリングのなかに組み込まれている特殊な言い回しに関心を持ち,この重要な看護領域(表4参照)でさらに多くの能力分野を見出してくれることを願っている。

患者の状態の重要な変化を察知し,記録する

　患者の状態変化に最初に気づいて記録に取るのは,たいていが看護師である。次項で述べる早期警告徴候とは違って,これらの変化は測定可能なバイタルサインや比較的明瞭に観察できるデータによって容易に記録することができる。明瞭な記録をつけることと,医師を説得できるような確固たる報告

表4　領域：診断とモニタリングの機能

1. 患者の状態の重要な変化を察知し，記録する
2. 早期警告徴候を提供する：診断を確定する明確な徴候が現れる前に患者の衰弱や病状悪化を予測する
3. 問題を予知する：先の見通しを立てる
4. 病気によって異なる個別の要求や経験を理解する：患者ケアのニーズの予測
5. 患者が健康を取り戻す可能性と，さまざまな治療法に反応する可能性をアセスメントする

ができることが，この優れた技能に含まれる。この能力分野において専門的経験知識を習得しつつある新卒看護師は，患者の状態変化を察知し，記録をつけ，そして最終的に医師を説得できる説明報告をきわめなければならない。次の最初の例示にはこのプロセスの習得の様子が描かれている。

[例示1]

　看護師：看護師になったばかりの頃，担当の患者の振る舞いが非常に奇妙になったことがありました。たしかに，混乱した状況ではあったのですが，私は「これは異様すぎるわ」と言いながらもそのまま病室から走り去って行っただけでした。状況のアセスメントなどはしませんでした。あの頃は，「この状況はどこかおかしいわ」とつぶやいては誰か別の看護師のところに行ってそれを伝えていたものです。彼らが，「その患者のバイタルサインはどうなの？　傷の具合は？　患者の状態は？」と質問してきても，私はそれらのことを何もチェックしていなかったのです。ただ単にどこかがおかしいと「思います」とか「感じがします」とか言っていただけでした。けれども今は，綿密なアセスメントをして，必要な場合には直ちに医師に連絡をとります。

[例示2]

　達人看護師：昼頃，CCUから患者を受け入れました。50代の女性患者で意識ははっきりしていました。CCUの看護師の申し送りでは，患者は心筋梗塞後で，バイタルサインは安定しており，脈拍数80台，正常な洞調律，血圧120から130（拡張期血圧は思い出せません）ということでした。患者をベッドに寝かせて安楽に

し，バイタルサインをチェックしたところ，安定していました。約30分後，彼女は「気分がよくない」と，漠然とした不調を訴えてきました。血圧は110に下がり，脈拍は90台で脈は整っていました。私はインターンと研修医をポケベルで呼び出しましたが応答はありません。ようやく研修医と連絡がついたので私が観察したことを報告し，すぐに患者を診察する必要があることを伝えると，その女医はすぐにこちらに来ると答えました。私は再度バイタイルサインをチェックしました。脈拍は変化ありませんでしたが血圧は104に下がっていました。私は患者の表情から彼女が「おびえ」始めていることに気づきました。患者が最初に不調を訴えてきたとき，私は彼女に医師がすぐ来ると言って安心させていたのでした。この間ずっと私はLVN*に患者のそばにいるよう頼んでいました。私は，通り過ぎようとしていた研修医を呼び止めて，患者の血圧低下と状態を報告しました。彼女は「すぐ戻ってくるから」と言いましたが，私は今すぐ診察してくださいと強く言いました。研修医は，患者を診察するとすぐさま別の研修医を呼び出して診察を頼みました。2人の研修医は病室の外に立ってお互いの所見を話し合いました。1人は心雑音が聞こえたと言い，女医のほうは聞こえなかったと言います。研修医たちが話し合っているあいだ，私は患者の状態がとても心配になりました。患者が最初に不調を訴えてから時間は経過するばかりだし，心筋梗塞の後あまり時間がたっていないことを考えれば，この患者はすぐにCCUに戻すべきだと思いました。患者が不調を訴えてからCCUに戻すまでに45分経過していました。転送が終わったのは午前1時15分頃です。勤務を終えてからCCUに行って患者の様子を尋ねたところ，CCUの看護師は，何が起こっているかをはっきりさせるための検査をまだやっているということでした。翌朝，この患者が心タンポナーゼで死亡したことを知りました。

［例示3］

参加観察者の口述：カレンは陣痛室に来たばかりの妊婦の病歴聴取と身体検査を行っているところでした。陣痛室に入ってきたときには妊婦の陣痛は止まっていました。カレンはカップルの病歴聴取をすませてから妊婦の身体検査を行い，聴取した病歴のとおり子宮後傾があることを確認しました。子宮口は約1センチ開き，子宮頸部は成熟して柔らかくなっていました。カレンは自分の診察と1週間前の医師による診察記録を比較して，「お産は進行していますけれど，出産までにはまだ間があります。自宅に戻って休んだほうがいいでしょう。あと1日かそこらで陣痛が始まると思いますから」と言いました。

※訳者注：Licensed Vocational Nurse 有資格実地看護師．日本の准看護師に近い資格．

要約

　看護の役割における患者アセスメントの機能は，過去15年の間に劇的に増大した。上の3つの例示は，看護師による最初のアセスメントが最善の患者ケアの主要な点であることを示している。この能力では，患者の状態変化を察知する要素のみならず，熟練した記録をつける能力や医師を説得できるような説明報告をする能力を必要としている。

早期警告徴候を提供する：診断を確定する明確な徴候が現れる前に患者の衰弱や病状悪化を予測する

　バイタルサインの変化や計測可能な証拠があったからわかったということではなく，その前に，看護師が患者の病状の悪化を予期した体験談が多く集まった。こうした体験談を注意深く検討した結果，これらの看護師は単なる勘に頼ったのではなく，患者の病態の微かな変化に基づいて病状の悪化を予期していたことがはっきりした。

[例示1]

　達人看護師：レントゲン検査で食道の拡張が認められた患者がいました。この女性患者は60歳ぐらいのとても訴えの少ない人でした。部屋に戻ってきたとき，彼女のバイタルサインは正常で，自分でトイレに歩行していました。その後，嘔気が出始め，淡いピンク色の排液をすじ状に嘔吐しました。食道拡張の処置のためだと考えることもできたのですが，私には，何か別のことが起こっているような感じがしたのです。容態はさらに悪くなり，嘔気が強くなってきました。私は医長を呼び出しました。患者のバイタルサインはまだ安定していましたが，私は医長に診察してもらいたいと伝えました。医長は診察してくれましたが何の検査も指示しようとしません。私は血液検査を命じて欲しかったのです。私は患者の爪床がチアノーゼを呈していることを指摘しましたが，医長はそれでは納得しませんでした。患者が発熱し悪寒を訴え始めたのは私の勤務が間もなく終わる頃でした。それで再び医長を呼び出し，この患者には何かが起こっているから私の勤務が終わる前に何か対策を取ってもらいたい，と言いました。あとでわかったのですが，彼女は食道破裂を起こしており，嚥下性肺炎を併発していたのです。脈拍は150まで上がっていました。医長は，早期に処置することができて患者の予

後に違いが出たのは，私のねばり強さのおかげだと言ってくれました。

[例示2]

 達人看護師：そのLVNは，隔離室の快活な年配女性を担当していました。この患者は以前に胆のう摘出術を受けていったん退院したのですが，切開部分に廃液性の膿瘍を生じて再入院してきたのです。この創部はろう孔と耐性菌で，ひどい状況でした。しばらくの間彼女は2，3種類の強い抗生物質を投与されており，下痢を起こしていました。私は抗生物質のことで何度か彼女の部屋に行ったのですが，そんな折，彼女は「気分がすぐれない」という漠然とした訴えをして，落ち着きがなくなりました。彼女の顔色はすぐれず，私は「嫌な予感」がし始めました。私はLVNと一緒に患者の深夜のバイタルサインをチェックしました。ふだん患者の血圧は低め（100台の下のほう）ですが，私たちが再度バイタルサインをチェックしたところ，大きな変化はなかったのですが収縮期血圧が入院以来はじめて100以下の98になったのです。それで私は患者の精密なアセスメントを行い，彼女の鼠径部に，LVNによると以前そこにはなかった小さな打撲傷のような変色部を見つけました。そんな変色はそこにあってはならないものでした。私は当直の医師に電話しました。彼はこの患者を知りませんでしたが，私は，午前3時という時間にもかかわらずこの患者はどうしても診察する必要があると説得しました。彼が到着するまでに事態は極度に悪化していました。大量の暗紅色の水様便があり鼠径部の変色域は大腿の1/3位まで広がっていました。私は2本目の点滴を開始しました。長期にわたる抗生物質の投与が彼女の常在細菌叢をも殺してしまったためビタミンKの不足に陥り内出血につながったと思われました。結局，ビタミンKと血液製剤を含むいろいろな投与のおかげで命を取りとめることができたのですが，危ないところでした。

要約

 客観的で計測可能なデータが現れる前に看護師が患者の病状変化を早期に察知したという，これらの事例に類似した体験談は多い。病状変化を察知する看護師のこの高度な能力が，患者の回復を決定的に左右することはよくある。しかし，この能力が生かされるか否かは，医師の適切でタイムリーな対応を引き出す看護師の技能とも関連している。

問題を予知する：先の見通しを立てる

　達人看護師の極めて優れた1つの特徴は，患者の予後に思いをめぐらせて発生する可能性のある問題を予測し，それに対してどのように対処するか考えることに看護業務のかなりの時間を費やすことである。達人看護師は多くの患者の経過を経験してきているので，現在ケアをしている患者について，現実に根ざした懸念と予測を備え持っているのである。しかしながら，彼らの予測は非常に状況依存的である。それは，一般論的に患者に起こるかもしれない予測ではなく，ある特定の患者に起きつつあると達人が観察したことに基づいているのである。

　この能力には，次の勤務時間帯の看護師に，先を見通し，問題を把握した申し送りができる能力が含まれる。自分の勤務時間帯にどのようなことが起こったかを説明する遡及的な申し送りがあるが，それが実際に次の勤務時間帯に起こることを予知するのに役立つのはまれである。しかし，今から8〜10時間以内に発生する可能性が高い状況と解決すべき問題の観点で申し送りができる能力のある看護師もいる。たとえば，ある看護師は同僚看護師の申し送りを次のように説明している。

　サンドラ・スミスが申し送りをしたときには，次の勤務時間帯の看護師たちはいつもより良い仕事をします。彼女が次の勤務時間帯の看護師たちのために基盤をつくってくれるからでしょう。サンドラがすでにやってくれたおかげで，彼らは問題を確定するために最初の1時間を費やさずにすむわけです。彼女は申し送りのときに，自分がすでに対応したことと，まだ残っているやるべきことを話します。また，患者1人ひとりについて，すべての局面を網羅しています。まさに，驚異的です。

[例示]

　インタビュアー：ICUに新しい患者が入ってくるとき，その準備をしている途中あなたはどんなことを考えていますか。

　達人看護師：ふつうは，患者の病歴とこの先どのようなことが起こりうるか，といったことを考えていますね。なぜなら，時間をもっとも節約できることだか

らです。ほかの看護師たちにも教えようとしていることなのですが，今後起こるかもしれないことについて先のことを考えるのは，考えを整理整頓することに役立ち，ひいては時間を節約するのに役立つのです。必ずしも理論的可能性をすべて考えておく必要はなく，目の前の特定の患者に関して，ということです。……そうですね，私が患者について何か知っているとしましょう。患者の肺の内圧がいくらで，どのような手術を受ける予定で，心臓にどのような問題があり，脈拍はどのように触れ，奥さんが心配しているかどうか，といったすべての情報を統合して，「この患者はおそらく出血するだろう」と言うでしょう。ヘマトクリット値がこれまで高かったので心拍出量を促すための薬剤が必要になるだろう，と考え，薬剤を混ぜた点滴を用意しておきます。そうすれば何か起きても，その最中に点滴を混ぜなくてすみます。そんなわけで私は起こりそうだと思われるあらゆる状況に備えておきます。起こる可能性が３％のことに備えるというわけではなく，その特定の患者のデータを基に私が予測できることに対して備えるのです。

　インタビュアー：ではあなたはいつも先のことを考えて行動しているんですか。

　達人看護師：その通りです。それは，おそらく私の長年の看護業務で起こった大きな変化の１つだと思います。つまり，それ以上に考える必要がないほど検討した結果としてのアセスメントに基づき，迅速に正しい行動をとることができるということです。私にはそれが見え，アセスメントができてしまうのです。またそれをこの先の状況に照らして考えることができます。これは獲得するのがとても難しいものです。考えてみると，新米看護師にとって，いろいろな事実を総合して１つの手順にたどりつくのはときに難しいことです。私たちは，しばしば一般論で考えることはできるものです。たとえば，「尿量と腎機能が心配だ」と考えることはできても，そこから一歩進んで，「水分をどれだけ摂取させ，その摂取量はどう計測すればよいのか。どの測定基準に従うべきか。その前にどのようなことが起こるだろうか」と自問するのはもっと難しいのです。

要約

　達人看護師は先を見据えて仕事をする。看護師の多くは，起こる可能性の高いことに備えなければならない，ということを苦労して学んできた。さらに，達人看護師は多くの患者ケアを経験してきており，それらを参考にして個別の患者の病歴と現在の状態を基にその患者の経過を予測することができる。また，達人看護師は，現在得ている情報を，この先直面するかもしれない特殊で詳細な検討事項に合わせて形を変えて解釈することもできる。

病気によって異なる個別の要求や経験を理解する：
患者ケアのニーズの予測

　ある特定のタイプの疾患に長期間罹患している患者は，疾病に対して独特のアプローチをしたり，疾病に独特の定義づけをしたりする傾向があることを達人看護師たちは指摘している。また何人かの達人看護師は，ある特定の疾病に罹患している患者のコーピングの特徴的なスタイルを見分けることができると述べている。また，そうした特徴的スタイルを認識しておくことで，患者が自分の病をどう解釈しているか理解し，彼らのニーズを予測できるようになることを付言している。

［例示］
　達人看護師：私達の病棟には，長期間潰瘍性大腸炎を患って手術を受けにやって来る患者さんがたくさんいます。彼らはいろんな意味で他の患者さんよりも強迫神経症的です。彼らは長いあいだ自分の身体の具合のことばかりに気を配ってきた人たちなので，ほかの人たちに比べて術後の経過のなかの小さな変化の1つひとつを重大事にとらえる可能性があります。けっこう長いあいだ病院で過ごしたことがある若い人が多いので，病院に一度きりしか入院しない人たちと違って，自分が病院と対等だという見方をしているのです。彼ら潰瘍性大腸炎の患者さんは，しばしば自分の病気のことで頭がいっぱいで，ある意味ほかの患者よりもスタッフに依存し，要求も多いといえます。だからといって，看護師に思いやりをなくさせるようなやり方ではありません。
　インタビュアー：あなたは潰瘍性大腸炎の患者さんについて心のなかで一般化していることを話してくれましたが，それをどのように患者のケアに取り入れているのですか。
　達人看護師：術後の経過での1つひとつの小さな変化について，ほかの患者よりもはるかに詳しく何が起こっているのか，その理由はなぜなのか，を説明し，患者が抱く疑問や怖れを予測するように努めます。また，患者教育にほかの患者よりも時間がかかるだろうということも承知しています。

要約
　達人看護師は，特定の健康問題を抱えている患者の特徴的なスタイルを見

分けるだけでなく，コーピングのパターンを識別することができるようである。その上，これらのパターンを，特定のタイプの患者をケアするための効果的な方法，つまり，患者の不安を最小限に抑え，回復を最大にするような方法に取り入れることができるようである。

患者が健康を取り戻す可能性と，さまざまな治療法に反応する可能性をアセスメントする

　精神科領域の看護師が力を発揮するには，健康になろうとする患者の力をアセスメントしなければならない。その患者にとって何が可能かを知ることが，治療対策と目標設定の指針になるのである。この健康を取り戻す可能性とは，理想ではなく，完璧な回復や適応には及ばなくても患者の人生には可能性がある，という1つの信念に基づく現実的なアセスメントなのである。

[例示]

　「たぶん，今日のところはここに置いておいて，明日退院させることになるだろう。彼女にしてあげられることは何もないと思うね」と医師が言ったので，私はこう返しました。「今朝，彼女を見て私が感じたことからすると，今の先生のお話はしっくりきません。彼女には可能性があると思いましたし，彼女にとって精神科の受診はこれが初めてなのです。彼女は心から助けが欲しいと思っています。教育はあまり受けていませんが，彼女はとても聡明です。私が見るところでは彼女は意欲があるし，心から成長したいと思っています。その手助けをしてくれる人が本当に必要なのです」。私は自分の意見をはっきりと言うタイプなのですが，このときは本当に彼女は助けを必要としていると思ったのです。でも一番重要なのは，私の印象では，彼女は他人が自分をどう見ているかをとても気にするタイプだということでした。彼女には自我がほとんどないので，彼女がこの医師に会って，それが言葉であっても態度であっても，見込みがないという医師の考えを受け止めてしまったら，どうなるでしょう……そこで私はその医師にこう言いました。「すくなくとも，私たちには彼女の有利になるよう解釈する義務があります。先生が本当に彼女には見込みがないとお考えなら，ほかの先生に担当を代わってもらうよう，おすすめします。理由は，彼女が先生の考えを察知してしまうからです。彼女はそれほどに敏感なんです。そして，それを受けいれて自分は見込みがないと思ってしまうでしょう……」。続けて私は「どれくらい彼女を診た

んですか」と尋ねました。「10分」と医師が答えたので，私は，「見込みがない，という判断をくだすには10分では不十分だと思いますよ」と言いました。

　あとになってから医師は私にこう話しました。「あのね，君の言ったことは正しかったよ。僕はただ驚いたね。あれから彼女に会ったら，落ち着いて，実にしっかりしていたんだよ。そうしたら，最初診察したときには見えなかった芯の強さや可能性が見えた。あと何日か入院してもらって，グループ療法で実際にいろいろと回復する機会を与えるつもりだ。僕はただ，君が正しかったことを伝えたかったんだ」

要約

　この事例では，看護師は患者の回復の可能性と，提案された治療法へ患者がどう反応するかをアセスメントしている。治療チームのメンバーは全員がある患者についての見通しと判断を提示し，記録し，効果的な方法で報告する責任がある。精神科では，治療チームのメンバーの1人が，患者との特別な人間関係に基づいて，患者の異なる側面に気づいたり，ほかのメンバーとは異なる見解を持ったりするのはよくあることである。いったん看護師が自分のアセスメントに確信を抱いたら，その患者の代弁者としてアセスメントを主張するか，あるいは状況のアセスメントをし直す義務がある。

要約と結論

　「診断とモニタリングの機能」は，看護過程で使われる用語における「アセスメント段階」にしっくりあてはまる。しかし，この「診断とモニタリングの機能」を単に線形過程の最初の段階に過ぎないとみなしてしまうと，この領域に含まれる内容や技能の多くは見過ごされてしまう。この領域は看護の中心的なものであり，それ自体に非常に多くの内容と技能を含んでいるからである。

　私たちは，患者の状態変化を察知する能力を体系的に研究し，この領域で使われる表現用語をより正確にし，コンセンサスを得ていくことで，経験から得られる知識を補う必要がある。本章で紹介した5つの能力分野はほんの手始めにすぎない。

7 | 容態の急変を効果的に管理する

Effective Management of Rapidly Changing Situations

　患者の容態悪化の徴候に最初に気づくのはたいてい看護師なので，医師が到着するまで急激に変化する状況を管理しなければならないのもたいてい看護師である。本章で述べる看護領域を，簡単に「システム内の破綻」と呼んで，そうした「破綻」が今後起きないように願う「事故報告」的アプローチも，1つの解釈の方法である。しかし，そのようなアプローチでは，奇妙な「フィクション（作り話）」を生み出し，効率の悪い対応策をつくりあげることになる。たとえば，患者の状態が急激に変化するとき医師が常にその場にいるかのようにふるまうのはフィクションである。たしかに看護師は医師が緊急事態に立ち会えるよう患者の変化を早期に察知しようと努め，病院側は常に医師のバックアップができるよう努めているが，最善の計画を立てても患者の容態急変には繰り返し遅れを取っている。その結果，看護師は医師が到着するまでのあいだ急変を管理しなければならなくなる。その対処には多くの場合，緊急検査を指示したり，緊急の経静脈的薬剤投与が必要な場合を見越して静脈確保を行うことが含まれる。この看護の領域については今後とも実証を進めるとともに，医療界での認知と承認を得る必要がある。それによって看護師たちは，こうした緊急事態に対処する備えをより良いものにしていくことができる。

　病院にはコードブルー・チーム（救急蘇生チーム）が24時間態勢で待機し

ているが，患者の緊急事態，あるいは「容態が急変している状況」の多くは心肺蘇生の範疇には入らない。誤って「コードブルー（心肺蘇生体制）」の判断が下されると，患者を新たな危機に陥れかねない。本章の看護領域（表5参照）の例示を読むと，看護師がほかの医療スタッフの支援を調整し，統率していることがわかる。非常に切迫した緊急事態では，看護師は，さまざまな専門家の機能を調整するジェネラリストとして行動する。迅速な対応が不可欠な状況でエラーや処置の重複が起こらないように，全体像を監視してくれる経験を積んだ看護師がその場にいることは，患者にとって実に幸運なことなのである。

表5　領域：容態の急変を効果的に管理する

1．生命がきわめて危険な状況にさらされている緊急事態での熟練した実践：問題をすばやく把握する
2．危機管理：緊急事態において必要な資源の供給をすばやく手配する
3．医師の援助が得られるまで，患者の危機の本質を見きわめ，管理する

生命がきわめて危険な状況にさらされている緊急事態での熟練した実践：問題をすばやく把握する

　この能力分野には，問題をすばやく把握する能力，適切な介入を行う能力，および利用可能な援助を査定し動員する能力が含まれる。

［例示1］

達人看護師：ある金曜日の午後7時半頃のことでした。救命救急室は忙しく，スタッフの多くはトラウマ・ルーム（重度外傷患者処置室）で交通事故の処置にかかりきりでした。そのとき，庭いじりの最中に胸の圧迫感を覚え始めたと訴える50歳の女性を救急隊員が搬入してきました。すでに現場で心室性期外収縮に対してリドカインの静脈注射が施され，搬入時は点滴も入っていました。私はドアのところで患者と救急隊員を迎え，患者に声をかけ始めました。第2処置室に搬入したとき患者が「気を失いそう」と訴えました。モニターには心室細動が現れていました。私は救急隊員に心臓マッサージの開始を指示すると同時に大急ぎで除

細動器を電源につなぎ，医師を呼びました。医師はちょうど私が除細動器を作動させようとしたときにやって来て，挿管すると言いました。私はその必要はないと思うと伝え，そのまま除細動器の準備を続けました。というのは，私は細動がいつ始まったか知っていたので，できるだけ早く不整脈を止めたかったからです。そのまま私は除細動し，患者はすぐに反応しました。実際，この女性患者はシャワーを浴びたいので家に帰りたいと言ったほどです。モニターには，正常な洞調律が現れ，バイタルサインも正常範囲になりました。患者が完全に回復したので，この事例は満足できるものでした。彼女の問題は，心筋梗塞ではなく，生命に危険のある不整脈だということが明らかになりました。彼女は3日後には帰宅することができました。

[例示2]

達人看護師：散弾銃で撃たれて骨盤と大腿上部に重傷を負った60歳の女性が救急隊員から救急部に引き渡されました。すでに救急隊員によって末梢静脈から太い管で乳酸リンゲルの点滴が高速で入っていました。患者のバイタイルサインは良好で意識は覚醒。救急部の医師はこの患者を手短に診察して整形外科医の診察を要請しました。そして処置に関する指示は何も出さずにすぐに部屋から出て行ってしまいました。私は，もう1か所の静脈確保と，何単位か血液を用意するために血液型を調べてクロスマッチをすること，そしてX線撮影を提案しましたが，医師は血液検査とX線については同意したものの，もう1か所の静脈確保または中心静脈圧測定は，患者の状態が「よさそうだ」から必要ないと思ったようです。私は，医師の同意を指示と受け止めることにして血液検査とX線検査の指示を出しました。そして血液がしみ出してくる骨盤と大腿部の開放創を可能な限り頻回に圧迫しました。患者は次第に落ち着きがなくなり，不安を示し，口渇を訴え，皮膚がじっとりと冷たくなり，バイタルサインは落とす点滴量により変動しました。私は救急部の医師と整形外科医の両方に連絡し，この患者は重度の循環血液量減少性ショックの状態にあり一刻も早く手術室に送る必要があると思う，と伝えました。ところがどちらの医師も心配する様子はなく，その患者は「大丈夫だ」と私に請け合いました。整形外科医は最初，まず患者を上階の病室に連れて行き，数時間後に手術室に送ると言いました。この時点で私はとうとう怒りを爆発させ，「この患者は数時間ももたないっていうのに，なんてばかばかしいことを言うんですか」と言いました。すると整形外科医は，手術の時間を早められるかどうかやってみる，と答え，私に補液を続けるよう指示しました。患者の収縮期血圧はいっとき70にまで下がり，その時点で私はもう1か所静脈確保することに決め，可能な限り高速で乳酸リンゲルの点滴を始めたところ，それに応じて血

圧が上昇しました。患者が救急部に搬送されてきてから約1時間後，患者は手術室に運ばれました。スタッフが彼女を手術台に乗せたとき心停止になりましたが，幸いにも蘇生されました。整形外科医はあとで私にわびを言い，この患者は確かに重篤な循環血液量減少性ショック状態で自分は処置を後回しにすべきではなかったと私に同意してくれました。私は，自分の目の前で，この患者が文字通り「放血（すっかり血を失う）」しつつあると最初からわかっていたので，医師にこの状態をわかってもらおうと試みているときは非常に苛立ちを覚えたのです。けれども，この医師の謝罪はありがたく思います。彼にとって私に謝るというのはたぶん難しいことだったでしょう。また彼はわざわざ時間をとって私が行った看護実践を褒めてくれ，少なくとも手術室に運ばれるまでのあいだ私が患者を生かしておいてくれたと思う，と言ってくれました。

要約

例示1では，看護師は心室細動に変わる経過を見て，即刻に介入を開始することの重要性を把握した。例示2の看護師は，循環がさらに悪化する前に第2の点滴を始めることの重要性を把握していた。これはおもに達人のみに備わっている能力の一例である。

危機管理：緊急事態において必要な資源の供給をすばやく手配する

看護師は，医療従事者のだれよりも継続的に病棟にいるので，その全体像がよくつかめている。達人看護師たちは，ほかのスタッフや患者のニーズの全体像，そして利用可能な資源を自分たちが熟知していることにしばしば言及している。看護師は全体像の監督者であり，多くの利用可能な資源を熟知して，それを活用している。

[例示1]

ある達人看護師が救命救急室（ER）の典型的/非典型的な1日を次のように語ってくれた。

達人看護師：それはある日曜日の午後3〜11時の勤務帯の救命救急部でのことです。大部屋の処置室に急患が1人いるだけで，午後9時頃までは落ち着いていました。9時頃に胸の痛みを訴える患者が自家用車で，重篤な喘息の患者も同じく自家用車で来院してきました。救急車が2台到着し，また胸痛の患者1人と消化管出血の患者が1人入ってきました。4人の看護師は，全員がアセスメントと処置を始めており，手がふさがっていました。そこへ救急車が到着。インシュリンショックの患者が入ってきて，外傷処置室へ行き，看護師が2名必要になりました。熱性痙攣のある17か月の赤ちゃんが自家用車で到着し，上司を呼び出しました。錠剤とアルコールを多量に摂取した男性が自家用車で到着。ひどくけんか腰でした。大部屋の処置室に入れましたが，第1外傷処置室に移す必要がありました。喘息患者と消化管出血の患者に看護師1名を付けて待機室に移しました。消化管出血患者は動脈造影のためX線室に送る必要がありました。上司と看護師1名は痙攣の赤ちゃんとインシュリンショックの患者を外傷処置室でみていました。患者は両名とも安定しつつありました。大処置室の急患はコンサルタントが診察しており，ICUに移る準備が整っていました。けんか腰の患者は個室に移しました。コンサルタントは極度の胸の痛みの患者を診てCCUに移し，熱性痙攣の赤ちゃんは帰宅しました。

救急室でのこうした2時間は，典型的なものです。ここでは，継続的に部内の状態をアセスメントして，業務に滞りがないように進めていく必要があります。医師は全体像をほとんど把握していないので，看護師が取り仕切ることになります。

［例示2］

ある達人看護師は，ICUで緊急事態に対処する自分の役割を次のように説明している。

達人看護師：そのようなわけで，それまでに，細かな仕事のほとんどに対応することができました。1人は患者に話しかけ，1人は輸血，1人は出血部位を圧迫，また別の1人は患者の換気ができていることを確認をしていました。

要約

上の2つの例示から達人看護師がすべての部門を機能させ，すべての準備を万全にし，錯綜する状況の統括者としての役割を果たしている様子がわかる。とくに達人は手当てが必要な問題を選び出し，すばやくその優先順位を

決定し，そしてその場で動員可能なスタッフにその対処責任を委ねることができるのである。達人は予測不能の状況に直面した場合どう動いたらいいか，同時に状況の緊急性に合わせて計画を修正する方法を知っている。さらに達人は自分の能力に自信を持っており，緊急事態に直面してもめったにパニックになることはない。達人は，少々のことではくじけないのである。

[例示 3]

　ICU 勤務の達人看護師ジョリーンは，頸動脈出血の患者の命を救おうと奮闘していたが，輸血部にその患者用の血液が用意されていないと聞いたとき，パニックに陥らなかった。その代わりに彼女は，すみやかにその状況に対処できる適任者を動員した。それが患者とパニックに陥っていた研修医の両者を助けることになった。

　ここで問題は血液です。血液が必要です。そこで私が「じゃあ，誰か輸血部に電話して血液を取ってきて」と言うと，新卒ナースは「今電話したのですが，この患者用の血液は用意してないそうです」と答えました。輸血部にこの患者の輸血用血液をオーダーしていなかったことに，誰も気づいていなかったのです。そこで，動脈ラインから血液をとり，血液型の照合とクロスマッチのために輸血部へ送りました。その間，私はプラズマネート（加熱人血漿蛋白）の投与と乳酸リンゲルを開始しました。平均血圧が 30 くらいまで下がり，口からは血が噴き出していたからです。ちょうどこの頃に ICU の研修医がやって来ました。「僕は何をしようか」と医師が言うので，「輸血部に行って，この患者に合う血液を持ってきてください。看護師ではできないんですから。この患者に適合する血液を持ってくることができるのは，医師のあなただけです」。この状況下では，それが彼にできる最善のことだったからです。私は彼に，「2 単位持ってきてくださいね。状態がどれほど悪かろうが，1 回に 2 単位しか渡してくれないんです。それでいいですから，2 単位持って，できるだけ急いで戻ってきてください」と言いました。そこで医師は飛び出していきました。（患者の体液補正は成功し，出血は，動脈を修復する手術までは十分コントロールされた。）

要約

　達人には豊富な経験があるので，混とんとした状況の最中にあっても秩序を生み出すことができる。達人には豊富な対応策の選択肢があり，そうした

状況でも余裕を持っていられる。

医師の援助が得られるまで，患者の危機の本質を見きわめ，管理する

　看護師は，しばしば迅速な対応が必要な医療上の危機に直面しなければならないことがある。たとえば，蘇生の処置を始めるのはたいていの場合看護師である。状況の重要性や，すばやい介入の必要性(医師の対応を待つあいだ何をするべきで，何ができるか)を決定するには，相当な知識と技能が要求される。こうした状況で看護師は，必要な救命処置を控えることで患者を危険にさらしてはならない，しかしその一方で安全な看護業務の範囲内で対処しなければならない，という綱渡りを演じているのである。

[例示1]

　達人看護師：私は午後3時に出勤して，開心手術直後の患者を受け持ちました。その患者はその日の午前11時頃，手術室からICUに戻ってきて，通常の術後の処置(複数の点滴，人工呼吸器，胸腔ドレーン，尿道留置カテーテルなど)が施されていました。この患者の日勤帯の輸液と輸血の記録があり，これは開心手術の際の通常の手順なのですが，最初に大量の輸液を与え(通常はマンニトールを含む)，それから徐々に量を減らしていきます。患者の身体が温まり末梢血管が拡張するにつれて血圧は下がりますが，ふつうはすぐに正常値に戻るものです。ところがこの患者は，血圧も中心静脈圧も低い，という循環血液量減少性ショックの状態が続き，大量の排尿がありました。排尿量に追いつくためにどんどん輸液しましたが，かろうじて排出量に間に合う程度でした。患者の身体はこのとき(午後4時半から5時)には完全に温まっていたので，間違いなく何かがおかしかったのです。私は執刀医呼び出し番号に電話しましたが，つかまりません。交換手はできるだけ早く電話させると約束しました。私は助手の医師にも連絡を試みましたが，彼は一時的に当直を別の医師に頼んではずれており，頼まれた医師は開心手術についてはほとんど知識のない人でした。その間，私たちは指示を受けないままに，大量の輸液投与と輸血と血漿輸血を実施していました。患者の大量の排尿が続いていたので，排尿量とのバランスをなんとか保つためでした。私はこの状況をもたらしている原因のいくつかを検討し始め，たぶん高血糖ではないかと判断しました。それで私は血糖値の検査を指示し，その結果が戻ってきたら600 mg/dlを

越えていました．ちょうどこの頃，助手の医師が当直に戻り，ようやく彼と連絡が取れました．医師が検査で得られた血糖値をもとに処方を出し，患者を安定させることができました．

要約
　この看護師は，しかるべき時間内に摂取量と排泄量の均衡がとれなければならないことを認識していた．この看護師は，この状態のいくぶん異例な原因を考えつくことができたが，これは経験の少ない看護師には期待できない思いつきである．彼女は医師の指示なしに独断で行動するのに十分な自信があった．だから輸液，輸血，検査の指示を出したのである．彼女は医師が到着したときにはすでに血糖値の検査結果を持っていたので，患者の診断に費やす時間を約1時間も節約したのである．

［例示2］
　達人看護師：私たちは分娩室に行きました……すると分娩室は2つともすでに使用中でした．そこで帝王切開のために確保してあるけれども，器具が何も用意されていない，つまり準備が整っていない帝王切開室を使うことにしました．患者を乗せたベッドをこの部屋に移動しているあいだも彼女はいきんで排便もあり，私にも便がかかったりしました．もう児頭はそこまで出てきています．「先生，手を洗ってる暇なんかありませんよ」と私は医師に言いました．私は看護助手にとりあえず私と一緒に来るように指示し，手袋と器具一式を手渡してもらいました．すると，赤ちゃんが私の手のなかに飛び出してきました．こうしているあいだも医師は手を洗っていたので，私が赤ちゃんの口腔内の吸引をやりました．ありがたいことに，大きな赤ちゃんでした．もし予測されていたように2か月も早産だったら，どうなっていたかわかりません．臍帯も私たちで結紮しました．状態も良く，すばらしい女の赤ちゃんでした．

［例示3］
　達人看護師：消化管出血と診断された新患を受け入れたばかりのときでした．担当の医師は「すぐにそこに診察に行くから」ということで最低限度の指示しか出してくれませんでした．ところがですね，この「すぐに」というのがずいぶん長い時間になってしまいました．その患者の血圧は100台，脈は90台，まずまず安定しているように見えました．彼はナースコールを押し，少し吐き気があると

訴えました。その直後，彼は褐色がかった暗紅色の嘔吐物を大量に吐しゃしました。ほとんど一瞬にして顔色から血の気が失せ，顔面からは玉のような汗が噴き出しています。私は彼を寝かせ，1人の看護師には血圧の測定，もう1人には生理食塩水の点滴を開始するよう指示しました。私は担当の医師に呼び出しをかけましたが呼び出しの交換手によると彼は「当直していない」と言うのです。当直の医師は怒っていました。その担当医の代わりをするようには頼まれていないしその患者のことは知らない，と言い指示を与えることを拒みました。私は呼び出しの交換手に，患者の外来の担当医につないでみるよう頼みました。交換手によると彼はこちらに向かっているとのことでした。それで私はヘマトクリット値とヘモグロビンの検査，赤血球製剤3単位，それから血液凝固不全の有無を調べる検査を指示しました。次に，2本目の静脈ラインから点滴と，鼻腔栄養チューブを使って冷やした生理食塩水で胃を洗浄しました。ようやく医師が到着しました。私はこれまでの処置を報告し，彼はそれでよろしいと言ってくれました。私は，今まで私が出した指示にサインするのを忘れないよう頼みました。

要約

　これら3つの例示は，医師が到着するまでの間，看護師が患者の危機を正確に見極めて効果的に管理するための高度の専門的技能を持たねばならないことをよく描写している。この看護役割にはあいまいな部分が数多く存在する。しかし，こうした患者ケア状況が頻発していることと，患者の安寧のためにこの看護能力領域が重要であることを考慮すると，看護師はこの役割をさらに明確にし，認知と承認を進める必要がある。

要約と結論

　看護師は危機を予防するだけでなく，管理できなくてはならない。もし私たち看護師が，実際の危機における看護師の実践を系統的に解説することを妨げる，理想化された危機回避の見解に固執すると，私たち看護の専門分野でフィクションをつくり上げることになる。私たちには，自分たちの実際の業務の主要な分野を，"非看護分野"とか"事故報告のみ"の地位に格下げする余裕はない。患者のベッドサイドにいるのは看護師で，患者の変化を診断しモニターすることが看護師の大きな役割の1つなのだから，急速に変化

する患者状況を管理することが看護師に求められるのは当然のことなのである。看護の実際の業務のこの主要な分野を実証し，認知と承認を進めることを怠ると，看護の評価の遅れを助長させることになる。

8 治療処置と与薬を実施し，モニターする

Administering and Monitoring Therapeutic Interventions and Regimens

　本章の看護領域に含まれる能力をまとめた手順的な項目(表6参照)は，どの手順書にも見られるようなものである。しかし，特定の患者や特定の前後関係を考慮に入れるとき，これらの手順書には書かれていない特別な需要や必要な資源，制約が発生する。それを本章の例示はよく描写している。看護師は，しばしば複雑で入り組んだ昨今の治療処置や与薬を行う自分たちの技能に対して，ふさわしい評価を与えていないことが多い。こうした介入の多くは，臨機応変あるいは場当たり的に看護師に委任されてきたが，その結果として育まれた新たな実践と技能も，これまた場当たり的にほかの看護師たちに伝えられている。看護における経費抑制のための「時間動作研究」は，これまで数多く行われてきたが，新たな治療法を導入したために発展した熟練した看護実践は，系統的に実証されてこなかった。新卒の看護師は，教室での練習や1，2人の患者を相手にした実習で教わった「手順」を実際に実行するには，教わったことよりもさらに多様で複雑な技能が必要だということに気づかされる。

　薬剤師の援助が増えたことで，薬の投与は以前よりも簡便になった。かつて高カロリー輸液を病棟で調剤していた頃には，まともなドイツ風チョコレートケーキを作るよりも正確さと技術と時間を要したものである。だが，病棟調剤システムと薬剤師の関与のおかげで，今では与薬業務は以前よりも

安全で時間のかからないものになった。しかし，経静脈的に投与される薬剤の数は増加しており，それら経静脈的投与の綿密なモニタリングと，併用や配合の禁忌および有害な作用の可能性についての高度な知識が要求されるようになった。看護師は，自分たちの実践から学んだことを系統的に記録することで，薬物治療への効果的な反応や有害な反応についての知識の向上に貢献できるのではないか。

本章で紹介する例示は，この看護領域に内在する豊富な知識を十分には表現しきれていない。これらの例示は，それよりも，治療処置や与薬を実施するみずからの技能を私たちが真剣に受けとめ，もっと敬意を持って取り扱う方向性を示しているのである。

表6　領域：治療処置と与薬を実施し，モニターする

1．リスクと合併症を最小限にとどめつつ，経静脈的治療を開始し，維持する
2．正確かつ安全に与薬する：有害作用，反応，効果，毒性，禁忌などをモニターする
3．不可動性がもたらす問題に対応する：褥瘡予防と処置。患者の歩行と運動を促して可動性とリハビリ効果を最大限にする。呼吸器系の合併症を防ぐ
4．治癒を促し，痛みを緩和させ，適切なドレナージを助ける創傷管理の戦略を立てる

リスクと合併症を最小限にとどめつつ，経静脈的治療を開始し，維持する

ほとんどの患者は，入院中のいずれかの時点で経静脈的治療または血液製剤の投与を受ける。したがって看護師は，患者の可動性のニーズ，静脈の状態，予想される治療の継続期間，治療の性質と目的などの多くの変数的要素をもとにして，点滴を入れる位置，モード，維持する方法などを個々の患者に合わせて特別に設定することに長けてくる。経静脈的治療に適用される技術はめざましく進歩してきている。したがって，正確な点滴の速度を知り，さまざまな薬剤や液体製剤の配合が可能か禁忌かを管理し，点滴もれや静脈

第8章　治療処置と与薬を実施し，モニターする

炎で点滴を中断すべきかどうか判断することは，今日では決して簡単なことではない。例示1では，新卒看護師がこの知識を獲得したときのことを語っているが，これを読むと，「リスクと合併症を最小限にしつつ，経静脈的治療を開始し，維持する」というこの能力分野がよくわかる。

[例示1]

　新卒看護師：こと点滴に関しては，コツというものがたくさんあります。日勤で私がチームリーダーをしていたときのことです。私たちは患者さん全員の点滴と与薬の責任を持っていたのですが，私はよくプリセプターのところに行って「どうしてこの点滴は落ちないんでしょうか」などと聞いたものです。すると彼女がやって来て点滴ボトルをちょっと持ち上げたり，チューブをいじったりするのです。私が知らなかったやり方です。それで，振り向くと，ちゃんと点滴が落ちているのです。プリセプターに尋ねなかったら，ただ「どうして落ちてくれないのかしら」と困っていただけでしょう。プリセプターは本当によくコツを知っていて，助かりました。コツは本当に役に立ちます。というのも，点滴が落ちなくなるのはよくあることで，理由は単に位置が悪かったとか，そういったことが多いのです。私は「この点滴，どこかおかしいんです」と尋ねると，彼女は「これはやってみたの？　あれは？　ボトルの高さを上げてみた？　腕の位置を変えてみた？　これはやったの？」などと言ってくれました。この件に関して彼女のコツはとても参考になりました。

[例示2]

　あるプリセプターは，自分の持っている臨床知識を新人に教えることについて次のように語っている。

　インタビュアー：点滴治療について，新卒看護師は先輩からのどのような助けが必要なのでしょうか。

　プリセプター：彼らには疑問がたくさんあります。翼状針と末梢静脈留置カテーテルのどちらを使うのかをどう決めるのか，とかです。そもそもなぜ点滴が必要なのかを新卒者は考えなくてはなりません。ただ血管を穿刺するだけでも難しいことなのです。ラインを留置する予定期間，投与する薬剤の種類，あるいはその点滴は短期間で済むものなのか，留置するたぐいのものなのかを考慮に入れなくてはなりません。限られた与薬ならば翼状針のほうが苦痛が少なく，静脈炎

107

になる可能性も低いのです。医師の好みもさまざまですから，それも考慮に入れなければなりません。もちろん，患者と，患者の静脈の状態によってもずいぶん変わります。たとえば，高齢患者に対しては特別な技能が必要です。高齢患者の静脈は太く見えますから針を入れるのが簡単そうに思えますが，とてももろいのです。非常に細い止血帯を使わなければ高齢者の静脈の薄い壁はすぐにはじけてしまうのです。

要約

これら2つの例示は，経静脈的治療の技術を習得する際の，きわめて微妙な部分を明らかにしている。いったんこの能力を習得してしまうと，中堅レベルの看護師にとって自分がどのように技術を習得したのかをはっきり思い起こすのは難しいのである。

正確かつ安全に与薬する：有害作用，反応，効果，毒性，禁忌などをモニターする

より効力がある薬品の開発と，限られた臨床実績しかない新薬の急増に伴い，安全な与薬と薬による治療効果をモニターする看護の責任は重くなってきている。実際，治療レベルを決めるために，薬物治療の反応を熟練した看護で観察して記録につける必要があるというのが，しばしば入院の根拠になることがある。通常，最終的な記録になるのは高度な臨床検査の結果であるが，検査の必要性を見出すのは看護師なのである。したがって，熟練した臨床アセスメントが結果的には患者の安全と回復にとってきわめて重要なのである。

[例示1]

この例示は，ある精神科看護師が与薬をしているのを参加観察したものである。

若い男性患者が自分の薬を受け取りに来た。看護師は顎の震えはどうかと彼に尋ねた。彼は口蓋が細かく震える様子とそれが脳につながっている様子を実に詳

しく彼女に説明した。のちほど看護師は，2，3日前に患者の顎の震えに気づき，それが向精神薬によって引き起こされる不可逆性の障害である晩発性運動障害ではないかと疑ったことを教えてくれた。そこで担当の医師たちは彼に対する向精神薬の与薬を止めて，ベンズトロピン※の与薬を始め，この症状が改善されるかどうか様子を見ていた。患者は薬物の反応を自分の妄想世界に組み込んでしまうので，何が起こっているのか見きわめるのはとても難しいと彼女は話してくれた。

[例示2]

達人看護師：私が準夜勤の責任者で，巡回をしていたときのことです。不運なことに，前日の深夜勤帯は欠勤したスタッフを穴埋めするための臨時の看護師が勤務していて，彼女は微量点滴用の装置ではなく大量投与用の装置を使ってリドカインを落としていたのです。その深夜勤のあいだこの患者の応答はなかったのですが，彼は前から意識が少々混濁していたので夜勤のスタッフはあまり気にしなかったのです。患者にはモニターが装着されていましたが，変化はみられませんでした。その深夜勤に続く日勤では，看護師長も副看護師長も不在だったので，患者を受け持っていたのは新卒の看護師でした。この新卒看護師は大量投与用の装置に気づきもしなかったのです。私は，患者がますます応答しなくなっているという引き継ぎを心にとめて，巡回したわけです。巡回で最初に私が気づいたのは，大量点滴用の装置です。そこからリドカインが投与されていました。私は前に同じような間違いを犯しかけたことがあったので，すぐさまこの間違いに気づいたのです。不幸なことにこの事件はハッピーエンドにはなりませんでした。私はリドカインの投与をストップしましたが，すでに患者の心電図QRS幅が広がり始めており，その後心停止しました。彼を蘇生することはできませんでした。

[例示3]

達人看護師：私は，64歳の術後患者X夫人の10日間の入院期間のうちの7日間を担当しました。ある朝，彼女の歩行を少しばかり介助して，椅子に座らせ，ベッドメーキングをしながらいつものように彼女とおしゃべりをしていました。私たちはお互い気が合っていたのです。途中で，私が言うことの意味を彼女が取り違えることに気づきました。X夫人は14日で1クールのストレプトマイシン投与の10日目でした。もちろん私はストレプトマイシンが第8脳神経(聴神経)障害の原因になる可能性があることを承知していましたが，実際にそうなった患者さんは見たことがありませんでした。しかし私は，X夫人は先週よりも私の話が聞

※訳者注：ジスキネジアを抑制する作用がある抗パーキンソン薬の一種．日本では未発売．

こえていないと確信しました。私は責任者の看護師と相談してから医師を呼び，自分の観察を話しました。彼は懐疑的でしたが次の与薬の前に患者を診てみることには同意しました。その日の午後の早くにX夫人の娘さんが見舞いに来ました。彼女が廊下を歩いているのを見かけたので，呼びとめて，お母さんの耳の聞こえ具合が以前と比べて変わったかどうか尋ねました。母親に何か問題があるということに気づいて彼女の表情が変わりました。どこかがおかしいことには気づいていたけれども，私が指摘するまでは意識しなかったのです。ともかく，手短に言いますと，医師はX夫人がある程度聴力を失ったことを認め，障害がこれ以上進まないようにストレプトマイシンの投与を中断することに決めたのです。

要約

これら3つの例示は，観察の範囲と，正確で安全な与薬の持つ重要な意味合いを描写している。この能力分野には，正確で安全な与薬をすることと，薬同士の相互作用あるいは不適合性の可能性を考慮することだけでなく，有害作用，反応，治療効果，毒性，および禁忌を専門的にモニターしなければならないという役割が含まれる。これらの事例が示すように，モニタリングの能力が患者の生死を分けることがあるのだ。

不可動性がもたらす問題に対抗する

多くの看護介入は，疾病や治療処置のために患者が動けない状態になる(不可動性)ことで生じる問題を予防することに関連している。熟練した看護は多様であり，考慮に入れられているのは，健康で損傷のない皮膚の状態の維持，最大限の可動性の保持，歩行の調整，肺の換気と衛生状態を最大限にするための呼吸療法，などである。しかし，いずれの場合も，看護師は何が必要かをアセスメントすると同時に，患者を動機づけ，疼痛を管理する適切な方法を提供しなければならない。

[例示1]

参加観察者：エレンは医師にある患者の情報を報告していました。和やかな雰囲気で，この看護師と医師のあいだには協力的な関係があると思いました。エレンは，この患者の臀部にできた褥瘡に貼付した薄いポリウレタン製の新しいタイ

プのドレッシング（創傷被覆材）を医師に見せていました。エレンは，このドレッシングに関するオストミー会議に出席したのだと言い，このドレッシングは何年も前から英国では使用されているけれどアメリカには導入されたばかりだと話しました。また，彼女はこのドレッシングが装着部位に浸出液を集めることや，効果の根拠となる理論を医師に説明しました。看護師たちが患者の皮膚の損傷を防ぐために用いている数多くの対策（頻回な体位変換，マッサージ，エアマットレス等）に，ドレッシングによるこの処置法が加えられたのです。

［例示2］

　参加観察者：エリザベスは，とても弱々しい中年の女性患者クリスティーンのベッドに近づき，「今，歩きたい？」と尋ねました。クリスティーンは嫌だと言うように激しく頭を横に振りましたが，目は笑っていました。エリザベスは「私ったら，あなたにはお伺いを立てるんじゃなくて，ただ伝えなきゃならないって，すぐ忘れちゃうんだから！」と応じました。エリザベスは，今度は適切だと思われる指示をたずさえて戻ってきました。「さあ，歩く時間ですよ」。時間を少し置いたことと，エリザベスのねばり強さとユーモアのおかげで，クリスティーンはすぐに起きあがって歩き出しました。歩行が好きではないのにもかかわらず。

［例示3］

　参加観察者：ノラは患者のベッドに近づいて「きょうはあなたが呼吸練習をするのをまだ見てないわ」と声をかけました。患者は，浮遊ボール付きスピロメーターでの練習は痛みがひどすぎて，とてもできそうにないという意味のことを答えました。ノラは痛みがひどいかどうか尋ねました。彼がそうだと答えると，ノラは鎮痛薬を渡すことを申し出て，薬が効いて少し楽になり次第，咳と深呼吸の練習をすることができると伝えました。肺の訓練をすることはとても重要なのだと彼女は患者に強調しました。

要約

　これら3つの例示は，患者の不可動性がもたらす問題を予防するための看護介入の範囲を描写している。ここで説明されているように，苦しい訓練や運動のあいだ，疼痛を管理し，患者を支えていく戦略が必要である。これらの看護介入では巧みな動機づけと絶好のタイミングをとらえることがきわめて重要である。

治癒を促し，痛みを緩和させ，適切なドレナージを助ける創傷管理の戦略を立てる

　看護の多くの分野で看護師は患者の創傷ケアを行う。彼らが使用できるのはさまざまなドレッシングと軟膏である。創傷部位の清潔を保ち治癒を早めるために，これらの製品がしばしば日常的に，またときには創造的な方法で使われている。この分野の熟練した実践では，いろいろな種類のドレナージと，それらの治療法の結果をアセスメントすることがきわめて重要である。次の2つの例示は，この分野の優れた実践を説明している。

[例示1]

　参加観察者：医師たちがこの患者の処置を終えてから，ダイアンはこの新患のベッドサイドに戻りました。医師たちは，患者のドレッシングをすべて取り除いてしまったので，創部が6か所ある腹部が露出されていました。ダイアンは，創傷部位を清潔にして覆うことに勤務の最初の数時間を費やしました。最初に，皮膚を保護するため何か所かに塗られていたアルミニウム軟膏を除去しなければなりませんでした。創部には洗浄用のカテーテルが入っているものと，入っていないものがありました。両側に膿瘍があり，片方には大きな凝血塊ができていました。看護師は処置を進めながらずっと患者に語りかけ安心させていました。患者は半分意識がなかったにもかかわらず，彼女の声と励ましを覚えているとあとで話していました。彼女はドレナージの種類や効果的なドレッシングの方法，ドレナージの場所や種類に合わせたチューブの固定方法をアセスメントしました。創部保護の方法も，排液部位の位置と状態を勘案していろいろと工夫しました。作業が終わるとすぐに彼女は記録を書き，この患者用の創傷管理計画を作成しました。この患者は数か月後に帰宅できるほど回復しました。

[例示2]

　達人看護師：私は40歳の女性患者のケアをしていました。その患者は，腹部のろう孔を治療するために3か月間入院していた別の病院から前日私たちの病院に転院してきたのです。私が彼女に会った前の晩，ろう孔からの排液を収集するバッグが3回もずれてしまったのですが，他のやり方ではうまくいかないと患者が言い張るので，担当の看護師はその度に同じ方法で装着していました。彼女の皮膚はところどころ表皮が剝離して，とてももろくなっていました。彼女はすべ

てがうまくいかなくて苛立っており，排液が増えるので体を動かすのを恐れていました。漏れているバッグを取り外したところ，窪んだ2つのろう孔のあいだに大きなしわがあり，それが問題だとわかりました。患者が私の提案を受け入れようとしないので，私はこれまで似たような状況をたくさん経験して良い結果を得ているから信じてください，と話しました。患者は，「こんなにめちゃくちゃなのを見たことがあるってこと？　こんなひどいのを？」と言いました。私は，それが私たちの専門とするところで，少なくとも24時間，あるいはもっと長くバッグが外れないようにできる自信があると伝えました。彼女はそうなれば嬉しいので，私の好きなようにやっていいと言いました。彼女は，私のやることすべてについて質問し，私の提案や変更のいくつかにはやや抵抗を示しましたが，私はねばり強く，似たようなケースでうまくやってきたという自信を持って行動しました。たとえばストーマ用のペーストを使ってしわを埋めようとしたときに，彼女が「それでうまくいったことはないですよ」と言い，私が使う粘着剤の量が多すぎると言ったので，私は，それだからたぶんうまくいかなかったのだ，つまり量が足りなかったのだ，と答えるといった具合です。彼女はたくさん質問してきましたが，その結果，自分にぴったり合った装具の使い方を多く学びました。私は，患者に自分でもやってみるように励ましました。装着したバッグは3日間外れずにもったあと，下の皮膚の状態を調べるために取り外しました。再びバッグを装着するときには，患者は自分でろう孔の型にあわせて装具を切ったり，皮膚を空気乾燥している間に排液の吸引をしたりしました。実際，彼女はたくさん自分でやりました。皮膚の状態は良くなり，患者は自分の状態に気を良くしていました。

　自信を持って強く主張したことが，彼女に私のやり方を受け入れてもらえる鍵になったのだと思います。私は，自分がこのろう孔をうまく管理できることは全く疑いもしませんでしたし，それは彼女に伝わったと思います。手順について私が知っている情報のすべてを，順を追って着実に教えていったと思いますし，彼女の関心が以前よりも肯定的で，建設的な方向に向けられるようになり，それによって彼女は人の話を聞くようになったと思います。私が先生の役割を受け持つことで，彼女はいわば「生徒」になりました。その結果，彼女は私が必要としていた主導権を引き渡し，主導権争いがなくなったわけです。彼女は自分自身のケアに参加するようになり，得た知識をもとに自分の状況をある程度コントロールできるようになったのです。

要約

　どちらの例示においても，創傷の処置に対する看護師の態度とアプローチをとおして，この創傷の管理は可能だというメッセージが患者に伝えられた。創傷管理に用いられる製品や材料は実に多岐にわたる。そして本章の看

護師の能力分野にはそうした用品を使いこなす技術に遅れずについていくことが含まれる。しかし最新の技術が有効であるためには、看護師は、最新の研究結果だけでなく、その技術を適用するための技法と技能(art and skills)にも精通していなければならない。

要約と結論

　与薬と治療処置を施し、モニターするためには、多様性を念頭に熟慮のうえで手順を応用する必要があるが、本章の看護領域に内在する知識は、そうしたものを考慮に入れていない、きわめて手順書的な解説によって覆い隠されている。この領域の経験によって得られる技術と叡智は、インタビューや自己レポートでは適切にはとらえきることができない。看護師たちはその技能を試行錯誤の中で身につけており、概してこの優れた技能の多くの側面に気づいていないからである。しかし、異なる技能習得レベルの看護師の実践を多く参加観察することで、実際の業務の複雑さと変動性の一部は明らかにすることができる。

　治療法というものは、その実施または適用についてほとんど検討せずに考案される場合が多い。治療法を臨床現場で具体的にどのように適用するかは看護師に任されている。いったん治療法の実施に伴う新しい技術が使われ始めると、現場で実施できるように工夫された手段の説明はほとんどなされずに当然のことのように扱われてしまう。

　Polanyi(1958)は、応用工業の分野で起きていることの多くは科学者が公的用語でとらえることはできないという事実を指摘している。したがって私はさらに詳しい手順的な解説を求めようとは思わない。それよりは、与薬と治療のモニターに関連した熟練した技能の、実践上の発展と変動性を描写的に、解釈的に記録するほうが有用である。ひとたび適切に文書で証明されれば、その多様性を今度は有効性の点で比較することができる。治療を受けるのは自分自身で解釈する生身の人間なのだから、配慮と思いやりのある治療処置や与薬と、冷淡で慎重さに欠けるものとでは、患者は対照的な反応を示すものである。したがって、この分野の看護能力を考察するときには、実践

の前後関係を考慮に入れる必要がある。

9 | 医療実践の質をモニターし，確保する

Monitoring and Ensuring the Quality of Health Care Practices

　看護師は，常にその場に居合わせ，患者と医療チームのさまざまなかかわり合いを調整する存在なので，過失を防ぎ，見つけ出す立場にある。新しい研修医の見習い期間中はとくに警戒する。看護師たちは，インタビューで過失の防止と発見にどれほどの時間を費やしているかを語ってくれた。しかし看護師たちはこの技能を誇りを持って語らなかった。むしろ，この領域の能力（表7参照）は，「能力」としてではなく，第7章で述べた緊急介入のように「システムの破綻」として語られていた。それは，あたかもシステムはもっと優れているべきで，生命を危険にさらす可能性のある過失は決して起きるべきではない，と言っているようなものである。

　インタビューで，看護師たちは業務のかなりの時間を費やすこの分野について語ることが，明らかに気詰まりな様子だった。しかし，著名な医師で医療エッセイストのルイス・トーマス Lewis Thomas (1983) は屈託なくこの看護領域を描写し，看護師は認めたがらないがそれは尊敬に値することだと述べている。彼は，医師として，また患者としての視点で次のような観察をしている。

　　まずは内科の患者として，次に外科の患者として私が気づいたことは，病院というものは，ほかの誰でもない看護師によって1つにまとめられ，しっかり

繋ぎ止められ，1つの生命体として機能することができる，ということです。

　看護師というものは，良い看護師は，ということですが(私のいた病棟の看護師はみんな良い看護師でした)，現在起こっているすべてのことを知るよう心がけます。彼らは過失が犯される前にそれを見つけます。カルテに載っていることはすべて承知しています。最も重要な点は，患者は唯一無二の人間だと思っているので，その近親者や友人もすぐにそれとわかるようになるということです。この知識があるので，彼らはすばやく不安を感じ取り，それに対処できるのです。大病院に入院した平均的な患者は，プラスチックのリストバンドに書かれた名前と番号以外に自分が誰であるかを示すものがないので，担架で間違った場所に連れ去られて間違った処置をされるのではないか，もっとひどいときには，連れて行ってもらわなければならないときに放置されるのではないか，といった危険を感じます。担当医や医長が，回診のとき病室を出て行きがけに，それもたいてい大あわてで，わずかばかりの励ましの言葉をかけることはあります。でも，患者に，状況が手に負えなくなることはなくて管理可能だと，自信を鼓舞してくれるのは，日夜を通じて，所用をこなすために病室を出入りする，自信に満ちて，有能で，快活な看護師なのです。

　こういうことを知っているから，私は全面的に看護師の味方です。看護師と医師との間の職業的な確執が今後も続くとしても，看護師が専門職としての地位と報酬の向上を求めても，自分たちが医師と対等の専門職だと主張することで医師たちを怒らせても，たとえお月さまが欲しいとねだったとしても，私は看護師の味方です(p.679)。

1人の人間としての患者を知ることが過失の防止につながるというThomasの考えは当を得ている。潜在的な過失を見抜くのに十分な手がかりとなる感受性を育てるには，1人の人間として患者に責任を持ってかかわり，状況に関与することが必要である(Wrubel, Benner, & Lazarus, 1981)。そういった関心やかかわりを持たない看護師は，患者のトラブルを警告する平常とは異なる手がかりに鋭敏な注意を配らないものである。また，患者の微かだが重要な変化を見逃さないためには，看護師は患者のふだんの行動や様子を鋭い感覚で観察しておく必要がある。

表7　領域：医療実践の質をモニターし，確保する

1. 安全な医療と看護ケアを確保するために，バックアップする
2. 医師の指示から，支障なく何を省き，加えることができるかをアセスメントする
3. 医師から，適切で時宜にかなった対応を得る

安全な医療と看護ケアを確保するために，バックアップする

　看護師は，ときには安全基準とは相容れない介入の準備をしなくてはならないことがある。また，別の状況では，以前は適切で安全だったケアプランを患者の状態の変化に応じて変更しなければならないこともある。したがってケアの計画の変更を要求しなければならないのは看護師なのである。

[例示1]

　達人看護師：私たちの仕事では，未熟児に対して人工呼吸器の設定をどのように変更するかについて私たちよりも知識のない，経験不足の医師を相手にすることがよくあります。ですから私は，呼吸ケアに関して私よりも経験の少ない医師から患者を守るのが，緊急時のケアにおける自分の仕事の一部だと考えています。そのようなわけで，私は血液ガスの結果を見て医師があれやこれやの変更を指示するだろう，と予測します。もし医師が私の予測した変更を指示しないときにはその理由を尋ねます。彼が妥当なデータに基づいて理にかなった説明をしてくれたら，私は何の不安もなく医師の指示通りに処置をします。けれども，医師がなぜかわからない，と言ったら，上の医師に聞いてなぜなのか答えを見つけるよう彼に言います。彼がそうしないなら，私が聞きに行きます！

[例示2]

　達人看護師：私たちはとても重篤そうに見える患者を救命救急室に入れました。この患者のかかりつけの医師が呼ばれました。私が患者の胸を聴診したところ，片肺のみ空気の流入音が聴き取れました。かかりつけの医師がやってきて，この患者は過呼吸だと診断し，「過呼吸」を改善するために息を吹き込む紙袋を要求しました。この患者は明らかに死にかかっていました。私は紙袋を提供することを

拒否し，ICUに連絡し，「いまから患者を1人そちらに送ります。状態はとても悪いです。患者が着き次第，救急指定医に連絡を取ってください」と伝えました。このかかりつけの医師からは，必要なモルヒネの投与と血液ガス検査の指示を出してもらえないからです。私たちは，彼の痛みを緩和するのか，病状改善を試みるのかを決めなければなりませんでした。結局，この患者は死亡しました。回復不可能な病状だったのです。しかし少なくとも適切なアセスメントと疼痛の緩和はできました。

[例示3]

達人看護師：今朝私が専門に受け持っていた患者は，昨日動静脈シャントを入れたばかりで，血圧が非常に下がっていました。昼までに私たちはドーパミンの点滴のために患者をCCUに搬送することができたのですが，最初のうちはCCUにベッドの空きをなかなか見つけられなかったのです。医師はCCUに移るのを待たずに私たちの病棟でドーパミンの点滴を開始したがっていましたが，病棟には心電図モニターがないのです。私はそれがとても危険だということを承知していました。もしCCUでベッドを確保できていなかったら，ドーパミンの点滴を始める前にポータブルの心電図モニターを手配しなければならなかったと思います。

インタビュアー：あなたの受けた感じでは，その医師は，あなたが病棟でモニターを調達することを期待していたと思いますか。

達人看護師：医師というのは治療のことしか頭にないものですから，ドーパミンを投与する，という目標だけ考えていたのだと思います。もし患者に何か起こった場合，廊下を4区画もストレッチャーで搬送するとどうなるか，とかモニターをどこから調達するのか，といったことは医師たちは考えていなかったのです。

要約

　看護師はしばしば，安全な医療と看護ケアを確保するためにバックアップをする，というあいまいな役割をとらされる羽目になる。そのために，しばしばほかの医療従事者の治療計画を変更しなければならなくなる。達人看護師は問題が発生したときには，それを回避できる方法を知っている。彼らは治療計画に対して健全な懐疑心を持ち，継続的に疑問を投げかけ続ける。また，達人看護師たちは，患者の状況に応じて安全性のバックアップを提供し，治療プランを変更する自分たちの能力をきちんと自覚している。彼ら

は、経験から誰しも過ちを犯すことがあると知っている。そんなとき彼らは、必要ならば自分自身の判断で行動できるし、その心構えもできているのである。

医師の指示から，支障なく何を省き，加えることができるかをアセスメントする

　医師の指示は看護師の業務の多くのガイドラインとなるが、それを実行するに当たっては、看護師は自己裁量しなければならない。たとえそれが自分たちにとってのリスクになる可能性があっても、看護師は医師の指示をただ機械的に実施するのではなく、患者にとって可能な限り最善のケアを提供するためには何をすべきか、というアセスメントをするよう期待されているのである。この技能は、最も単純なレベルでは、もはや明らかに患者の健康のためにはならない指示を中断することを意味する。しかし、その最も複雑なレベルにおいては、たとえば、ときによっては医師が指示した治療よりも休息や情緒的なやすらぎを与えるほうが治癒の効果があるのではないか、と相反するニーズを秤にかける技能なのである。ここで紹介する例示は、それをよく描写している。

　この問題はしばしばICUで起こる。ICUでは、処置を控えたり遅らせたりすることで起こる問題よりも、患者の睡眠不足によって引き起こされる問題のほうが大きいことがあるからだ。インタビューで何人かの看護師は、バイタルサインをとる、などの指示を実行するかどうかは、自分の経験をもとに自己裁量する傾向があることを指摘した。この場合では、看護師たちは、睡眠と安息を与える必要性とバイタルサインをとる必要性の重要度をアセスメントすることの価値を語っていた。すべての事例で、患者の状態のさまざまな側面を理解していることが、看護師の自己裁量の基盤になっていた。

[例示1]
　達人看護師：私はある患者の世話をしました。とても好感の持てる若い医師で、膵臓癌のために試験開腹術を受けていました。ずっと発熱がありました。私は、3

夜連続 4 時間ごとに彼を起こし，呼吸訓練と肺の理学療法を手伝いました。彼は非常に抑うつ的になり，自分の診断に関することも，自分に起こっていることも，何1つ話そうとしませんでした。私の勤務の4日目の夜，患者の熱は幾分下がっていましたが睡眠不足のために憔悴していました。私は，連続して睡眠をとるほうが，彼が必要とし，自分でも望んでいることに集中できる可能性が高いのではないか，と思いました。翌朝，体温に変化はありませんでした。肺は，私が午前3時に彼を起こしていればおそらくもっときれいになっていたでしょう。しかし私は彼の極度の憔悴と抑うつ状態を考えて，起こさないことを選択したのです。どうするのが正しいことなのかは，はっきりしていません。肺の理学療法の効果についてはほとんど研究されていませんが，睡眠の効果についての研究はあります。しかし，私が4時間ごとの肺の理学療法と睡眠を比較してどちらが実際に役立つかを判断できるような，X が Y よりも優れていることを証明するものは何もないのです。ことに，ある特定の状況においては。その状況下で，私が最善の判断をすることが期待されているのです。

[例示 2]

達人看護師：最初の頃，血圧を測るべき時間をすべて書き出しているときにふと思ったのです。「ちょっと待って。これを全部測る必要があるのか，まず考えてみよう。そもそも血圧測定は，私の自己満足のためにやるんじゃないんだから」。そこで私は手を休めて考えました。この患者の血圧を知ることに，何の意味があるのだろう？ これにより，何がわかるのだろう？ 本当にそれを知る必要があるのだろうか？ ことに，2，3日前に眼科の手術を受けた患者の場合はどうだろう？ 夜間のバイタルサイン計測をいつ止めるかについては，私たちが判断することが期待されています。それで私たちは血圧の傾向と患者の状態を注意深く観察します。時々，私は患者が睡眠をとれるように，血圧測定の代わりに注意深い観察をしています。

要約

　上のどちらの例示でも，看護師は，患者の病気のどこかの時点で，指示された療法に対する安楽の相対的利点を判断している。このような判断をするための的確な科学的ガイドラインはありえない。あらゆる状況の詳細を把握するのに十分な研究などありえないからである。看護師は，常に重要なものに対する別の重要なものを比較評価し，特定の状況を考慮に入れたうえで，あえて患者の健康とやすらぎのための選択ができなくてはならない。

医師から，適切で時宜にかなった対応を得る

　医師から適切で時宜にかなった対応を得るのが看護師の職務だとしたら，看護師は，明確で説得力のあるコミュニケーションをとらなくてはならない。看護師はまた，担当の医師と連絡がとれない場合に連絡をとるべき代理の医師を知っておく必要がある。（病院によっては，ほかよりも優れたサポートシステムやバックアップ体制を持つものもある）。インタビューで看護師たちは，医師に説得力のある報告をする技法と技能について語っている。また彼らは，断固とした態度に出るタイミングを計ることの大切さ，医師というものとその性癖を知ることの大切さ，そしてみずからの実践能力を通して自分の信頼性を確立することの重要さを語っている。

　ときおり医師は，看護師とは異なる患者の状況把握をしており，看護師が要求したとおりに対応してくれないことがある。こうした場合に看護師は，患者を最大限に守るために，病院内で相談することが可能な専門職を利用するかどうかを決めなければならない。

［例示］

　達人看護師：ある患者が血栓性静脈炎という診断で入院してきました。彼は私が最初に彼に会ったときは，ヘパリン治療を2日間受けたところでした。夜勤からの申し送りによると，患者は苦しい夜を過ごしたとのことでした。いつもよりもひどい痛みがあり，当直のインターンに連絡を取りましたが，彼は患者を診に来ないで，代わりにデメロール*の筋注を指示してきました。筋注をしても痛みは緩和しなかったので，夜勤の看護師は再びそのインターンに連絡しました。そのときには患者がやや息苦しさを覚えていることを看護師はインターンに伝えましたが，彼はこの看護師はただの心配性だとみなして患者を診には来ず，ペルコダン**投与の指示を出しました。私が患者を見に行った午前7時には，彼は冷や汗をかいて冷たく，落ち着きをなくし，バイタルサインは変動していました。患者の息苦しさは申し送りで聞いた状態よりも悪化し，発汗し，脈は弱く，依然として痛みは続いていました。私はこの患者を定期的に診ていたインターンに電話し

※訳者注：商品名 Demerol，一般名では塩酸メペリジン Meperidine hydrochloride．鎮痛薬．日本では未発売．
※※訳者注：商品名 Percodan は鎮痛薬でオキシコドンとアスピリンの合剤．日本では未発売．

て，その夜の出来事を順を追って話しました。彼は私の話をじっと聞いて，しばらく間をおいてから，患者にもっと鎮痛薬を出して欲しいから電話をしたのか，と尋ねました。私は感情を抑えた声で，彼の患者の容態が悪化しつつあり，鎮痛薬をさらに処方したところで問題は解決しない，と伝えました。電話をした理由は，今すぐ患者を診てくれる医師が欲しいからだ，とも言いました。そのインターンはすぐに駆けつけました。一刻を争うときだったのです。その男性患者の意識レベルは急激に悪化しつつあり，バイタルサインも同様でした。インターンは，彼の指導医である研修医に連絡しました。患者は肺に梗塞を起こしていました。幸いにして迅速な処置がとられて専門医が呼ばれ，外科手術によって患者の生命と肺を救うことができました。インターンは，私が即座にこの患者を診てくれるよう断固として求めたことに感謝してくれました。

要約

医師から適切で時宜にかなった対応を得ようとするときにつきものの，こうした問題によって，この能力は明らかにされる。インタビューでは，このような対応を医師から引き出すことが中心課題になる患者ケア状況がしばしば語られていた。

要約と結論

本章の看護領域は，看護師にとってはあまり満足感を得られるものではない。なぜならば，いわゆる「ニアミス」や，起こっていたかもしれない潜在的過失を見出すのは心穏やかなことではないからだ。事がうまく運び，過失が避けられているうちは，この領域内の能力は目にとまらないものである。しかし，いったん事が悪いほうへ進むと，事故報告書は書かねばならないし，過失の原因が何であれ看護師はそれを見つけられなかったという罪悪感に悩むことになる。しかし，それでも看護師は，知らないうちに病院の各部門の努力が衝突したり，不一致になったりしないように，患者の総合的なケアの安全保護対策をとり，調整する，最善の立場にいる。

患者のニーズや状態の変化にもかかわらず，看護師が自分は医師の指示には必ず従う，と依怙地になって主張するときに，私は当惑する。医師の指示に多少の変更を加えるときにいちいち医師に相談するのは，いつでも可能な

わけではないし，認められているとも限らない。食事やそのほかの安楽に対する医師の指示が明らかに古くて現状に合っておらず，患者の安楽が形式化された指示系統の犠牲になっているにもかかわらず，看護師がかたくなに医師の指示を守っているとき，私はやるせない気分になる。もちろん，最も望ましいのは，医師が患者の状態変化を知って，変化を予測した上で看護師がみずからの判断を生かせるような融通のきく指示を書くことである。しかし，日々の実践における緊急事態では，安全を心がけ，患者を思いやる看護師が形式を乗り越えてみずからの判断を選択しているのである。そして通常，その根拠のある優れた判断は尊重されている。

　医師と看護師のあいだに良いコミュニケーションがあり，協力的な相互関係がいきわたっているところでは，柔軟性が増し，患者は利益を得る。このようなコミュニケーションがなく，規則がかたくなに守られているところでは，患者はしばしば流動食のために無駄な時間を費やし，もっと悪いときには，実際はその必要がないのに「禁食」の指示が解除されるのを待たねばならないことになる。術後ケアに対する定例の継続指示には，患者の回復具合により看護師の判断で指示の変更ができるようある程度の柔軟性が加味されてきている。患者に不必要な苦痛をもたらす，何度も繰り返し起こる医師の指示変更の遅れを実証するには，病棟内での自主研究が有効であろう。そうした研究により，医師と看護師に共通している，さらに広い範囲の困難な問題における新たな合意をもたらすことができるかもしれない。

10 組織化と役割遂行能力

Organizational and Work-Role Competencies

　この能力は，他のどの領域よりも，職場での実地習得に依存している。看護学校では，教科に管理とリーダーシップのトレーニングを加えるところが増えているが，それは看護師の職場の圧倒的多数が複雑な組織だからである。しかし，シミュレーションや事例研究で学んだ原則では，新人看護師に課せられる職務を整理したり，構成の複雑さを把握することはできない。彼ら新人看護師は，それぞれの病棟の管理とリーダーシップを習得するために，その地域性，特殊性，緊急性，および歴史的特徴を学び取らねばならない。

　この領域で見出される能力(表8参照)の多くは，人員不足という最悪の制約下で観察されたものである。能力を識別する，という調査の目的を順守するために，こうした制約下で起こり得る多くの不備は記録しなかったが，看護師たちが「救急看護(emergency nursing)」と呼ぶこれらの仕事を好まし

※訳者注：本章のタイトルは"Organizational and Work-Roll Competencies"である．前者のOrganizational Competency という原語には，重要な2つの大きな意味が含まれている．1つは，「整理能力」であり，もう1つは「組織の一員として組織全体の利益のために働く能力」である．この章では，著者のベナー氏は，両方の能力について言及しており，1つの邦訳では両方を説明しきることはできない．したがって，タイトルは「組織化」とし，本文では内容に応じて使いわけた．

く思っていないのは明らかだった。彼らは，自分たちがケアする患者についてあまり知らないことを居心地悪く思い，できることがあまりにも少なく，しかも後手に回ることを非常に不満に思っていた。「早期警告」のことは語られず，明らかに最も差し迫ったニーズだけに注意が向けられていた。彼らの不満感と，コーピング戦略は，記述的研究が明らかに必要なもう1つの分野に焦点を当てている。それは，異なる組織や人員のもとで生じるケアの不備を実証することである。

表8　領域：組織化と役割遂行能力

1．患者の多様なニーズや要求を調整し，順序づけ，それらに応える：優先順位の設定
2．最適な治療を提供するための治療チームをつくり，維持する
3．スタッフの不足と高い異動・退職率に対処する
　・緊急時の対策づくり
　・勤務帯で作業負担が過剰になる時間帯を予測し，それを予防する
　・チームの団結心を利用，維持する：ほかの看護師から仲間としての協力を得る
　・密接で頻繁な接触ができなくても，患者への思いやりある態度を維持する
　・患者やテクノロジー，および組織のお役所的な硬直性に対して柔軟な姿勢を維持する

患者の多様なニーズや要求を調整し，順序づけ，それらに応える：優先順位の設定

　新人看護師とプリセプターのペアを何組かインタビューした際に，乗り越えなければならないハードルであり，遂行能力に変化をもたらす能力として，必ずと言っていいほど彼らが言及していたのは，「職務の整理」と呼ばれる能力である。経験を積んだ看護師と新人看護師のどちらも，すべての要求に対して同じ熱意とスピードで対応していた頃があったと語った。技能習

得レベルの点からみると，このような対応は，状況の主要点をつかむ感性（つまりある状況が別の状況よりも重要だと認識できる感性）が取得される以前の，初心者と新人レベルで見られる対応であろう。一方，達人看護師の実践を観察してすぐ明らかになったのは，達人は，大切な情報を失ったり，重要なニーズを忘れたりすることなく，多様な患者の要求やケアのニーズをほかの業務に組み込んだり，同時に遂行したりする能力を持っていることだ。最初の例示には，新人レベルから一人前レベルへの変化がはっきりと示されている。

［例示1］

新人看護師：看護学校では患者はあまり担当しません。この病院で働くようになってからも受け持ち患者はまだあまりいないのですが，こんなに患者を持ち上げたり，モノを運んだりしなければならなくて，それにこんなにも時間がかかるなんて，想像していなかったのです。……なぜなら私がやりたかったのは……いや，そうじゃなくて……始めの頃は，シーツを取り出して配っていると誰かが水を欲しいとかいろいろ言ってきて，そのたびに私は用事をこなそうとして走り，患者さんが何か言うたびに飛び上がっては走りまわっていたのです。そういうことをやっていると本当に何をやるべきなのかわからなくなるんです。ひっきりなしに走りまわっているのに，仕事が何も片付かないのです。それで，優先順位を決めるようになったのです。水を欲しい，というのは鎮痛薬の注射や患者に何かを配ることよりも大切なことではないので，「ちょっと待ってくださいね。すぐもどります」と言うことにしています。

　最初の頃の私をご覧になっていたら，とても苛立った表情で，ほとんど泣きそうになって廊下を何度も行ったり来たりしているくせ，全く何1つやり遂げていないことに気づかれたでしょう。ずいぶんと手を貸さなければならないと思われたでしょうし，実際に誰かが私にいろいろと手を貸しているところをご覧になったことでしょう。今でもそういうときはあります。つまり，誰でもまだ段取りができないことはあるのです。けれども今では，午前中のケアは10時には終わっているし，新しい薬はすぐに渡せているし，看護記録も早くつけ終えるようになったし，いろいろなことが前よりもスムーズにできています。今は患者に対して以前よりも思いやりや共感を持てるようになっています。

　インタビュアー：最初にこの病院で働き始めた頃に比べて，ということですね？

　新人看護師：はいそうです。あの頃はあまりにもすべてのことが気になりすぎて，本当には患者を見ることができず，気遣うことさえできなかったと思います。

インタビュアー：そういうことはごく普通のことだし，それは誰もが経験していく過程の一部だと私は確信しています。それで，あなたはどうやって患者のケアができたのですか。それほど多くのことを調整しなければならないときには，患者は対象物になってしまいますよね。最初のうちは，ただ廊下を何度も行ったり来たりするだけでも大変だったと思うのですが。

新人看護師：しばらくは，自分は本当に看護師になりたかったのだろうかと自問しました。患者のことをあまり思いやることができなかったのです。薬を出したり，あれやこれやをこなしたりするのがすごく大変で，他のことはどうでもよかったのです。今は，よくわからないけれど，患者のことは気にかけています。何だかわからないんですけれど，ある日，病院に入ると，ここは家だなって感じたんです。皆がそれぞれのベッドや，いるべきところにいて，それぞれが皆，本物の感情を持っている。私はこの人たちのことをちゃんと知って，彼らが何を必要としているのかを知りたいと本当に思ったんです。そう感じることは良い気分です。

[例示2]

達人看護師の実践の参加観察：彼女はその晩のうちに，患者1人ひとりについてやり遂げようと思っていることを承知しているようである。顔色が悪く，脱水しているボブに流動食をがんばってとるように励ました。彼女はそのあと採尿し，尿糖が5＋だとわかって，「どうしてこんなに糖が出ているのかわからないわ」と所感を述べた。その部屋のもう1人の男性患者は，翌朝眼科の手術を受ける予定になっていた。彼女はあとで戻ってきて手術について説明することを患者に伝え，何か飲みたいものがあるかどうか尋ねた。患者はトマトジュースが欲しいと答えた。患者に自分で左目に目薬を差させ，彼が鞏膜に触れると，目薬を差すときには目に触れないよう説明して患者の自己ケアを修正した。廊下で彼女は，担当している患者たちのケアプランと懸念を私に語った。A医師が，患者のセーラを診察して話をするあいだ，彼女に一緒にいて欲しがったので，私たちはセーラの病室に行った。医師は看護師に尋ねたいことがあったのだ。彼女は医師にこの晩はセーラはいつもよりも清明で，元気で，はっきりしていると話した。

達人看護師のエレンが患者のために考えていることは，1枚の布のように織り込まれて，非常によく統合されているようである。彼女は適切な時間内にトマトジュースを術前の眼科患者に持っていくことを思い出したが，それは多くの仕事をこなした後でのことである。彼女はセーラの部屋に行き，次にジーンの部屋へ行き，それでもトマトジュースのことは忘れずにいた。私はこれについて言及した。「トマトジュースのことをよく憶えていられましたね。あなたは頭の中にたく

さんのことを保存できるようですね」。彼女はこう言った。「そうですね。時々，自分でも，記憶できることの量に驚くことがありますね。忘れないことにも驚きます。けれども，1つひとつの要請をその度にこなすとしたら，走り回ってばかりで，全部には手が回らないでしょうね。行ったり来たりばかりしているでしょうから」

要約

　この熟練した能力は，しばしば欠けているときのほうが目立つために，気づかれないまま，報われないまま済んでしまう場合がある。経験を積んだ看護師は，多様な患者のニーズと要求を整理し，計画を立て，調整し，常に変化する患者状況の最中に優先順位を入れ替えることを学ぶ。

最適な治療を提供するための治療チームをつくり，維持する

　患者への責任がある治療チームのメンバーなら誰でも，患者の健康回復の可能性をアセスメントするものである。また，治療を最も効果的にするためには，メンバー全員が自分の見解をほかのメンバーに示す必要がある。この意見交換は継続的プロセスである。患者はときおり変化するうえ，異なる人間関係は異なる見解を引き出すので，異なる治療の可能性が生まれるからである。

　チームとして仕事に取り組むことは，患者に効果的な治療を提供するためにも，チームメンバー同士の勤労意欲を維持するためにも，非常に重要である。意見の違いは，避けられないものであるし，効果的な治療には必要なものでもある。意見の相違により処置の不履行が起こるときには，チームを再建する努力をしなければならない。

[例示1]

　看護師は，患者へのEST（電気ショック療法）についてある医師との間に起こった大きな対立の余波について述べている。
　私たちは実に貴重な段階を経ずに前に進んでしまいました。それは医師たちに，私たちと一緒に方針を立ててもらうことです。方針が私が望むほど強力なもの，

人によっては厳格と呼ぶかもしれませんが，そういうものでなくても，精神科のスタッフたちによって認可されたものだから，少なくとも一般的には守られています……今，私が考えていることは，「意見は違っても，私たちはチームとして，一緒にこの問題に立ち向かっているのです」と言うことの大切さです。

[例示 2]

　　参加観察者：その看護師は，チームには他の勤務帯の者も含まれると述べている。達人看護師は，チームを大きくとらえる考え方の重要性を強調し，夜間に自殺があったときには夜勤帯のスタッフが思いを吐露して話し合えるよう，日勤帯の彼女たちが援助したことや，申し送りのときには混乱が起こりやすいので前の勤務帯の終わり頃入院してきた新患を助けるために仕事を続けたことなどを例にあげて，チームがどのように機能するかを説明した。しかし，チームの関係は，ギブアンドテイクでなければならない。したがって，勤務帯のあいだでチーム関係が確立されたら，その勤務帯の看護師たちだけではもはや対処できなくなったときには，次の勤務帯の看護師たちの手助けを期待できるのである。

　　達人看護師：望ましいのは次の勤務帯のスタッフとのあいだに十分良い関係があることです。そうすれば，どうしてもやり終えることができなかったことがあるときに，「悪いけれど，これをお願いできるかしら？　私たち，そろそろ勤務を終えたいから」と頼むことができます。実際にそれができるのは素敵なことです。

　最後になるが，この技能にはチームが崩壊したときに，チームを新たにつくったり，築き上げたりする能力が含まれる。

要約

　このようなチーム構築に関する事例は急性期の精神科におけるものが最も多かったが，効果的なチームとしての努力や，勤務帯同士，あるいはチーム内で調整を図ることは，ケアの継続性のためだけでなくチームメンバーが健康を保ち，長く働き続けられるために，どの治療環境においても非常に重要である。患者ケアというものは，チームのスタッフが1人でやり遂げるには，あまりにも過酷であまりにも複雑な仕事なのである。

　達人看護師たちが，ビジネスの世界と同様に，自分たちが有効に機能するのにチームは不可欠なものととらえているのは，明白であった。

スタッフの不足と高い異動・退職率に対処する

　一時的な人員不足や，退職者が多いとき，看護師は過重労働になり，一時雇いや経験不足のスタッフと一緒に働くことによってよけいなストレスを負わされている。経済の低迷に伴い需給状況は恐らく変わるであろうが，この調査のためにデータが集められたときには，看護師は供給不足であった。このような需要と供給の変動は，優れた看護実践に常に影響を及ぼす。看護ケアとは最良の環境下においてさえ非常にきびしく，ストレスの大きい仕事だというのに，上に述べたようによけいな負担がかかる場合は，看護師は役割の実践とコーピング戦略を劇的に変更しなければならない。データを収集した6つの病院のすべてが人員不足に見舞われていた。そのうちたった1つ，私立の地域病院だけがほかに比べて退職率が非常に低かった。

　しかし，ある都市部の総合教育病院は，データ収集時に極端な人員不足に見舞われていた。退職率の高さと人員不足は危機状態で，終わりの見えない段階に達していた。この病院の看護師たちが語った実践の内容には，他の病院と比べて顕著な違いがあった。彼らが語ったのは，患者ケアの危機的状況やニアミス，あからさまな患者ケアの失敗だけであった。彼らが自分たちの介入が良い結果につながったと考えたのが，これらの事例なのである。もっとも，ほとんどの場合，正しいタイミングで十分な介入を提供できたとは思っていなかったのだが。危機的状況ではなくて記憶に鮮明な状況はないかと質問すると，必要最低限の患者ケア業務だけを片づける，時間との戦いを語ってくれた。1人の看護師が23人もの患者に点滴をする状況では，そのほかの患者ケアのニーズに対応する時間はほとんど残らない。ある看護師がこのようにまとめていた。「手を省くのですよ。手を省くすべての方法を学ぶのです。すべての優先順位を覚えて，緊急看護をするんです」

　こうした状況では看護の役割に何が起きているだろうか。危機状況以外の患者ケアを語らなかったことに加えて，この病院の看護師は患者を人間として語ることがなかった。患者はどんな人となりなのか，病気によって患者は何ができなくなっているのか，患者は病気をどのように解釈しているのか，などについての言及はほとんどなかった。これは他の病院で行われた小グ

ループや個人インタビューとは明らかに異なっていた。3回目のインタビューでは，彼らがそれらに言及していないことについて質問した。それに対する彼らの答えは，多くのことを語っていた。

[例示1]

　インタビュアー：これまでまだ皆さんから聞いていないことの1つは，患者さんとの人間関係なのですが。
　看護師1：そんなものは実際に存在しませんね。忙しすぎて，患者とのどんな人間関係もつくり上げる機会なんてありません。とても，とても重体の患者が何人もいるのですから。
　スタッフ育成担当看護師：でも，あなたの階に行くと，「ありがとうございました。皆さんのおかげで助かりました」と書いてある贈り物やらカードやらがたくさんありましたよ。
　看護師1：そうですけど，それは准看護師が患者に付いているからです。准看護師たちはいつでも人間らしく心を通じ合わせているではありませんか。でも私にはそれができません。私は，その場にいられないのですから。

　普通の看護ケアをする時間がほとんどないときでも，これらの看護師は，思いやりある態度を育むことで，通常の看護の役割を剝奪されたような状況に対処している。
　過重労働と一時雇いのスタッフへの対処，そして新しいスタッフの導入教育などによる絶え間ない心身の負担のために，退職率が高どまりしているのはもっともなことである。しかし不満感が募るこの主な原因に加えて，仕事で満足感を得るための大切な源が欠けている。これらの看護師は，主としてまず状況の困難さに対応することで，職務に取り組んでいる。けれども，彼らは，しばしば自分たちが行ったケアがあまりにも少なく，遅すぎたと感じる羽目になる。つまり，仕事から満足感を得るための2つの重要な要素が欠落しているのである。1つは人間的な触れあいで，もう1つは，必要なときに必要とされるものを提供できたという実感から得た，達成感と自分の能力への自信である。これらの看護師が働く職場環境は，自力でみずからを支え，前進していけるシステムとは言えなくなってしまった。

看護師たちは，反省する時間がほとんどないため，学びと成長が止まってしまったように感じると語った。たいていの反省は自宅でなされていたが，自宅では，思いついたことを確認したり追求したりすることができない。まさに想像がつくように，この看護師たちは危機的な事例のみを語った。思い出せるのは，危機的な出来事だけだからだ。彼らの頭はこうした情報で過負荷状態になっており，危機的事例のみが語るに値する事例として際だったのである。言うまでもなく，これらの看護師にとって自分たちの仕事の達成を誇りに思うことは難しかった。誇りに思うということは，彼らの職場環境を是認してしまうことになるからだ。彼らは自分たちのしていることを「救急看護」と呼び，何らかの改善がなされるまで自分たちが持ちこたえられることを願っていた。

緊急時の対策づくり

　過重労働の職場では，看護師は最も重要な患者ケアや監視の必要性を速やかにアセスメントしなければならない。臨床状況を理解し，優先順位を設定し，しかも頻繁にそれを変更するのである。ルティーンの基準，手順，およびガイドラインは多様なニーズを考慮に入れて継続的に評価が続けられねばならない。これは絶え間ない優先順位決定の過程なのである。看護師は，いくつかの優先順位は基準になっていると報告している。それらは，危険なバイタルサイン値や，ショック，高熱，血液などが浸出しているドレッシング（創傷被覆材），空になりつつある点滴，ピギーバッグ法の点滴投与などの内科的，外科的緊急事態である。しかしこうした優先順位の高いものも，病棟で患者の危機的状況が起これば優先順位は変わる。

[例示1]

　達人看護師：ペースがすごく速いのです。ペースが速い日は，あまりにもいろんな場所に行ったり来たり動き回って，すっかり圧倒されてしまいます。薬は配らなくてはならないし，チーム指導はあるし，誰それがちゃんと仕事をしてるかどうか，創傷の処置をどんな風にやっているか見なければならないし。彼女はちゃんとできたのかしら，とか，おわかりになるでしょう？　本当に大変なんですよ。

[例示 2]

　　インタビュアー：ということはつまり……前後関係次第，置かれた状況次第，ということですよね。このような状態で，皆さんはどうやってそれほどうまくこなしておられるのですか？　どうやって，許容レベルのケアをしているのですか。

　看護師 1：緊急看護をするのです。

　看護師 2：何が最も必要とされているのかを見つけます。

　看護師 3：勤務帯の始めに優先順位をきちんとすることです。

　看護師 4：ルティーンがなくてはなりませんし，何らかの組織を持つ必要があります。病棟で本当に大変なのは緊急のときで，廊下の遠くの部屋にいるみんなを引っ張り出して，あらゆる手を借りてベッドを部屋から外へ出さなくちゃならないような場合です。先日はエレンが助けてくれたのですけれど，それは人工呼吸器がついた患者で，ICU に空きがなかったんです。それでエレンが残ってくれました。私は病棟中から人を集め，みんなでベッドを運び，その患者に挿管してもらい，人工呼吸器をつけました。エレンは残って手伝ってくれたのです。

　看護師 1：その夜勤の間はずっと仕事に追いつかなかったのですか。

　看護師 4：いいえ。最後には追いつきました。その患者のケアをしていた看護師は何をすべきか良く承知していましたから。しかし，廊下に出てあの人やらこの人やらを引っ張ってきて，一緒になってやらなくてはならないような危機的状況が病棟で起こったときは本当に大変なのです。

　ここに登場した看護師たちは，人を集めて割り振りする緊急時対策を実施することがどうしてもできなかった事例も語ってくれた。たとえば，1 人の看護師が急性期の患者を 40 人受け持っていて，勤務帯の始めに 1 人の患者が心停止を起こした事例があったが，このような状況ではどんな緊急時対策も用をなさない。

勤務帯で作業負担が過剰になる時間帯を予測し，それを予防する

　急性期ケアの状況では，業務の負荷が集中しないようにある程度は勤務時間内で一定量をまんべんなくこなしていくことも可能である。しかし，申し送りの時間のように，勤務帯の中で慢性的に業務が過重になる時間帯がある。経験を積んだ看護師は，状況が差し迫り業務が過重になる重要な時間帯に，さらに別の対応が必要な状況が起こることを予測し，前もってそれを予

防することが巧みになる。

[例示]

　私はMICU（Medical Intensive Care Unit 内科集中治療病棟）の患者を転出する看護師たちをどう扱うかを学びました。彼らは普通，3時15分前または3時まで待って患者を転出します。だから私はその時間になる前に申し送りをしてもらいます。彼らが3時に転出することがわかっているからです。そうすれば彼らの話をちゃんと聞く時間が持てます。さもなければ，なかへ入って行って，申し送りを受けます。申し送りが済んでいたら，何時に患者を転出させようが問題ではなくなります。こうしておけば，私が何か別のことをしようとするときに途中で邪魔されることがなくなります。

チームの団結心を利用，維持する：
ほかの看護師から仲間としての協力を得る

　看護師全員がそれぞれ多くの患者を抱えている状況では，常に助けてくれる者がいるとは限らなくても，それぞれがほかの看護師から援助してもらえる方法を見つけておく必要がある。ともに「戦場」で闘っているという感覚は，他の状況では生まれることのない仲間意識を育てるものである。

[例示]

　ある患者の気管切開チューブが詰まってしまったが，その場には吸引器がなかった。もっと致命的なことにはピンセットもなかった。

　看護師：そうですね，1つ本当に助かったのはMICUの看護師たちが本当によくしてくれたことです。彼らは私に同情し，私の身になって考えてくれました。彼らは自分のしていることを中断してでも積極的に手を貸そうとしてくれました。

密接で頻繁な接触ができなくても，
患者への思いやりある態度を維持する

　1人の看護師が20人から30人の患者を担当し，その看護師がチームで唯一の正看護師の場合には，患者と密接な個人的にかかわるような時間は持てない。しかし，患者の多くは慢性病（何度も再入院する）か入院が長引く急性期の患者なので，看護師はこれら患者の病気の転帰を知り，個人的に気遣う

ことが可能になる。

[例示1]

　　インタビュアー：これはいつもとても興味深いと思っていたことなのですが，皆さんは他の病棟の患者もご存じのようですね。どうしてですか。

　　看護師1：ああ，それはですね，彼は以前ここに入院していたんです。

　　看護師2：5階だったわね。

　　看護師3：私たちに会いによく来てたんです。

　　看護師4：ほんとに悲しいのは，病棟をあちこち移るそういう患者さんが亡くなることよね。

　　看護師2：そうよね。

　　看護師3：そういう悪いニュースはみんなの耳に届くんです。

　　看護師1：ジムにもそういうことが起こるんじゃないかって，私たちは心配しているんですよ……

[例示2]

　　インタビュアー：あなたがどうやって患者と心を通わせ続けていられるのか，私には想像できません。どのように，この患者を1人の人間としてとらえ続けているのですか。どんなふうに彼女のケアをしているのですか。それらに関して何でもけっこうですから話してもらえませんか。

　　看護師1：そうですね，たまたまリンダはとても人間味のある人なのです。話し好きで，表現が豊かなんです。彼女の身体のたった一部分をケアしているときでも，リンダという人全体を忘れることはできないのです。

　　看護師2：彼女が忘れさせないのよ。

　　インタビュアー：それについて，もっと教えてください。リンダについてです。彼女はどんな風にして……何かをすることで，あなたが彼女のケアをするのを助けてくれているような気がするのですが。そのことについて話してくれませんか。

　　看護師1：彼女は前向きな人生観を持ってるんです。どう言ったらいいんでしょう，自分にとって今後の見通しがとても悪いとわかっていても，彼女は自分は良くなると考えるみたいだし，彼女は担当の医師が今後の見通しが悪いことを彼女に話しても医師を信頼してるんです。彼女は前向きに考えます。態度も前向きです。私たちは彼女はこれ以上良くなることはないと知っているにもかかわらずで

す。だから私たちは彼女に対し今までどおりのケアを続けています。そして彼女が望んでいるように，私たちも彼女が良くなればいいと望んでいるのです。

患者やテクノロジー，および組織のお役所的な硬直性に対して柔軟な姿勢を維持する

　経験を積んだ看護師は，目標という観点から自分の仕事を見る。しかし完璧ではない現実のなかで目標を達成するには，彼らは患者の特異な行動を受け入れ，正規の設備がない緊急事態では代用を見つけ，他人の硬直的態度はうまく回避するといった柔軟なスタンスを身につける。

[例示1]

　フィールドノート：その看護師たちは，入院の手続きを事務所で行う前にベッドを選ぶために病棟を訪れた数名の患者について語ってくれた。話題になった患者2名は，長期の慢性疾患を患っていた。看護師たちは，自分たちが彼らの好みや，病気に対するコーピングの方法を知り，病棟が患者たちに特例と便宜を認めたことについても語った。彼らはまた，この患者たちがこれらの重病との戦いに負けてしまうのではないかと心配していることも語った。

[例示2]

　ある達人看護師は，クランプが手元になかったとき，どのように胸腔チューブをクランプしたのかを語っている。

　もちろんクランプはありませんでした。時刻は4時20分で，私しか病棟にいませんでした。他の看護師はみんな申し送りに行ってしまったのです。全員です。だから私はその場の唯一の看護師で，他にはどこから来たかわからない人が何人かいるだけで，クランプは1つもないんです。仕方なく私はチューブをつかんでそのまま押さえていました。誰かがゴムバンドを見つけました。それを私たちはチューブの周りに巻きました。私は急いで外へ出て中央材料室に電話し「クランプを届けて」と頼み，中央材料室は対応してくれました。でも，全く信じられないことに，たった1つ届けてきたのですよ。私はそれでチューブをクランプしました。

[例示3]
　フィールドノート：病院では方針として教育病院での看護師による採血，心電図の読み取り，皮膚テストの実施，点滴の刺入を禁じている。差し迫った状況では看護師たちはそうした方針を乗り越えて仕事をしている。即座に対応しなければならない状況だからである。別の場合では，方針では禁じられている特定の処置を実施するのに他科と調整しなければならないのは不便であると看護師たちは抗議している。これらの看護師によって通常行われている処置は，病院の方針にもかかわらず，状況により正当化されるときに看護師が実施しているのである。

要約

　急な人員不足と労働の過重は，危機的状況下にある組織の雰囲気をつくり出す。この制約と人員不足にうまく対処するためには，最大限の柔軟性が必要である。そこで看護師は，置かれた環境の制約のなかで可能な限り柔軟に対処するためのさまざまな方法を見出している。

要約と結論

　本章で取り上げた能力分野は，病院における看護役割の過酷で複雑な側面を表している。チームづくりに関連した能力を得るには，まず組織に溶け込むことが必要だ。そうしたうえで新人は，チームづくりやその維持が実際にうまくできるようになる。昼夜途切れなくケアの継続性と安全を提供するには，調整とチームワークが必要である。

　私たちアメリカ人は文化的に，どんな仕事の職業役割でも個人主義的で自律的な側面を好む傾向がある。看護でも，プライマリ・ナーシングの導入により，断片的なケアを減らして看護師の責任と看護の透明性を増やそうと試みられてきた。実際に行っている看護の責任に見合う権威と自律性を個々の看護師に与えようとする努力がある一方で，看護師には組織として対処する，そして，役割分担して対処する高度な技能が今後とも必要であろう。

　次の2つの章では，看護ケアの7つの領域がキャリア開発と看護教育だけでなく，看護研究や看護実践と広くかかわっていることについて述べることにする。

11 看護研究と臨床実践への示唆

Implications for Research and Clinical Practice

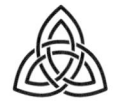

　看護実践の7つの領域で発揮されるそれぞれの能力が，研究，臨床実践，キャリア開発および教育に多様な示唆をもたらしているのは，それだけ看護実践の世界が豊かな内容に満ちているからである。この章では最初の2つ，研究と臨床実践への示唆について述べてみよう。

積極的にかかわる看護 vs. 距離を置く看護

　本書のそれぞれの領域と例示から，研究の課題を提起することができる。たとえば「援助役割」と「教育とコーチングの機能」を，どちらも援助行為とみなすことができるにもかかわらず本書で別々の章に分けたのは，内容がそれぞれに豊富であることと，援助領域で見られた看護師の深い思いやり（caring）が，患者教育とも，いわゆる「治療的」と表現されるものとも，明らかに異なっていたからである。「治療的」という用語には，援助者は専門家としてのかかわり方の一部として患者との間に一定の「距離」を置く存在である，とする精神分析的観点から受け継がれた意味がある。ところが「援助」をしている看護師たちは，責任感を伴う深いかかわりのある人間関係について繰り返し語った。彼らは，たとえば「私たちは友達になりました」とか，「このときまでには私たちは本当にお互いのことをよくわかり合い，私

は家族のことも患者のことも理解できていました」とか「私は，彼のことを自分のおじいさんのように感じていたので，彼の身に起こっていることが気になりました」などと語った。

　こうしたインタビューの間，私はこれまでに受けてきた看護学のすべてのコースで患者に「かかわりすぎ」てはならない，と警告されたことを思い出していた。そこで私は看護師たちに，患者にかかわりすぎずに，しかも患者に苦痛に満ちた処置を受けさせなければならない，というこの問題にどう折り合いをつけているのか尋ねた。その答えから，未検証だが，私は1つの仮説を立てた。それは，患者と積極的にかかわることで，看護師たちは自分自身のコーピングの力と，患者，家族，そしてその状況から得られる資源を，そうしなかった場合よりも十分に引き出すことができた，というものである。距離を置くことで看護師は状況でさらされる苦悩からわずかに身を守ることができるだろうが，同時にそれが，患者と家族が病気とコーピングすることの意味とその対処法をともに考えるなかで得られる資源と可能性の活用を妨げることになる，と私は考えている。

　なかには，意図的に患者とのあいだに距離を置くことを選び，かかわりが少ないことで目立った看護師もいたが，彼らは事例からわかるように少数派であった。この事実は，従来の看護学に対する挑戦的な研究の可能性に道をひらいている。技能習得に関するドレイファスモデルによれば，状況の顕著さが察知できるようになるには，ある水準の責任を伴う積極的なかかわりを持つことが必要だと予測できる。「距離を置いた」観察者は患者の微妙な変化に気づきにくい。したがって，ある水準の責任を伴う積極的なかかわりが達人レベルの実践には必要なのである。本研究で示された看護師の熟練した実践と実証は，患者との間には距離を持たなければならない，とする公式あるいは非公式な考え方に異議を唱えるものである。

看護師―患者関係

　現在心理学の修士課程を受講中の研究者として私が気づいたことは，看護師が患者を援助するときの言葉の使い方には，他の医療従事者とははっきり

とした違いがあるということだ。看護師たちの言葉遣いのこのユニークさについては調査と記述的研究をさらに進める必要があろう。看護師は，まさに看護師であるがゆえに他の医療従事者とは異なる質問をされ，異なる種類の援助を求められる。たとえば，参加観察のなかで，私は，看護師たちが人工肛門のバッグやドレッシングの交換をしなければならない患者たちに手を貸す様子を観察した。そこでわかったことは，たとえばそれまで自宅で管理していた患者が外科的修正のために入院した場合，話題はすぐに患者が自宅でどのようにやりくりしていたかに移った。「朝起きたら，服を着替えて外に出かけていたのですか？」といったように，質問は具体的で，自宅で自己管理する場合によく起こる問題に焦点を当て，そしてきわめて自然な感じで話は患者が人工肛門を受け入れているかどうか，また適応しているかどうかのエビデンスを探る方向に進んだ。

　看護師のこのような質問は，特定の日常的なコーピングの問題や戦略について多くの患者と対話することから生まれたものである。前に述べたが，乳房切除術の術前教育を行っていた看護師の態度がとても受容的で，予期される術後の経過についても非常に知識が豊富であったために，患者がその看護師に彼女も乳房切除術を受けたのかと尋ねたほどであった。このように，コーチ役看護師は，自分が患者と同じ病気の体験者ではないという立場には自分を置いていなかった。

　このことについて看護師たちに尋ねると，ある特定の疾患に罹患した患者の看護がうまくできるようになるためには，まず患者が直面している状況をある程度患者の身になってとらえることが重要だと彼らは答えた。援助領域とコーチング領域の事例は，このユニークな看護師―患者関係についての未知の知識を解明する手がかりを与えてくれる。現存の臨床業務についての臨床民族誌学的研究による解明が待たれるところである。

　看護師が，病気とその回復過程に合ったコーピングの方法と可能性の数々を学ぶのは臨床での実践を通してのことなので，回復の現象学に焦点を当てた系統的な看護研究が看護師のコーチとしての知識と技能を高める，という考えは納得できるものである。そうした研究は，患者が知りたい情報を単に羅列する以上のものでなければならない。それは，個性も状況も異なるさま

ざまな患者が抱える問題，調整可能な要求，恐れ，葛藤，そして潜在能力を把握できるような，回復過程の臨床民族誌学でなければならないだろう。

早期警告徴候

　疾病の重症度がますます増していることと，安全範囲が狭い高度な治療法が増加するにつれ，看護師の診断とモニタリングの機能は増大してきた。看護師が早期警告徴候を察知することは，ICU においてはもとより，通常，遠隔モニターが設置されていない中間期の病棟においてはさらにきわめて重要である。看護師が患者の変化を早期に知覚するという現象については，何がこの技能の発達を促し，看護師による早期警告が患者の回復にいかに大きな影響を与えているのかを明らかにするために，さらに広範に研究される必要がある。

　教育者はこれまで，医学上の問題を認識できること，それを文書化できること，そして医師の適切な対応を引き出す説得力ある事例として説明できること，の3つの違いに十分な注意を払ってこなかった。このうちの1つがうまくできるからといって，ほかの2つもうまくできるとは限らない。看護師たちは，医師の信用を得ておくことの大切さを語った。そうしておけば，将来，正確な早期警告によって医師が自分たちの漠然とした早期の懸念をもっと真剣にとらえる可能性が増えるからである。その一方，人騒がせな心配性，という評判に打ち勝つのも容易なことではない。この，早期に変化を認識する技能を向上させるためには，看護師は早期警告の記録をとり，いつ患者の病変を見逃し，いつ過剰に反応したのかを判断する必要がある。

　あるいは，病棟そのものを研究対象とすることによって病棟全体の信頼性を高めることもできる。それぞれの病棟には病棟独自の，繰り返し起こっていて，再び起こることが予測される医師とのコミュニケーションの断絶があるものだ。したがって，問題を記録にとるだけで驚くほど簡単に問題が解決されるかもしれない。看護師による情報提示とそれに基づいた医師の対応の研究は，質の保証の研究と連関させることができるかもしれない。事例で示されている問題は，多くの専門的関心が看護師・医師間の伝統的なコミュニ

ケーションの問題に払われているにもかかわらず，今なお数ある問題中，最大の問題であることを明らかにしている。

「診断とモニタリングの機能」の領域は，患者の容態の急変と，看護師がそれに対応する方法を開発する必要性を明らかにしている。達人看護師がどのようにうまく対処しているかを研究することで，学生を教育する新たな方法を学ぶことができる。たとえば，看護師らに，「先を見越した」報告のやり方を教えることができる。前もって心の中で準備したことを観察することで，達人看護師は臨床知識を包含する構えや予測を明らかにすることができるのである。

ある患者集団に関する看護師の広範囲で深い知識は，特定の疾病の患者同士，あるいは異なる疾病のあいだでストレスとコーピングのパターンが異なることを系統的に研究するための，多くの情報を研究者に提供している。ストットランド Stotland(1969) は絶望感が伝染することを実証しており，また看護師は個々の患者の健康回復の潜在性を非公式にアセスメントするので，この分野の臨床知識には，叡智のみならず誤認も多いことが考えられる。叡智と誤認のどちらも研究に値するものである。

看護の職務範囲を超えた業務

看護師は医師が到着するまでのあいだ，状況の急変を管理することが期待されている。とはいえ，それは看護の通常の職務範囲を超えることになるので，この熟練した分野は公認されることもないし，十分研究されることもない。しかし，それが医師を呼び出すことであれ，コードブルー(心肺蘇生体制)を指示することであれ，医療チームのさまざまなメンバーを呼び出し，調整するのは看護師なのである。コードブルーを決定するのに必要な迅速な意思決定に関する看護の研究がこれまでなされなかったのは，看護師が，それが単なる失神なのか，遠隔モニターの誤作動なのか，あるいは重篤な問題の始まりなのかについて瞬時に判断を下さねばならないという事実を考えると不思議なことである。

残念なことに，これらの事例を読んで「でも，それは看護ではない！」と

言う看護師はいるだろう。医師がいないあいだ，生命にかかわる緊急状況を管理することは想定外のことで，看護師の正式の役割ではないが，実践では看護師はそうする必要があるのであり，この機能を実証し，認知・承認していくことが看護師の備えを改善することになるだろう。看護師がこの役割のなかでみずから機能するチャンスを求めず，限られた資源と非常に不利な状況に直面しながら果たしたすばらしい実践が報いられたと感じていないことに，私は愕然とした。普通は，彼らは本来機能すべきシステムが機能しなかったことを残念に思うだけなのである。この領域はさらに研究を深める場合の重要な手段を提供している。おそらく，この看護師が頻繁に負わされる責任を広範囲に文書化していけば，それが認知・承認につながり，看護師とシステムの双方で，実践と対応のための資源が向上するのではないか。

モニタリング技能と組織化

本書で述べてきた看護領域のいくつかは，まだ適切に認知・承認されていないが，「処置や与薬の実施とモニタリング」の領域はそれにはあてはまらない。看護師は，非常に複雑な治療処置を実施し，モニターすることを期待されている。看護教育の場や文献では，新しい手順の説明に多くの時間やページが費やされるが，そうした手順を最小限の痛みとリスクで実施するために必要な高度な技能についてはほとんど注意が払われていない。こうした技能は，いったん身につけてしまうと，簡単な，あるいは重要ではないものに思えるものである。しかし，抗不整脈薬や昇圧薬からの離脱に熟達した看護師から学ぶべきことは多い。こうした技能が記述された情報は，新しい研究分野への道をひらき，臨床実践を向上させる方法を提供するだろう。熟練した看護師たちが，自分たちの獲得した叡智を当たり前のものとみなしてしまうことだけが，私たちの限界なのである。

Lewis Thomas(1983)は，看護師を，病院ケアの複雑なシステムを1つに繋ぎ止める接着剤にたとえている。システムを機能させているこの目に見えない接着剤は，医療チームのすべてのメンバーから提供されるケアをモニターしてその質を保証することに，熟練した組織化と役割遂行技能が加わっ

てできている。これは看護師の機能として当たり前のことのようにみなされているので，看護師自身がその重要性を認識していないのである。好むと好まざるとにかかわらず，組織が持つ資源と制約，要求によって制限が生じ，そこに熟練した看護実践への選択肢が生まれる。したがって，組織としての看護という文脈は除外できないし，無関係の変数とみなすこともできない。看護師の参加が組織をつくるのであり，組織が看護師の参加をつくるものだからである。特定の組織の特徴が原因とみられる看護実践の偏差を研究することから得られるものは多い。さまざまな組織の条件下での看護師―患者関係を説明する，さらに多くの研究が必要である。

思いやり（caring）ということ

　これらのすばらしい看護実践の事例からは，もっと普遍的な結論を引き出すことができる。これらの事例は，看護実践における責任をともなう深いかかわり合いのスタンス，つまり「思いやり」の中心的役割を指し示している。思いやりというものは，相関的なものであるから，前後関係を含めることで私たちは思いやりの質も論じることができる。異なるたぐいの前後関係における異なる思いやりを説明することで，私たちは，思いやりが治癒と回復に果たす役割を理解し始めるのである。私たちは思いやりを概念的には「手段的役割」と「表出的役割」に分けることができるが(Skipper, 1965)，実践のなかでこの区分を用いることは思いやりを冒瀆することである。

　達人看護師はこの２つの役割を融合させている。たとえば，ほんの数時間前は絶望していた患者が，実に巧みに計画され，技術的にも洗練された看護師のドレッシング交換に，希望に満ちた声で，「このドレッシングったら，まさに芸術作品だわ」と評した患者のことを考えてみよう(pp.112-114参照)。このドレッシング交換は，技術的であり，表出的であり，また同時に変容的であった。看護師と患者のこのやりとりが，患者の創傷のとらえ方と看護師からのケアの期待を変えたのである。

　看護の持つ手段的側面と表出的側面を分ける１つの方法は，思いやりは看護の技法であると定義してしまうことである。しかし，ひとたび思いやりを

技の巧みさ(そのとおりだと私は思うけれども)と私たちが判断したならば，思いやりが学問的研究の対象としては無視されてしまうおそれがある。その結果，私たちの実践と理論の両面が損害を受けることになるだろう。これはケアがその主要目的である専門職にとって，実に危険なことである。「ケア」の検証のためには，自然科学モデルを基礎にした純粋に計量的な実験的測定値に依存してはならないのである。看護とは，自己解釈的主体(研究者)が，自己解釈的主体(参加者)を研究する，しかも両者ともが研究結果によって変化し得る，ヒューマンサイエンスなのである。(Heidegger, 1962; Palmer, 1969; Taylor, 1971; Bourdieu, 1977)。思いやりは，統制されたり強制されたりできない。思いやりは，理解され，促進されることだけが可能なのである。思いやりは，個人的で文化的な意味と，責任あるかかわりのなかに包含されている(Wrubel, Benner & Lazarus, 1981; Benner, 印刷中)。したがって思いやりの研究の方法としては，今述べた意味と責任あるかかわりを考慮に入れなければならない。

　ベラ Bellah(1982)は，「意思疎通が可能で実際的かつ倫理的な調査」を「操作的で技術的で科学的な(「科学的」を自然科学モデルの意味でのみとらえるとするなら)調査」と対比させている。彼はこう述べる:

　　私は，技術的な関心と実際的な関心，技術的な方法と実際的な行為，統制と行動との優先度を逆に置き換えるよう提案する。実践の目的は，何かを生産したり統制したりするのでなく，現在の条件下で，倫理的に良い人生を生きるのに最も適切な方法を自由市民の間で相互に話し合い，内省することを通して発見することである。そのために，技術的な知識にまさる実際的な(すなわち，倫理的・政治的)知識の文脈において用いられるという条件下で，技術的知識は役立つのである(p.36)。

Bellah は，社会学者，政治家，倫理学者に対して語りかけているのだが，彼の助言は思いやりの実践に含まれる倫理と意味を十分考慮することなしには「ケア」することができない応用専門分野である看護にも当てはまる。

12 | キャリア開発と教育への示唆

Implications for Career Development and Education

　これまでの章で明らかにしたように，看護に適用した技能習得に関するドレイファスモデルは，経験により獲得できる専門的技能(expertise)が発達する過程を説明している。また，看護実践を描写するために本研究で用いた解釈的アプローチによって，達人看護師たちが現在負っているリスクと行っている自己裁量的な判断のレベルがわかる。このドレイファスモデルも解釈的アプローチも，病院看護のキャリア開発に向けての系統的アプローチが必要であることを明示している。看護管理の戦略には，達人看護師が病院で現在担っている責任や持っている知識，そして臨床判断のレベルを考慮に入れなければならない。しかし現在のところ，それらの評価は遅れをとっており，結果として高度に熟練した看護師たちが適切に活かされていない。

　さらにドレイファスモデルは，経験によって獲得するたぐいの専門的技能と知識を予測するので，看護師の昇進コース体制の開発の理論的根拠を提供している。私たちは看護教育の継続や学位取得者の増加によって得られたものを従来にも増して明らかにしてきたが，臨床経験から学べるものについてはほとんど注意を払ってこなかった。本書での看護実践を描写するためのドレイファスモデルも看護実践を説明するための解釈的アプローチも，ともに後者の臨床経験からの学びを論証している。

キャリア開発

　看護を取り巻く環境と看護内部の変化に伴い，患者を直接ケアする立場にある看護師のキャリア開発と，職場定着への関心が高まっている。健康管理と医療ケアの発展に従い，看護の役割と責任が増大した。実際，急性期ケアの場での臨床看護の役割と機能は非常に複雑に発達してきたので，看護師が行っていることのほとんどは，もはや基準化や日常業務化ができない。患者の重症度は高まり，新たに利用できるようになった診断法や治療法も増加した。実際に，今日では入院が正当化される主な根拠は，専門的な看護ケアが必要だからである。今の看護は複雑化したために，病棟間で看護師を入れ替えたり，安易に配置転換したりすることは，非経済的であり，質の高いケアにも貢献しない。さらに，権利の平等の時代にあっては，女性は途切れ途切れで継続性のない仕事よりも，漸進的に昇進できる職業を考慮し，また期待もしている。また看護界での性差別を減らすために，男性看護師の数を増やそうという協調努力もある。

　さらにもう1つの変化が，病院において看護師が在職年数を増やし経験を積み重ねる必要性を後押ししている。その変化とは疾病理解の取り組みがよりホリスティック（全体的）なものに移行していることである(Cassell, 1976; Bursztajn, Feinbloom, Hamm, & Brodsky, 1981; Cousins, 1983)。1人の人間としての患者全体と疾病の経過でのストレスとコーピングが患者に与える影響に注意を払うこと(これは看護師が伝統的に強調してきた分野である)が患者の回復にとってきわめて重要な要素だということが，ますます認識されるようになっている。同様に，看護師の相互関連的，解釈的およびコーチング機能が患者の回復と健康増進のため中心をなすものであるとの認識がますます高まっている(第4章，5章参照)。しかし，ホリスティックな患者ケアには，経験と(担当看護師による)看護の継続的な提供が必要だ。入院期間が短くなっていることも継続的で高度な経験を積んだ看護ケアの必要性に拍車をかけている。なぜなら入院期間が短いと安定した回復期のための時間がほとんど，あるいは全く取れないからである。以前は入院期間が長かったので，急性期段階を過ぎてからケアをルティーン化し，他のスタッフに任せることができ

たのである。

　看護界の高い退職率の影響を最小限にとどめようとして，看護管理者たちは看護業務の可能な部分を基準化，およびルティーン化しようと試みてきた。明示的な私たちの文化を反映して，絶え間ない新人看護師の流入による知識のギャップを埋めるために，文書化されたガイドライン，方針，および手順書などが激増している (Gordon, p.191)。医師や病院の方針により看護師に特定の仕事を委任するのに必要な法的条件を満たすための基準や方針も激増している。したがって，患者の健康のために看護師が自己裁量をする責任が増えているにもかかわらず，病院看護の行き過ぎた形式化が起きているのである。

　同時に，病院看護での長期にわたるキャリアがあっても，これまでは報奨や報酬で報われることはほとんどなかった。看護師たちは給与と社会的地位と職業生活の質を改善するために，病院内で患者ケアに直接携わる仕事を長く続けるよりも，別の道を選んだり，管理や教育，または地域看護の方面を選択したりしてきた。看護師の病院在職期間が短いというこの伝統は，女性の職である看護には長期的なキャリアを積んで専門職化していくことは期待できない，という一般的な見方を固定化していたのである。「女の仕事」ということで，看護は伝統的に途切れ途切れの短期間の仕事と見なされてきた。そのため，経験を積んだ看護の臨床家を直接患者ケアに当たる職位に繋ぎ止めることを目指した病院の人事管理の戦略や体制はほとんどつくられてこなかったのである。

　看護は，病院における熟練した看護実践を認定しそれに報いる術を持っていない，新興の専門職である。看護界の経営と管理の資源のほとんどは，高い退職率に対処するために費やされてきた。しかし，高い退職率を管理するための対策そのものがキャリア開発と専門的技能の向上に逆に作用したのである。今日の看護師は，その役割の複雑さと責任のために長期にわたる継続的な成長が要求される臨床の専門家，すなわち知的な労働者なのである。この章では，病院での看護実践における臨床知識の発展のために，また直接患者ケアに従事する者のキャリア開発のために，そして患者のベッドサイドにいる優れた臨床看護師に報い，臨床に引き留めることを意図した管理業務の

ために，1つの枠組みを提示している。

　看護は，2つの相反する任務を負わされている。それらは，①患者ケアを個別化すること，②患者ケアの最低限の基準(たとえば夜間はすべての患者のベッドのサイドレールを上げておかねばならない)を維持することで，過失を最小限にとどめること，である。このように，許容範囲のケアの基準を達成できるよう調整された基準や規則，ガイドラインが，同時にケアの個別化を妨げることもあるのだ。本書の調査報告は，達人看護師が特殊な状況を解釈でき，患者を個別的にケアするために，規則に必要な例外を設け，修正を加えることができることを示している。つまり，達人の臨床実践に内包された知識は，規範や手順を超越するのである。言い換えれば，「高い」ケアの基準であっても，専門的技能と寛容さのほうが勝ることがあるのだ。

　しかし危険なのは，この研究で得られた知見が，看護実践を基準化するもう1つの方法だと誤解されたり，本書で述べた31の技能が法定化されるべき新しい基準だと誤解されたりすることである。専門的技能は，法定化や基準化されるものでなく，促進され，認識され，報酬が与えられるべきものなので，前述のような誤用がなされてしまうのは，嘆かわしいことである。専門的技能は常に，特定の状況に対する特定の対応を正確に解釈することを伴うので，専門的技能を基準化することはできないのである。専門的技能は，常に自己裁量的な判断を，そしてしばしば危険を伴う。実際，仮に熟練した人間の意思決定の「本質的な特徴」を前後関係を無視して基準化したとすると，結果はせいぜいシステム分析やコンピュータプログラムによって達成できる程度の最小限の能力でしかないだろう (Dreyfus, 1979; Dreyfus, 1982; Dreyfus & Dreyfus, in press)。

　はっきりさせておかなければならないのは，前章までに収録してきた優れた実践の事例はすべて，基準に追加したり新たに業務基準に加えたりするためのものではないということである。これらは，ただ病院での最近の臨床看護実践の代表的な実例なのである。これらの事例から「本質的な特徴」を抽出し，それをガイドラインに組み込もうとするいかなる試みもうまくいかないだろう。たとえば，達人看護師は，患者の状態の変化や別の重要なニーズを考慮して，処置が不適切あるいは害になると判断したらその処置を中止す

る。こうした例外のためのガイドラインを抽出することはできても，それはその特定状況における達人の状況把握に決して取って代わることはできない。したがって，例外のためのガイドラインは，元からある規則や指示，ガイドラインよりも劣ることになるかもしれない。ある特定の状況における達人の状況把握よりも優れた裁定方法はない。

　看護の臨床家は，複雑であいまいな患者ケア状況に立ち向かう。ときには，ある重要な患者ケアのニーズを満たすために，別の重要なニーズを犠牲にして決定を下すことがある。専門的技能を持っていてさえ，臨床家は臨床実践につきものの不確実性から解き放たれることはない。特殊な状況での最善の判断をもとに困難な選択がなされているのである。これは「優先順位の設定」と呼ばれるものだが，この言い回しは，選択の複雑さや不確実さを的確に言い表していない。この研究は，看護の専門的技能と看護実践そのものを説明し，考える方法の規模の拡大を求めるものである。

　ここで用いられているように，経験とは，必ずしもある職位における年功や勤務期間の長さを意味していない。むしろそれは，実際の状況に直面したときに，従来持っていた理論，概念，発想を，洗練し，変更するきわめて能動的な過程を意味する。このモデルは，すべての実践的状況は公式のモデルや理論，あるいは教科書の記述で説明できるものよりも，はるかに複雑であるとみなしている。多くの微妙な差異や，質的な違い，そして混乱をもたらす問題を内包するさまざまな臨床状況に遭遇して，臨床家は理論や従来の概念に対するそれまでとは異なった理解を獲得する。臨床状況において正しい疑問を持つためには，理論がきわめて重要である。また，理論は実践者に，問題がどこで起こりやすいか，ケアのニーズをどう予測するのかを教えてくれる。しかし，実際の状況には，常に理論から予測できるよりも多くのことが存在している。唯一，具体的経験からしか得られないのが，この，例外や意味の微妙な差異についての学びである。

　ドレイファスモデルでは，優れた実践は，すべての状況を超越する才能や特性としてよりも，むしろ状況的に定義される。したがってこのモデルは，看護師が，①高度な経験があり，②よりよい仕事を行おうという動機づけがあり，③その状況で通常期待できる資源と制約もある，という3つの条件が

そろった臨床状況において，（生得の能力と適切な教育的背景があれば）達人レベルの業務を遂行できるであろう，と予測している。しかし，同じ看護師でも，条件が異なれば業務の技能レベルは違ったものになる可能性がある。看護師は受け持つ患者を選ぶことはできないし，臨床実践の現場ではこれまで体験したことのない状況や異例な状況が常に起こるものなので，当然ながら，同じ看護師が慣れた状況では達人レベル，不慣れな状況では一人前や新人レベルの業務実践をすることは予測できる。したがってこのモデルは，看護師をすべての状況を通じて新人，一人前，達人，と認証するのを支持するものではない。

　キャリア開発にとっては，組織としてそれを支える構造のほうが，特定の書面による方針や新たにつくられた給与体系よりも重要であろう。この研究が示唆しているキャリア開発のための組織的支援には，臨床の専門性を高めるための機会と体制，人員の安定化，そして達人のために，より広範囲の自己裁量を認知・承認することが含まれる。

臨床の専門分化

　ドレイファスモデルが予測している優れた実践の状況依存的な本質は，インタビューや看護業務の観察によって裏づけられている。同一の看護師が複数の事例を語る場合に，そこに複数の技能レベルがうかがえるのはよくあることだ。たとえば，ICUでは達人レベルの看護師が，外科病棟の中間期ケアでは一人前レベルの業務さえ難しいことがわかった。また，スタッフの退職率がきわめて高い病棟で勤務する看護師には，単に専門的技能を獲得する環境がなかったのである。さらに，臨床の専門的技能は，類似の患者集団での経験が大きく影響することがわかった。この発見は，臨床の専門分化と，新人看護師や経験は積んでいるが新しい病棟に配置換えになった看護師を指導する臨床プリセプターの制度を支持している。これがことに重要である理由は，看護師のモニタリングとアセスメントの機能には個々の状況の違いを質的に識別する能力が必要であり，類似の状況と非類似の状況を実際に比較検討した経験のある者のみがこの識別をすることができるからである。

　「看護の診断と患者のモニタリングの機能」と，「容態の急変を効果的に管

理する」「医療実践の質をモニターし,確保する」の各領域の能力分野で例証した複雑な意思決定は,熟練した看護師の必要性と同時に,病棟レベルでの継続的な臨床指導の必要性も示している。この種の指導は,指導するための臨床状況が目前になくてはならないので,計画することが困難である。状況の質的な識別は,それができる臨床状況があり,しかも微妙な臨床的な変化を察知する優れた臨床家がいなければできないのである。

「教育とコーチングの機能」と「援助役割」の看護領域における能力の獲得にとっては,ある特定のタイプの患者集団のケアを専門分化することがきわめて重要である。患者の疾病への適応とコーピングのための要求が比較できる程度に似通った範疇に入る多くの患者をケアすることで,看護師は病気を理解し,解釈し,対処する手段を獲得する。患者の病気のすべての段階にかかわることで,看護師は柔軟性と叡智を獲得する。正常から逸脱した幅広い事例を実際に体験したことのない看護師は,正常から逸脱した状況を認識したり,今後の経過の予測を患者に指導したりすることは難しいであろう。

スタッフの教育開発プログラム

前述のように,病棟レベルのスタッフの教育開発によって,数多くの臨床状況の類似点と相違点の比較が可能になる。現在のところ,病院の教育開発部は,個々の技能と手順の教育に非常に重きを置いているが,この研究は,それよりも高度な臨床判断の実証にもっと注意を払うべきだと指摘している。

看護師1人ひとりが臨床経験から学ぶことができるように,スタッフ開発プログラムでは臨床知識の開発を促進する必要がある。この臨床知識開発のための方法については別に発表してあるので(Benner & Wrubel, 1982),ここでは強調するだけにとどめる。しかし,そのための大切な第一歩は,看護師が自分たちが臨床の場で使う言い回しに関するコンセンサスをつくることである。その試みは看護回診で行われることが増えてきたが,臨床判断と臨床の場の言い回しを記録し,比較するための系統的な戦略を取ることで促進することができるだろう。

中堅および達人レベルの看護師は,勤務での交流,臨床ケーススタディ,

および臨床問題の調査を実施したり参加したりする機会から恩恵を受けることができるが，現在のところこのレベルの看護師のニーズに合わせたスタッフ教育プログラムは極めて少ない。このあたりに努力を傾ければ患者ケアの質を良くできるし高度な技能を持つ看護師の定着率を高める1つの対策になる。看護師はその臨床知識を促進し，実証するために「早期警告」や範例の臨床記録をとるべきである。そのような臨床記録を保存することによって，研究のための豊富な予備知識が蓄えられるだろう。

　このモデルは，第2章で述べたように，技能習得レベルごとの指導方法を提案している。このモデルが予測しているのは，問題に対する取り組み方は同じ技能習得レベル内で類似しているということである。最初の3つのレベルは最後の2つよりも類似度が高い。一人前とそれ以上のレベル（中堅と達人レベル）の間には質的な違いがあるので，新人つまり新卒看護師のプリセプターとしては，一人前レベルの看護師が最もふさわしいだろう。教わる側のレベルにより近いレベルの指導者のほうが教わる側の学習準備態勢に敏感ではないか。これはまだ検証されていないが，刺激的な仮説である。同じ理由で，一人前レベルの看護師は中堅および達人レベルの看護師の臨床指導によって得るものが多いと思われる。

スタッフの定着性

　このモデルは，最も優れた業務が実現できるのは，類似の経験を積むことができ，臨床の同僚と共通の言い回しを育む機会のある状況であることを予測している。経験を積んだ看護師のためのスタッフ開発プログラムの改善に加えて，臨床の昇進システムが定着率を高める戦略として提案されている。看護管理者は，優れた臨床実践が最大限に発揮できるように，定着率を高める体制を目指して努力しなければならない。これは本研究が異議を唱えている見解であるが，看護師はこれまであまりにもしばしば病棟間で相互に使い回しがきく存在と見なされてきた。特定の患者集団に対して熟練した看護師が常に相談に応じられるような病棟の人員配置ができるように，人員配置対策が練られるべきである。

勤務評定の戦略

現在の勤務評定方法には，もっぱら前後関係を無視した能力と能力付与技能(p.12参照)が業務の基準として用いられている。したがって状況の属性と局面(第2章参照)のみが考慮の対象なので，普通は患者ケアの属性と局面を認識し判断する看護師の能力が評定される。相対的重要性を有する局面と属性(つまり主要点)を判断する能力はこの評定プロセスでは見過ごされてしまう。このモデルは，初心者から一人前レベルまでの実践のみが，前後関係を無視した属性と局面を用いて評定され得ると予測している。しかし，より進んだ技能習得レベルの実践を判定するためには，より全体論的で質的な方法が必要である。

この研究に参加しているある病院では，臨床看護師レベルⅢ(Huntsman,「エピローグ」p.212参照)への昇進のための同僚評価用の資料の1つとして，専門的技能を実証する臨床事例を描写した体験談的記録を使用している。審査される看護師は，みずからの介入によって患者の結果に違いが生じた患者ケア状況を記述し，実証するよう求められる。体験談的記録によるアプローチによって，その出来事の構造やプロセスだけでなく，周辺状況の内容や意味の記述も可能になるのである。

中堅レベルの実践を認知・承認する

ほとんどの方針や手順は，最低限の能力レベルの看護師が実施した場合でも安全なケアが保障されるようにつくられている。中堅の熟練レベルで増加する自己裁量的な判断は，公式な認知・承認がほとんどなされていない。したがって，こうした高度のレベルの実践は非公式に期待はされているものの，それに対する報酬もないし承認もされていないのである。昇進を伴う高度の自己裁量的な判断を公式に認定することは，年功よりも技能に基礎を置く昇進を認めることである。認定されていない責任には大変な緊張と困惑を伴うが，公式な認定は，それも軽減することができる。臨床の昇進システムが技能熟練の高度化を反映し，それに見合うものになったときに，初めて実際のキャリア開発の基礎になるだろう。

看護教育

　看護実践の範囲，自己裁量的な判断はどれほど必要なのか，判断のまずさに伴うリスクなどは，中堅レベルの技能獲得のためには，生物学的，心理社会的な科学，そして看護技術と科学についてのしっかりした教育的背景が基礎として不可欠であることを示している。なぜならば，これらの知識は安全なケアの基礎であり，状況の主要点を察知する感覚を獲得するためにもっとも有利な立場に立てるからである。専門的技能の開発には時間がかかるが，それを公式な教育プログラムで「教える」のは経済効果も悪く現実的でない。ドレイファスモデルは初心者から達人までの進歩の過程を概説しているが，同時にこのモデルが前提としているのは，理論と原理があれば，実践者は安全かつ効果的に臨床知識を得ることができ，臨床家が適切な問を発し，正しい問題を探すための背景知識を持つことができるということである。基礎となる知識が限られている人には，経験から学ぶために必要な手段がない。また，看護師が臨床状況に携えてくる基礎知識によっては，その看護師の実践の範囲も限定される。

臨床の専門分化

　教育プログラムは，最終的には看護師が本書で説明している上級レベルの仕事ができるように組まれなければならない。事実，そうした実際の看護実践の描写が，現実的なカリキュラム計画立案の基礎になり得る（「エピローグ」Fentonの項参照）。しかし，新人看護師に2つ以上の専門臨床分野で上級の技能習得レベルを習得できるよう教育するのは経済的に不可能である。高度な臨床判断のための十分な基礎を得るには，時間をかけて多くの臨床例を経験しなければならないからだ。看護学校では，学生の教育的な経験の範囲と深さを広げながら教育効果を高めようとしている。しかし，この研究は，学生が早い時期に臨床で1つの専門領域を選択すると，高度の臨床知識を獲得するプロセスを学ぶ機会を得ることができるので，きわめて有利だということを示唆している。

　現在，学生は新人か一人前レベルより上の臨床技能を獲得するための戦略

をほとんど理解せずに卒業してくる。その理解ができていないがために，彼らは別のことにも無知になっている。彼らは，自分が何を知らないのかを知らないのである。また，それを学ぶためにどう取り組めばよいのか，あまり理解していない。1つの専門領域で上級技能を獲得することで，学生は，一般的に上級技能を獲得するためには何が必要なのかを学ぶことができる。むろん，教育プログラムの目標は，卒業後の看護師が実践において最大限の柔軟性と幅が持てるように，彼らに臨床の理論と技能の幅広い基礎を提供することにある。したがって，学校が特定の専門臨床分野を提供することは，看護師にとって最終的な選択ではないかもしれないが，専門分化のこうしたプロセスは，第2の専門臨床分野を獲得するガイドラインを提供することで新人看護師たちの役に立つと思われる。ただ，早期の専門分化には，それが看護師のキャリアの柔軟性を制約する危険性がある。

臨床指導

　看護の教育に当たる者は，臨床と教育が合同して取り決めをしていく組織的な仕組みを持たないままに，みずからの臨床，指導および研究の専門的技能を維持する，という困難な問題に取り組んできた。本書の調査結果は，上級レベルの学生に対しては，上級の技能習得レベルの指導者が臨床指導を行うことを支持している。おそらく，初心者の指導に当たる者が必ずしも臨床で上級技能を実践できる必要はないだろうが，初心者を安全かつ効果的に臨床状況に導く明瞭なガイドラインと原則を明らかにすることに熟練している必要はある。しかし，学生が専門臨床分野で進歩してくるにつれ，上級の臨床判断を実演できる教師が必要になってくる。達人臨床家は，臨床の現場において，通常とは異なる患者の問題を指摘したり，通常であれば何が予測されるのかを説明したりすることで，臨床指導の効果を高めることができる。実際の臨床状況に基づいたこのたぐいの臨床的な比較のプロセスを可能にするためには，病棟のプリセプターと看護教師が協調して努力する必要がある。

臨床インターン制度とプリセプター制度

　ドレイファスモデルは，指針で教育し得るものと，類似した事例と類似していない事例を比較することで体験的に学ばねばらならないものは識別する必要がある，という概念を提供している。新入職者はたいてい，ほとんどの臨床領域において新人レベルなので，その場での臨床指導のために病棟単位で達人レベルの臨床家が必要である。したがって，新任の看護師に臨床プリセプターをつけるという現在の努力は強化されるべきである。新人看護師はいずれはプラスアルファ的な臨床判断の技能を獲得しなければならないが，それに備えるように指導されるべきである。将来，彼らが熟練の技能を習得する際には，慎重な判断が必要な状況(そして判断がつかない状況)が必ずついてまわるが，臨床看護師として成長していくのに，この段階で先を見越した計画を立てることは，大いに役立つだろう。

　また，新人が達人から学ぶときにはある程度の困難があることもこのモデルは予測している。達人は，自分が知っているすべてのことを明確に伝えるのは難しいと感じているのだが，それが新人に誤解されている場合があまりにも多い。質的で感覚的な理解を人に伝えることの難しさを知的に理解すれば，学習が困難なこの時期のフラストレーションを和らげることができるだろう(「エピローグ」Dolan の項参照)。

　ドレイファスモデル(1980)は，理論と実践の対立を理解する新しい方法を示唆するとともに，普通は学校と仕事の対立とみなされているこの対立を大いに活用する方法を提案している。初心者は，安全かつ効果的に学習できる方法で状況にかかわっていくためには，抽象的な原則や公式モデルや理論に従って仕事をしなければならない。それとは対照的に，経験からの学びは，理論と原則から導かれる予測から逸脱する実際の状況で問いを発し，検証することである。達人は，経験があるために具体的な例に基づいてすばやい判断を下すことができる。過去の具体的経験を範例として用いることに加えて，達人は，概念的には学習することも把握することも不可能な，感覚的な判別を数多く身につける。したがって理論家は，臨床知識を開発するためには，そして現在の理論が想定していないかその範囲内に収めていない難問や疑問に遭遇するためには，常に実践家に頼らなければならない。

AMICAEプロジェクトの初期，看護教育者，新卒看護師および看護業務の職員(経験豊かな看護の臨床家を含む)を対象に，理想と実際の実践への期待についての調査が行われた。その結果，これらの3つのグループの間には，新人看護師には何ができて何ができないのか，また何をすべきで何をすべきでないのかについてのコンセンサスまたは共通の理解がほとんどないことがわかった。このコンセンサスの欠如が，現在この3つのグループの間に存在する意見の対立と誤解の大半の原因であることは間違いない。看護業務の開発プログラムは，新人看護師たちがすでに自分たちが習得していると思っていることを教えるよう調整されているかもしれないし，看護教育者たちは最近の卒業生の熟練レベルについて不当に悲観的になっているかもしれない。そして新人看護師たちは看護界の人々の自分たちに対するあまりにも低い期待に当惑し驚いているかもしれない。自分たちの業務遂行能力の自己評価とはあまりにもかけ離れた低い期待しかされていない雰囲気のなかで，新人看護師が立派に仕事をやり遂げるのは難しいのではないかと思われる。

　新人看護師と看護教育，および看護業務による看護実践の期待度の不一致は，能力の危機というより信頼感の危機なのだろうか。この疑問は，部分的だが，1979年のAMICAEプロジェクトの「自己および他者の継続的評価に関する研究」で発せられた。その研究では，新卒看護師が自己報告による業務遂行能力アセスメントを済ませ，病棟の同僚を選んで同じ業務遂行能力アセスメント用紙に書き込んでもらう方法が採られた。業務遂行能力の項目は以前(1978)の調査と同じだったが今回の回答者はこうあって欲しいという理想ではなく，実際の評価のみを記入することとされた。看護業務者の評価は，新人看護師一般よりも特定の新人看護師を対象にしたほうが高くなるのではないかと予想されたが，以下に紹介するように，実際そのとおりであった。

　看護業務者の回答者の少なくとも70パーセントは，自分のところの新卒看護師が80の技能項目のうち17について高い熟練度にあると評価した。これは新卒者のほとんどは80の技能項目のなかで1つとして高い熟練度にはないとした1978年の一般調査の回答者たちに比べると非常に高い評価である……新卒者は，自分の理想とする基準は考慮せずに実際の業務遂行能力のみを考慮したとき，

自分たちの遂行能力を高く評価した。少なくとも新卒者の70パーセントは，80の技能項目のうち24については熟練レベルにあると考えていた。それに反して，1978年の一般調査では，新卒者はわずか15の項目について熟練度が高いと評価していた(Benner, et al., 1981, p.18)。

要するに，新卒看護師は自分たちの実際の熟練度だけを考えた場合には自分たちの業務遂行能力を高く評価したし，看護実践者の回答者たちは，ある特定の1人の新卒者を対象として，しかもその実際の業務のみを見た場合はその業務遂行能力を高く評価したのだ。こうした結果から見ると，新人看護師は，看護業務の職員から実力よりも能力が低いという，新人のステレオタイプでとらえられている，という仮説が正しいものに思えてくる※。

新卒者の業務評価と，看護実践者と看護教師の期待との間の差異には以下の2つの解釈が示されている。

1．看護実践者が，新卒者を否定的なステレオタイプでとらえる。
2．看護実践者と看護教育者の間には，優れた実践の認知と理解に基本的な相違がある。

新人看護師を否定的なステレオタイプでとらえたり，全面的，あるいは全体的に評価したりするのは，全面的，全体的に評価をする一般的な傾向に基づいている。だから，ある1つの分野で新人看護師の技能が欠如しているとすべての分野で欠如していると見なされてしまう。看護管理者に，とくにこの一般化してとらえる傾向が強いようだ。看護管理者の新人看護師に対する評価が，常に新人と行動をともにするスタッフたちのそれよりも低いことからそれがわかる。こうした事実が示唆するのは，新人看護師が成功するための雰囲気をつくり出すために，看護管理者が否定的な評価を修正し，バランスを取ったほうがよいのではないか，ということである。看護管理者の新人の受け止め方は，成功例を見る機会がほとんどなく問題例ばかりに接するこ

※これらの結果は注意して解釈しなければならない．「自己および他者の」研究で報告されたアセスメントの回収率は18パーセントのみで，かたや1978年の一斉調査のアセスメントの回収率は新卒者と看護業務者がそれぞれ46パーセントと52パーセントだったからだ．

とで歪められているのだ。したがって看護管理者は，肯定的な例を意図的に探して自分の新人看護師観をバランスあるものにする必要があるのではないか。新人看護師への受容と成功への期待が，例外としてではなく，必ず存在する環境のほうが，新人が成功するのが容易だからである。

　看護教育と看護業務者の期待のあいだの相違に対する第2の説明は，熟練度を評価する判断の枠組みが，新卒看護師と看護教師，看護業務者では大きく異なるかもしれない，ということである。新人看護師と看護教師は技能実習での「実演の再現」の範囲内で熟練度を評価しているかもしれないが，看護業務者は患者の複雑さや多様性を念頭に技能を評価する傾向がある。この第2の説明が，達人と初心者での臨床状況の認識と説明の違いを系統的に比較し，看護の臨床家が経験から何を学ぶのかを検証する，この研究に導いたのである。しかし，まず看護教師と看護業務者の技能習得に関する意見の違いを理解するには，以下に述べる公式の組織観と非公式な組織観の相違を見るのが役立つだろう。

　シェイン Schein (1968) の組織の社会化に関する研究は，社会化に関するほとんどの専門的・職業的研究の原典の1つである。Schein は他の教育者と同様に公式的な概念的知識を重視する傾向がある。彼はビジネススクールの価値観と実業組織のそれに明確な違いがあるとしている。彼は，組織においては推奨されるが，ビジネススクールの教授たちが学生に使うなと教える「臨機応変の知恵」は過失だと考えていた。彼は，ビジネススクールで教える純粋な合理性と感情の中立性に徳を見出し，卒業生たちは実業に入るや否や過度に社会化されてこうした徳を失ってしまうのではないかと恐れていた。彼は，新たに職に就いたものは，その組織の核となる価値だけを受け入れてそれ以外の価値は受け入れない創造的個人主義を擁護した。専門的な管理職を養成する教師としての Schein の立場は，看護師を含む専門職を養成するそのほかの教師たちの立場とよく似ている。

　理論上は Schein の助言はもっともらしく聞こえるが，組織が運営しているのは合理的な組織図というよりも文化のようなものなので，実際に彼の助言に従うのは難しい。ビジネススクールにおいても事業組織においても，核となる価値のほとんどは明確ではない。私たちが完全に理解したり明確に示

したりができない価値や前提というものがあり，そういったことを当然ととらえている背景があるから，社会化は機能するのである．したがって，私たちはどの価値を追及しどの価値を捨てるかはっきりと選択することはできない．私たちは状況に自分を適合させていくことで，自分たちが認識していない，あるいは自由に選択できない価値を内包する数多くの実践を始めることになるのだ．

　複雑な社会組織の規範と方針を，完全に明瞭または明確にすることは決してできない．それらは大まかで機能的に曖昧なものである．したがって，組織の目的を明確にする目的で価値を明らかにし合理化しようとしても，多くの複雑でとらえがたい期待は明確にされないまま残ると思われる(Benner & Benner, 1979)．ブリード Breed(1955)がニュース編集室の分析の中で指摘しているように，このあいまいさのおかげで組織は必要な柔軟性を保っているのだ．

> 規範の多くがあいまいで非構造的なものであるように，方針の規範は必ずしも常にすべてが明確なわけではない．方針とは表に出ないものであり，元来幅が広いものである……方針は，明示して丸く収めるためには，動機，理由，代替案，歴史的経緯など込み入った項目を含まなければならない．すると，限度内の逸脱が許される薄暮の空間が現れてくる(p.333)．

　組織の活動は，明確さや合理化がますます求められる方向に進んでいるが，その過程で，仮にすべてのあいまいさと暗黙の期待を組織のあり方から取り除くことが可能だとしたら，少なくとも次の2つのことが起こるだろう(Benner & Benner, 1979)：

1．組織は解釈力と柔軟性を失う．組織は，明確に記された規則がすべての作動に必要なコンピュータのように，限定的な問題解決能力しかもてなくなる*．患者ケアは複雑な環境の中に存在する．それは決して前後関係を

※形式化の限界についての詳しい解説と分析は Dreyfus, Huber, *What Computers Can't Do*: The Limits of Artificial Intelligence, New York: Harper and Row, 1972「コンピュータには何ができないのか―人工知能の限界」を参考のこと．

無視したものではないし，静止したものでもない。幅を持ち大まかに規定された方針が，変化する複雑な緊急状況に対する最大限の解釈と適応を可能にするのである。
2．組織の背景から生じた期待をもれなく明確にするための十分な場や時間などはない。それをするためには，リストづくりと，規則づくりのために組織が持っているすべての場と時間が必要になる。

　規則を明確にすれば，ある程度の質の管理とともに手順を調整して実施できるようになるので，それは有益なことである。実際，組織内の衝突を減らす主な戦略は，規則を公式なものにし，方針をすべて文書化することである。しかし明らかにできることと明らかにすべきことには限界がある。それは，紙に書かれた看護ケアプランに，作成以降に起こったかもしれない患者や環境の変化をアセスメントすることなく文字通り，従う看護師を例にあげるとよくわかるだろう。このような看護師は，明確な文書化された方針なしには状況の特徴や例外を把握する能力を失っており，業務を行うには安全ではないとみなされる。
　すでに述べたように，初心者は抽象的な原則や公式モデルや理論に従って仕事をする(Dreyfus & Dreyfus, 1980; Dreyfus, 1981)。こうした原則やモデルは初心者が状況にかかわり，効果的に学習できるための強力な手段である。たとえば，初心者のパイロットはまず，すべての操縦手順を規則の形で教えられる。技量が上達してくると，規則をガイドラインによって入念に練ることができるようになる。そしてついに熟練に達したとき，格率が用いられる。達人は科学者が研究の方向づけをするのに範例を用いるのとちょうど同じように具体的な例を用いる。こうした範例(具体的な例)は，概念上の事柄だけでなく状況の感覚的特徴も把握できるので，公式モデルが把握できるものよりはるかに内容が豊かだ。このレベルの実践は，状況の最大限の把握が基本にあって，具体的経験がある場合のみ可能である(Dreyfus & Dreyfus, 1980)。
　これまで，達人看護の臨床家の優れた実践に内在する知識は，低く評価され無視されてきた。しかしこの知識が真剣にとらえられるようになれば，「リアリティショック」の理解が変わるだろう。リアリティショックは，公

式モデルや公式理論，あるいは状況がこのようになるだろうという予測によっては伝えることのできない経験的な学びを獲得する苦痛なプロセス，と再定義される。アドライ・スティーヴンソン Adlai Stevenson は，経験をかつてこのように説明している。

　言葉ではなく，触覚，視覚，聴覚，そして勝利，失敗，不眠，犠牲，愛などの，地球と自分自身と自分以外の人間の経験と感情によって獲得される知識。

看護と医療における専門職としての社会化は，明らかに変化している。専門職業化を探求する看護教師は，これまで Schein のように合理化された，公式の意思決定モデルを好んできた。したがって，看護教育における意思決定の訓練は前後関係から離れたものになり，現場での緊急事態や制約は割愛された。このやり方を変えて，意思決定におけるもっと現実的な方法で教育プログラムを豊かにする努力が現在進行中である (Kramer, 1974; Limon, Spencer, & Waters, 1981)。

13 | 看護の新たなアイデンティティと権限を求めて

The Quest for a New Identity and New Entitlement in Nursing

　仕事に対する姿勢と仕事との関係は変わりつつある。人々は仕事からさらに多くのものを得ようとしている。成功の意味が変わりつつあるので，経済的安定や地位のために生活の質や友人関係，健康を犠牲にする人はもはや掛け値なしの成功者だとは思われない。共稼ぎの家庭が増え，男女間で役割分担の見直しが行われている。「社会的権利」という幅広い新たな議題が大きなものになってきており，これをヤンケロヴィッチ Yankelovich(1974)は，権限付与の時代と呼んだ。しかし，働く者が単なる楽しみの追求だけではなく，精神的な充足感という意味において有意義な仕事をしなければ，こうした変化の大半はナルシズムのように聞こえるかもしれない。働く者は自分の仕事に誇りを感じたい。また，自分を有能だと感じたいのである。

　Yankelovich(1974)は，人々が仕事から得たいと思っている3つの精神的な恩恵を概説している。それらは，

1．現在の仕事よりも興味深く，多様性があり，もっと満足できる仕事で，給料がよく，社会的に認められた仕事につくための機会。
2．現在の職がどんなものであれ，よい仕事をしたいという願望。
3．「有意義な仕事」によって充足感を得たいという熱望。「有意義な仕事」とは，通常以下を意味する：

(a) 熱中でき，責任を伴う積極的なかかわりを持て，興味を抱ける仕事
(b) 自分の能力の限界に挑戦できる仕事
(c) 意思決定にかかわることができる(p.35)

看護には，これらすべての心理的要求を満たす術がある。にもかかわらず看護師は，消費者，医師，管理者，そしてときには同僚からさえも，重い責任と困難さを伴う非常に重要な仕事をしていることを，適切には評価されていないのだ。これは責任と意義のある役割が欠如しているというより，看護師の価値に対する認識にずれがあるのだ。看護師は生死にかかわる決定を行い，ますます専門化した知識体系を持っているというのに。

看護師がよい仕事をしたいと願っている事実は，看護師をやめた人の次のコメントに明らかに示されている(Godfrey, 1975)。

> 私は心の健全さと結婚生活を守るために看護師をやめました。慢性的なスタッフ不足，頻繁に変わる勤務帯，そして週末の勤務で私は疲れ果て，妻ともしっくりいかなくなりました。仕事に行くことができるようにかかりつけの医師にジアゼパム(抗不安薬)の処方を頼まねばならなくなったとき，私はやめるべきときが来たと決意したのです。
> 私は今，看護をしていたときの倍の給料をもらっていますが，今でも看護に戻ることを考えています。看護から得られる精神的な報酬は今の高収入よりも価値のあるものです。患者のニーズに応えてあげられるだけの時間がもらえればの話ですが(p.90)。

この看護師のコメントは，権限を希求する心理をよく表している。このコメントは，今よりも適切な人員配置が行われて定着率が高まれば，看護での仕事の充足感が増し，退職率が下がる可能性があることを指摘している。このコメントはまた，よい仕事をしなければ生命にかかわる深刻な結果を招くという事実が，看護師のよい仕事をしようと思う動機を強めていることも指摘している。

Yankelovichの条件によると，看護は，人が熱中でき，自分の能力の限界に挑戦できる意義ある仕事である。しかし，看護師の有効性は，意思決定に参加できないことで妨げられている。病院の社会システムのなかでは，看

護師は通常，理事会や意思決定委員会などから閉め出されており，臨床での意思決定も認められていない。しかしこの伝統は変えることができる。そうすれば看護師は理事会や委員会，また臨床の意思決定チームの一員として参加が認められるようになるだろう。全国看護委員会による国レベルの公聴会では，病院の共同意思決定への参画が必要という看護師の要望が証言されている(Flanagan, 1981)。

高度な科学知識とテクノロジーは，病気と医療ケアの両方を変化させてきた。また，全国看護委員会の公聴会で，ある医学部教授の医師が証言したように看護の役割も広がってきた。

> この急激な変化に適応するためになされたことの1つは，医師から看護師への責任と実際の業務の委譲が着実に進められていることである。委譲は，ときにはきちんと計画にのっとって実施されるが，多くの場合，スタッカートのように断続的で，計画されていないクレッシェンドのように最高潮に達し，資源配分では感謝も報酬もない。インターンと看護師はただ昨日よりも多くをこなし，常にそれ以上に酷使されている。縮小する明日の財源から自分たちの分を確保するためには，今日の仕事量によって，昨日対応できなかったニーズを統計学的に証明する必要があるからである(Flanagan, 1981, p. 12)。

拡大した看護の責任が評価されていないという事実は，看護職に新たに就いた者にとって痛切な衝撃である。本研究に参加した新任の看護師たちは，自分たちが抱いている個人的・社会的イメージと格闘し，そのイメージを実際の仕事の要請や達成と折り合いをつけようとしていた。最近卒業したばかりのある看護師のコメントはその典型である。

> 私が対応していることのなかでもっとも難しいのは，私が看護師だという事実です。友人たちはなぜ私が看護を選んだのかわかっていないし，私がしていることは屈辱的なことだと思っているのです。私はすごく怒って，私は毎日人の生死にかかわる大切な問題に取り組んでいて，仕事で得られる人間的な接触やかかわりといったものにとても満足している，と説明します。私はいつになったら自分が看護師であることに肯定的になれるのか，あるいは友達が言うように「たかが看護師」と思うようになるのか，わかりません。でも，私はまだ結論には至っていません。

このコメントは，社会，看護師，医師，病院管理者に対して看護の役割と重要性の見直しを迫っている。看護があらゆる方面からその貢献を認められ報われるまで，看護師はその自尊心，アイデンティティ，そして責任を持ったかかわりと格闘し続けるだろう。女性の社会進出の機会や出世第一主義が広まったことにより，病院看護の不公平な地位，病院運営に参加できていないこと，そして病院でのキャリアアップの機会が奪われていることが，新任看護師と経験に富んだ看護師のどちらから見ても大きな問題となっている。たとえ看護師が，個人的には看護を，充足感のあるやりがいのある仕事だと思っているとしても，である。

　本書に収めた，現在急性期ケアの病院で行われている実際の看護実践の広範な記録は，看護師が患者の回復に果たしている複雑で中心的な役割をよく説明している。本書の事例は，看護師の拡大する責任を描写している。教師が使っている公式モデルや，看護管理者がよく使う方針または「ケアの基準」的言い回しでは看護師が実際行っていることの多くを見逃してしまう。それらは看護師の自己裁量的な判断や臨床の専門的技能を無視しているからである。文書化された基準やガイドラインでとらえることができるのは，せいぜい一人前レベルまでである。看護師の言い回しと看護のさまざまな機能の記述が現実の看護実践と一致するまで，看護そのもののなかでも看護における認識のずれが続くであろう。

有意義なインセンティブと報酬システム

　職業としての臨床看護を，他の職業分野と同じようにキャリアアップの機会のある職業にするためには，その構造再編と徹底した変更が必要となる。看護は頭脳流出の危機に直面している。最も有能な潜在力を持った看護師たちは，給与が高いだけでなく，キャリアアップの機会や方針決定に参加する機会のある他の分野を選択するからである。しかし，知識と技能と責任に相応しい権限，社会的評価，報酬を与えることは，看護において実際に可能なのである。

　以下のインセンティブと報酬は，病院の看護実践の構造再編にとってきわ

めて重要であると認められる：

1．臨床的に力になりうる立場にいる新人および中堅層の看護師の定着とキャリア開発
2．臨床知識の開発と，臨床の場におけるキャリア開発を統合した臨床の昇進システム
3．医師と看護師の協力関係の増大
4．患者ケアにおける看護の役割の重要性の評価を増進

　ほとんどの病院は，これまで看護ケアの研究と発展のためには比較的に少ない予算しか充当してこなかった。そして予算が逼迫すると，スタッフ教育開発の予算が真っ先に削られることが多い。それだけではなく，この限られた予算は新任看護師のオリエンテーションと高い退職率対策に充てられる。達人レベルの看護ケアの提供と臨床知識開発の核である中堅層の看護師の教育開発にはほとんど注意が払われてこなかった。中堅層に対する臨床知識開発・キャリア開発に注意が払われていないことが，達人レベルの看護の臨床家を患者のベッドサイドにとどめておくための主な障害になっている(Benner & Wrubel, 1982)。
　ドレイファスモデルは，技能習得が一人前レベルに達した看護師の教育には，中堅または達人レベルの看護師による実演や事例研究が最も適していると予測している。したがって，臨床知識の開発のためにまず必要なことは，経験を積んだ看護の臨床家を臨床にとどまらせ，継続的に成長させていくことである。教育や経験のレベルを超えて臨床経験をやり取りできるようにすれば臨床知識の開発を促進することができる。
　看護実践の研究と妥当性の立証は，系統的に検証できる非常に明瞭に表現された実践と仮説が背景にある状況で，最も効果的に行うことができる。看護師自身はこれまで，実践から学んだものを記録する系統的なプログラムに取り組むのに，自分たちの観察力と臨床経験がとても重要であることに気づいてこなかった。エピローグに示す適用例は，そうした臨床記録が看護実践に統合できることを示している。

権限を求めつつも，看護師はよい仕事をしたいと望んでいる。第3章で説明したように患者のアセスメントと介入は複雑なので，経験による学習を豊かにし，洗練させる方法が必要である。知識の活用(研究および科学技術の最新の成果の実践への導入)と，臨床知識の開発(経験による学習の記述と系統的研究)は，ともに看護部門が本気で取り組まねばならないことだ(Benner & Wrubel, 1982)。実際に，病院の教育・開発機能は，看護部門の知識の活用と開発のニーズの増大に見合うように拡大されねばならない。

　新卒看護師の学校から職場への移行には，病院でも文献でも大きな関心が払われている。新人レベルの技能習得の項で例証したように，洗練された臨床判断は，新人看護師と経験に富んだ臨床家の判断の比較をとおして獲得されるという点に注目しなければならない。状況の主要点の感覚はこのようにして獲得されるのである。それには時間と複数の実例が必要である。また，新人看護師には，能力を伸ばすことができる，やりがいのある最初の仕事を与えることがきわめて重要である(Benner & Benner)。

　他の分野の研究では，新しい雇用者を定着させる最も有効な戦略の1つは最初にやりがいのある仕事を与えることだという。ホール Hall とホール Hall(1976)そしてバーリュー Berlew とホール Hall(1966)は最初の1年間の仕事が，やりがいがあればあるほど5年から7年後その人はよりよい成功を収めるという。ブレイ Bray とキャンベル Campbell とグラント Grant(1974)もまた，管理者の研究において，最初の仕事がやりがいのある刺激的なものであることが，のちのキャリアでの成功を最もよく予見することを見出した。したがって，新人看護師の臨床知識の開発支援には注意を要する。彼らが責任をもってかかわっていく意識や組織の一員としてのアイデンティティを獲得するに足る挑戦と成功を経験できないほどに過保護にしてはならない。

臨床昇進システム

　多くの看護業務部門では，直接患者ケアに従事する職位を魅力的で長期的なキャリアとしての選択肢の1つに転換するため，現在，臨床昇進のあり方を模索している(Bracken & Chestmann, 1978; Mintel & Rhodes, 1977; Colavecchio,

Tescher & Scalzi, 1974)。これを効果的なものにするためには，臨床での昇進が技能習得レベルと知識レベルの上昇に基づいている必要がある。ウォルトン Walton(1975)は，とくに以下のことに注意を払う必要があると特記して，キャリア開発のためのガイドラインを概説している。

1．勤務者の任務の範囲は，本人の能力を縮小させるのではなく，その維持と拡大に寄与するものであること。
2．熟練度が上がったレベルにおいて，新たに獲得された知識と技能が，将来の仕事に利用できるものであること。
3．同僚，家族または知人が評価できるようなキャリアアップをその組織において図る機会があること(p.32)。

　前述したように，現在の看護部門における管理と文書化された方針の多くは，慢性的に高い退職率の影響を減らすためにつくられたものである。たとえば，文書化された方針と手順は，経験のない看護師にその知識や経験レベルを超えた自己裁量権を与えることで起こる危険を抑えるためにつくられてきた。しかし，安全を目指してつくられたこの方針と手順が，自己裁量的な判断を多用している達人看護の臨床家にフラストレーションを与えている場合もあるのである。達人看護師の自己裁量による判断と責任の増大が公に認知されることによって，この上級レベルの実践は承認され，報酬で報われるであろう。
　臨床での昇進を個人や組織にとって意味のあるものにするには，臨床知識・能力が実際に発揮された上のものでなければならない。看護のすばらしさを適切な文書で実証しそれに報いるには，看護師・医師など同僚からの評価だけでなく，患者にもたらされた結果や患者からの評価も集めなければならない。エピローグに具体的に説明されているように，看護師自身にも，自分の熟練性を文書化して報われるような努力が奨励されている。そうした文書は，昇進用の書類の一部として作成できるだろう。
　給与体系は臨床昇進の段階を反映したものでなければならない。昇給は，管理面での昇進に見合ったもので，20年以上にわたる定期昇給が考慮され

るべきだ。最近，直接患者ケアに従事する職位の賃金は厳しく抑えられている。経費抑制の圧力が強いこの時代に給与体系を変えるには，財源の再配分とよりよい人事管理が必要だ。

　臨床における昇進が，単なる昇給ではなく本物の昇進であるためには，それが看護師の役割に新たな挑戦と多様性を提供するものである必要がある。つまり創造的な実験が求められる。たとえば，病棟で看護師による臨床指導の役割を増やすこと，つまり患者相談などにその看護師が参加できるようにすることや，細部にわたるトラブルシューティングや繰り返し起こる特定の臨床上の問題の原因究明，やる気と自信を高めるための実行可能な選択肢として病院規模の委員会活動などに参加する，といったことに注意が向けられよう。最終的には，前述したように臨床における昇進に伴って，自己裁量による判断の拡大が公式に認められなければならない。

深まる協力関係

　看護界はここ数年，医師に対する看護師の相対的地位の向上のために多くの努力を払ってきた。看護師の仕事上の経験は，医師との関係に強く影響を受けるからだ。医師も看護師も，教育プログラムと職場環境のどちらにおいても，いっそう協力的な関係を築き上げるよう努力しなければならない。

　看護管理部と病院の経営陣は，そのような協力関係を育てるリーダーシップと方針を示さねばならない。医学的に緊急を要する患者の問題を報告するための，効率的で反応が早い伝達経路を持っていなければならない。主治医から時宜にかなった対応や，適切な返答を得そこなったり，物言えば唇寒しの風潮があるので，現在のコミュニケーションの伝達経路が重々しすぎると感じている看護師は，自分の基盤が支えられておらず，自分の有効性が制限されていると感じる。しかし，生死にかかわる場合は，責任を定められた権限内にとどめておくわけにはいかない。緊急報告をしたのに有効な応答が得られなかった看護師には，罪悪感と道徳的な憤り，そして無力感が残る。

強まる認識

　患者の回復のための看護の重要な役割が，社会的に，また職業的に認識されていないことに対しては，多くの戦線で戦っていかなければならない。看護実践の解説(descriptions)が，病院で実践されている看護の重要性と範囲を正確に表していることがきわめて重要である。ディアーズ Diers(1980)は以下の発言の中でこの問題に注意を喚起している。

　　看護は概念的な専門用語では説明できない……私たちが混乱しているとしたら，それは，尊大さを求めたがる学究世界，簡単な説明と規則を求めたがる経営陣，こびへつらいたがる同業の仲間，服従を求めたがる男性上位の社会，これらの揺さぶりを受けているせいであろう。

　達人の臨床家の実際の実践は，公式モデルの実践を説明しているほとんどの内容を凌駕している。看護師は実際の業務で行っていることの説明方法を変えなければならない。

14 臨床実践の
エクセレンスとパワー※

*Excellence and Power
in Clinical Nursing Practice*

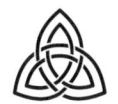

　本書の事例は，口述された「話し言葉」をそのまま収録した。語りに表現された患者への思いやりや患者の代弁者としての気持ちの形跡を不用意に消したくなかったからだ。看護師たちは，時間節約のためにふだん申し送りで使っているような暗号的な言い回しはせずに，意図を含めて語るように指導された。これらの事例は，看護のエクセレンスとパワーを例証している。エクセレンスには，「責任あるかかわり(commitment)」と「深いかかわり(involvement)」が必要だが，同時にパワーもなければならない。思いやりは看護の中心的なものなので，エクセレンスを伴わないパワーはおぞましいものになる。

　看護師の思いやりある役割にとって本質的な資質そのものが，男性優位の病院のヒエラルキーでは自分たちの無力さの原因になっている，と看護師たちが言うのを聞くたびに私は憂慮する。そうした意見は女性の資質を蔑むも

※訳者注：本章のタイトルに使われているエクセレンス(excellence)とパワー(power)には，それぞれ非常に多くの意味が含まれている．1つの邦訳を選択することで著者が伝えたかった別の意味が抜け落ちてしまうのを避けたかったので，ここでは，そのままエクセレンスとパワーを使う．それぞれの言葉に含まれている意味は以下の通りである．
エクセレンス：優秀さ，すばらしさ，美徳
パワー：力，権力，能力，知力，精神力，勢力

のであり，競争，支配，他者を意のままに操る，といった男性的なパワー観を持ち上げるものだ。これまで使われてきた男性的，女性的，という表現でパワーや看護を定義するのは間違っている。パワーにおいて女性的な観点が蔑まれているのは，女性の価値観が女性と看護を従属的なものにしてきたという誤った仮説に基づいており，社会が女性の価値を蔑み，女性を差別しているのが問題の原因だという認識に基づくものではない。前者の見方，つまり間違った仮説は，被差別者を非難するものであり，女性がその価値観を捨てて男性のように権力獲得競争をするようになれば差別はなくなると保障する。だが，そうした見方は記述社会学的な観察で現状が説明できるものだと取り違えているのである。

　思いやりのパワーを除外したパワーの定義を受け入れても自己決定のパワーは獲得できない。威圧的で支配的なパワー観，あるいは完全に PR 的なアプローチ※を受け入れるのは，看護の力強い思いやりとエクセレンスに必要な価値観と責任あるかかわりを放棄するということである。またそれは一極支配的なものの見方に特有の病理を身につけることでもある。ギリガン Gilligan(1982, 1983) は，ケアと責任の倫理は権利と公正の倫理とは異なる，と指摘している (Sandel, 1982 も参考のこと)。グリーア Greer(1973) も以下のような懸念を表明している：

> 　男性的役割を取り入れることで女性が解放されると考えているとしたら，本当におしまいだ。女性の力が，ひたすら突き進む男性的衝動を相殺できないとするなら，この攻撃的社会は，加速度を増しながら狂気の極限まで突き進むだろう。そうした社会で見下された動物的な能力，つまり思いやりや感情移入，無邪気さや官能性を誰が守ってくれるのだろう (pp.411-12)。

　看護は今，みずからの解釈において深刻な変化に直面している。昔は，奉仕は従属と結びついており，自己犠牲は滅私と結びついていた。もし，この

※訳者注：宣伝する側にとって都合のよいことばかりをいうようなやり方，つまり，著者は男性の側に立った一方的なパワー観とほぼ同義でこの形容を用いている．

滅私という考え方や不要な自己犠牲を無くせるのなら，誰もが恩恵を得られるだろう（私は，すべての自己犠牲ではなく不要な自己犠牲のことを言っている。看護で要求されることには非常に多くの自己犠牲を伴うからだ。遭遇する苦痛やリスク，危険は，ときとして非常に大きく，個人的な損失なしには経験できない）。

　本書の研究に参加してくれた看護師の方々は，思いやりのなかに存在するパワーの本質を垣間見させてくれた。彼らは患者に力を与えるためにパワーを使い，患者を支配したり，強要したり，あるいはコントロールするためには使わなかった。しかし，この関係はきわめて状況依存的である。患者自身にパワーを与えるためには，患者がみずから進んで引き受けようとしない苦痛に満ちた課題を促したり，コーチしたりするときに，看護師はしばしば強要に近いことを行う。本人にパワーを与えることと支配することの違いは，看護師と患者のあいだに存在する人間関係とその場の状況が了解されて初めて理解できるものである。したがって，前後関係を離れた思いやりは常に議論の余地がある。思いやりは特定の場，特定の状況，そして特定の個人に提供されるものだからである。

　研究に参加してくれた看護師たちは，純粋に患者を思いやることでパワーを安全に使えることを見出している。看護師たちは，自分自身や自分の家族が同じ苦境にあることを想像することで，患者と自分を同一視した。また，そうした同一視が思いやりを歪めたときには，患者は自分とは「他人」であることを自分に思い出させた。彼らの思いやりには，驚くほど独善性がなかった。彼らは，自分たちの思いやりが常に提供可能だとは思っていなかったし，自分たちが常に最も思いやり深く対応する方法を知っているとも思っていなかった。

　この独善性のなさは経験がもたらす知恵と謙遜の表れだと私は結論づけた。看護師たちは，簡単に解決できる「問題」に取り組むよりもジレンマと闘うことのほうが多い。患者への純粋な気遣いからみずからリスクを負ったことに，看護師たちはときに自分でも驚く。そして，看護師と研究者のどちらにも，なぜリスクが多いこれらの介入がうまくいったのかは不明なのである。1つだけはっきりしていることは，看護師と患者のあいだに互いを尊重

し合い純粋に思いやる人間関係の基盤がなければ，ほとんどの介入はうまくいかないということである。

本研究に参加した看護師たちの思いやりに関連するパワーの異なる本質を，私は次の6つに特定した。

- 変容的(transformative)
- 統合的(integrative)
- 代弁的(advocacy)
- 治癒を促す(healing)
- 関与/肯定(participative/affirmative)
- 問題解決(problem solving)

変容させるパワー

　思いやりが患者を変容させるパワーは，医師などに身体を「突っつきまわされる」のにうんざりした男性についての事例によく表現されている。患者が落ち込んでいたので，彼の友人でもあった看護師は厳しい説教をした。それは，患者が自分の置かれた環境への対応方法を選択するパワーをすでに持っており，この病院への転院を求めたときに自分のケアを自分で決めるというみずからのパワーを実際に使ったではないか，というものであった。このいくぶん危険な「説教」は，互いを信頼し，思いやる立場からのものだったがために，可能性というものに対する患者の考え方を変容させたのである。事実，このことが，彼の世界を，彼自身が再び参加できるものに変えたのである。翌日，患者が廊下に座って声をあげて笑ったり，ほほえんだりし，看護師に「あなたの言うとおり！　僕はこの病院で，みなさんの援助を受けて，できるだけ早く回復することにしたのです！」と伝えたことからも，彼の世界が変容を遂げていたのは明らかだった(pp.52-53参照)。

　変容，あるいは世界を変えるパワーの第2の例は，ある臨床知識開発セミナーで述べられた。長期にわたる複雑な病気を患っていた若い男性が，入院中自分のケアをしてくれた看護師たちに礼を言うために病院を訪れた。彼が

苦痛と無力感に苦しんでいた長い間，看護師たちが与えた純粋で想像力に富んだケアが彼に深い感銘を与えた。彼は，看護師たちのケアが自分の世界を変えたことを伝えたかったのである。彼は，人間というものがあのときの自分ほど無力で魅力がない，ギブアンドテイクの社会的交換という意味では何も貢献できない状態になるとは想像したこともなかった。そんな自分なのに，あれほどのケアを受けることができたのである。このような新たな認識から彼は，自分の仲間である人間というものに対して，信頼を抱くようになった。人生は契約であり，自分で努力した分だけ手に入れることができる，という以前までの彼の考え方は，ときには要求することや交換条件を提示できないのにもかかわらずそれを得ることがあるのだ，というふうに視野が広がった。彼は決してあの無力な状態に戻りたいとは思わなかったが，あの期間に受けたケアによって彼の「思いやり」に対する理解は永久に変化したのである。

統合的なケアリング

　ケアリングは，対象となる個人を，その人自身が属していた社会・世界に再統合させることもできる。長期間あるいは終生の障害がどうしても避けられない患者ケア状況において，患者の限界を踏まえながらも，患者が有意義な日々の生活を続けていくために，その能力を最大限に発揮する手助けをすることがしばしばある。脳卒中のあと，寝室にこもりっきりになった女性を援助した看護師がこの例にあたる。その時点ではかなりの危険が伴うことだったにもかかわらず，この看護師はその女性が再び家族とかかわれるように手助けをした。思いやりの統合的パワーは，筋ジストロフィー協会の協力を得て，ある高校生を学校とスポーツアナウンサーの仕事に復帰させる手助けをした看護師についての事例においても明らかである(pp.71-73 参照)。

　どちらの事例でも看護師は，孤独，生きる意味の喪失，そして活動不足を最小限にするために，患者が通常の活動を続ける援助をしており，その重要性を私たちが評価する助けになった。どちらの例でもすべての選択肢にリスクがあり，それらが検討された。しかし看護師たちは，精神的および身体的

喪失のただなかにおいても患者や家族にほかの可能性があることを教えて，社会に再統合する選択肢を提供したのである。

代弁する

　患者や家族は自分たちを守ってもらうためにしばしば看護師に奔走してもらわなければならない。医学の専門用語で煙に巻かれることもあるし，恐れが理解を妨げることもあるだろう。看護師は患者の考えを医師に，そして医師の考えを患者に通訳することができる。この種のパワーを私は代弁的パワー(advocacy power)と呼んでいる。これは，障害となっているものを取り除く，あるいはその人の傍らで可能性を与えるたぐいのパワーである。可能性を与えるような代弁的パワーは，過換気が深刻な問題で血液ガスも危険な状態になっているにもかかわらず，患者の自発呼吸を取り除いてしまう薬物の投与を遅らせるべきだと医師を説得した看護師の例に良く示されていた(pp.45-47参照)。この看護師は若い男性をリラックスさせ，彼に残された最後の筋肉機能を維持できるように彼を助けたのだった。この看護師自身の言葉がこの種の力強い思いやりを最もよく表現しているのでここに再掲する。

　患者がリラックスし始めるまでには3時間半かかりました。彼は自分の身に何が起こったのか，また現在何が起きているのかを知る必要がありました。彼には安心してもらう必要があり，そして何よりも私たちを信頼してもらう必要がありました。また，これからどんな状況になるのかを知ってもらう必要がありました。そして，私たちが彼を無力な患者としてではなく，1人の人間として心配していることを知ってもらう必要がありました。これらのことを彼が理解し始めた頃，彼は私たちを信頼するようになりました。これが解決への鍵でした。彼は単に指示されるだけではなく，みずから積極的にかかわる必要があったのです。だから彼はあれほど無力感を抱いたのでした。………その日，あとになって彼が唇の動きで伝えてくれたことが核心を衝いています。それは呼吸数が20台に下がり，彼のわずかに残された運動機能が薬物で麻痺させられる恐れがもはやなくなったときでした。彼の言葉はこうでした。「ありがとうございます。あなたのおかげで，本当に助かりました。あなたがここにいなくて，私のことを気にかけてくれなかったら，私はどうなっていたことか。想像したくもありません」

治癒を促すパワー

　上の例は，治癒を促す思いやりのパワーも良く表している。看護師は治癒を促す関係を確立し，治癒を促す環境をつくるが，その方法は次の3つである。
(1) 患者だけでなく看護師もスタッフも患者の健康回復への積極的希望を持つ。
(2) 患者が納得でき，明確に理解できるような，(たとえば，疾病，痛み，恐怖，そのほかのストレスが多い感情といった)状況の解釈や理解を探す。
(3) 患者が，社会的，情緒的，またはスピリチュアルな援助を受けるよう援助する。

　看護師と患者の人間関係における治癒を促すパワーは，療法の選択で葛藤し，混乱していた若い女性についての事例にもよく表現されていた。

　治癒を促す人間関係は，患者の内外の資源を呼び起こし，希望と自信と信頼をもたらすことで患者に力を与える。ノーマン・カズンズ Norman Cousins(1976，1983)によるエンドルフィンの研究と自分自身の回復についての報告が，病からの回復の個人的・社会的側面に新しい関心を向けさせ，「プラシーボ効果」が見直されてきた。回復の本当の原因は，治癒を促す人間関係とテクノロジーの密接な相互作用であるにもかかわらず，これまでテクノロジーの役割が不当に高く評価されたことが数多くあったのではないかと思われる。

関与と肯定のパワー

　こうした力強い思いやりが行き着くところはたった1つ，「バーンアウト(燃え尽き症候群)」という恐ろしい現代病ではないか，と思われるかもしれない。「燃え尽きる」という考え方は，人間の生命力には限りがあり，思いやりという貴重なエネルギーにも限りがあるという「エラン・ビタール」*

※訳者注：Elan Vital エラン・ビタールとは(とくにベルグソン哲学で)生命の飛躍(躍動)―創造の原理であり真の実在である力，生物内にあって成長・進化を飛躍的にもたらす，独自の進化論の基本概念。

の愚直な比喩的表現に基づいたものである。セリエ Selye(1969)は銀行預金になぞらえているが，これはエラン・ビタールの主題の現代版に過ぎない。

　確かにケアを提供する人々は自分自身の面倒も見なければならないし，息抜きや休暇，娯楽，適度な仕事量，そして相応しい給料が必要である。しかし，患者とのあいだに距離を置いてすべてを制御する，つまり，思いやりからの防御が，燃え尽き症候群からケア提供者を守る最善の方法だというのは真実ではない。これらの対策は，ケア提供者を苦痛からわずかばかり守るだけで，莫大なエネルギーを要し，その状況で使える資源を有効に割り当てることを妨げるので，効果的な対策だとは思わないのだ。妻であり母であった患者の最期のときに，家族とともにいて慰めを与えた看護師の事例は，臨床での燃え尽き症候群に対する最善の処方を例証している(p.50参照)。切迫した状況下で看護師にさまざまな資源を使えるようにするのは，状況への没入であり積極的かかわりなのである。私はこれを，思いやりの関与/肯定のパワーと呼ぶ。

　この看護師は，関与することでこうした心痛む出来事の意義を理解し，その場の資源を用いることができた。思いやりを持つことで彼女は苦痛を経験したが，同時に力強さと肯定感も体験できた。彼女は，多くの人々が決して経験したり傍観したりできない人間の可能性についてじかに学び，それによって自分自身が肯定され，よりたくましくなったと感じた。距離を置き，回避するアプローチはもろい盾にしかならず，この看護師が獲得した思いやりの関与と肯定のパワーといった積極的な資源を獲得できないことは，誰にでも想像できる。

問題解決

　最後になるが，思いやりがあり積極的にかかわるスタンスは，熟練した創造的な問題解決の必須条件である。なぜならば，最も困難な問題解決には観念的な推論だけでなく知覚的な能力が必要で，知覚できるためには参与と注意深さが必要だからである。とくに自意識が強い人は，混んだ部屋の離れた場所からでも自分の名前を聞き分けられるという超人的な能力を持ってい

る。同様に，責任あるかかわりのスタンスは，問題解決方法を探す手がかりを察知する感受性を与えるし，また，探していないときでさえ解決策の認識を可能にする。Polanyi(1958)は，この知的情熱の役割と，熟練した人間の問題解決の潜在的な側面を説得力ある形で語っている。知覚的な認識は，観念的な認識に先行する。たとえば，看護師は，心電図や血圧の変化などの明瞭なバイタルサインでそれが明らかになる前に，患者の表情から，総合的で微妙な変化を見分ける達人になる。

　専門的技能の獲得は，状況と有意義な取り組みをするかどうかにかかっている。達人は，過去の類似・非類似の状況との関連で問題を見るので，問題をすばやく把握し，正しい問題領域に感覚を研ぎ澄ませる。それとは対照的に，新人は，できる限り多くの要素についての，状況から離れた，慎重な検討に頼らなければならない。これが一番良くわかる例は，医学生とコンサルティングの専門家との対比である。医学生は入念に病歴を取り，関連しそうなあらゆる要素を考えて身体所見を取るが，コンサルティングの専門家は正確な問題領域に絞り込んだ質問を2，3するだけだ。

　状況を離れた内省的な推論や公式的な明示された知識を優先させると，漠然とした感じや第六感，何かが間違っているという感じなど，その場に関与している者の感情を伴う思いやりの役割や，思いやりの結果として生まれる創造的な探求や手がかりとなる感じ方を見過ごしてしまう。地位，支配，コントロール，知識(状況を離れた内省的な思考と解釈されている)がパワーの源とみなされているこの時代には，思いやりのパワーは軽視され過小評価されている。しかし，そのようなパワーに対する見方は一極的であり，最もふさわしいものでもない。思いやりのある人間関係に本来備わっているパワーを放棄することは，それを裏切ることであり，もっと悪いことは，私たち自身のアイデンティティを見放し，私たち自身のエクセレンスの達成を挫折させることである。私たちのパワーは，私たちの実践にかかわる支配，地位，そしてコントロールを意味するものであり，究極的には私たちがエクセレンスを達成するか否かにかかっているのである。

　思いやりのない看護は，パワーがあり，破壊的だ。看護師は，患者がこの世における最初あるいは最後の時間をどのように過ごすかを決める莫大なパ

ワーを持つことができる。人間の人生の始まりには愛する両親とともに過ごせるように，看護師は多くのことを行ってきたが，人生の終わりのときには，人々は抑制されたり，医療従事者の都合で挿入された留置カテーテルにあらがったりすることに最後の数刻を費やすことがあまりにも多い。おそらく，パワーの乱用の最も告発的な例は，『カッコーの巣の上で』の本(Kesey, 1962)と映画に描かれたものであろう。

　病院ヒエラルキーの下層のほうで行使しているのだが，看護師は実際にパワーを持っている。看護師は実際にそこにいる存在であり，システムの動かし方を知っている。患者はすぐれた技術を持ち知識が豊富な医師にかかることはできるが，看護師に診断，モニタリング，あるいは治療的な技能が欠けていたり，なかでも最も深刻なことだが，看護師が患者のことをどうでもよいと思っていたりしたら，患者の回復の見込みや，死にゆくときの尊厳や安楽が保たれる可能性はほとんどなくなる。看護師のパワーのこのマイナス面を明らかにすることは重要である。なぜならプラス面同様，治癒のための看護の重要性に関する社会認識のずれの修正につながるからだ。

　看護は，高い知性と徹底した適切な教育的背景，そして権利，公正，ケアと責任の倫理において確固たる基盤を必要とする，非常に重要な業務を提供している(Gilligan, 1982; 1983; Sandel, 1982)。

　構造的または線形過程的な説明，あるいは前後関係を取り除いたいかなるアプローチも，思いやりの質を見落としたり誤認したりする危険がある。スタインベック Steinbeck (1941) は前後関係を取り除いた客観性につきものの過ちを，鮮やかに表現している。

　　メキシコ鰆(さわら)は，背びれに17と9の棘条がある。これらは簡単に数えることができるが，もし，鰆が釣り糸を持つ手が焼けるほどに強く喰いついてきて，グイと水中に潜り，あわや釣り針から逃れそうになり，ようやく舷側をこえて船の中に飛び込んできたなら，鰆の色調は脈打って変化し，尾はピチピチとはね，相関的外在性の新たな総体は，実在，つまりこの魚と釣り人を足した総和以上の存在に転化したことになる。この第2の相関的現実の影響を受けずに鰆の棘条を数える唯一の方法は，実験室に座り，悪臭を放つ瓶を開け，ホルマリン液から硬く色あせた魚を取り出し，棘条を数え，事実を記録する……そうすれば

第14章 臨床実践のエクセレンスとパワー

非難される余地のない事実，おそらくその魚あるいは記録者本人にとっても，最も重要性の低い事実を記録したことになる。自分が何をしているのかを知ることは好ましいことだ。このホルマリン漬にされた魚を持つ人は，1つの真実を書きとめ，同時に自分の経験のなかに多くの偽りを記録したことになる。その魚はそんな色ではなく，そんな手触りでもなく，そんな光沢のなさでもなく，そんな臭いではないのである。

Steinbeckのこの本の文章は，全体像を捉え，そのなかに内容と行為と前後関係を盛り込む1つの試みとして提示された。本研究では看護実践に内包されている意味を探求している。それは実践を最上位に置く試みである。これを行うために，本研究では次の2つの自然主義の仮説を放棄した(Taylor, 1982)。

［仮説1］物事の意味は，(17世紀の哲学者ホッブスHobbesとロックLockeに拠るところの)個々の独立した事実の表現という観点で見ることができる。この観点は，研究の対象を必然的に物として扱うものであり，技能，じかの感覚的把握，積極的で責任あるかかわりといった手段を通して日常的に私たちが世界にかかわっていることを無視するものである。
［仮説2］理論は，状況の外で独り言をつぶやく観察者の視点から生み出すことができる。また，その観察者は，すでに個人的に持っている意味を，後に公的な活動に照らし合わせて検証する。

この考え方は，研究者が自己解釈をする人間であり，対話によって一般化が可能な共通の意味という背景を他者と共有する社会に生きている，という事実を無視している(Heidegger 1962; Palmer 1969)。後者の見方では，基本的ニーズでさえもそこには意味が染み込んでおり，意味をニーズから分離することは実際には不可能なのである。

本書で報告した研究は，双方向的なスタンスを取り，研究のポイントは熟練した実践に内包されている意味と知識を掘り起こすことにあった。これらの意味，技能，そして知識を公の談話にすることで，Taylor(1982)が下記で指摘したように，新たな知識と理解が形成される。

言語は，ただ物事を説明したり表現したりするのに役立っているだけではない。むしろ，言語によって部分的に構成されている人間の生活にとって中心的ないくつかの現象も存在するのだ……私たちのあいだに存在する公的な空間は，言語に立脚し，言語によって形づくられている。このようなことがあるという事実は，私たちが言語的動物だからである。私たちの典型的に人間的な関心事は，明確化する試みと表現を通してのみ存在できるのである……（これに引き続き）私たちの感情が，私たちが提供した表現によって自由に形成されるというわけではない。感情はむしろ，私たちが適切だと判断する表現によって形成されるのである……私たちが関心事を伝えるために使う明確な語句は，正確に表現しようとする試みのなかで表出されるのだ。……つまり，自己表現とは多かれ少なかれ透視能力者のようなもの，あるいは欺瞞的であったり，盲目的であったり，奥が深かったり，浅薄であったり，さまざまなものになり得る，と認識している。……しかし，私たちの自己表現によって部分的に構成されているのは，私たちの感情だけではない。私たちの関係や，互いにとっての立場についても言えることである (pp.305-306)。

　簡単に言うと，私たちは言語を形成し言語によって形成されているのである。看護に関する私たちの公的言語は，独り言のような理論に基づいていたり，病棟や個別の看護の不測の事態を補うために一般的で前後関係の不要な言語をつくろうとする試みがなされた結果，あまりにも制約があり，無機質なものになってしまった。構造や過程が強調されたために，私たちは看護の前後関係や内容，機能を無視するようになった。これは，患者に対して，同時に自分たち自身に対して新たな立場に立つことを意味するので，危険である。それは，患者の苦痛や悩みを取るに足らないものとし，ジレンマや苦悩を「解決されるべき問題」に転化してしまう，危なっかしい立場である (Lazarus, 印刷中)。しかし，達人レベルの実践が，公式文書や公式モデルよりも賢明であることを発見するのは励みになる。これらの看護師たちは，患者の苦悩を真剣に受け止めていたのである。

　実際の看護実践に心新たに没入することで，私たちはみずからの言語を豊かにする必要がある。まず理論が打ち立てられ，それから看護に適用しなければならない，という線形的な理想論によって，私たちは看護実践に対して欠陥のある見方をするようになり，現実とのギャップのみが見えるようになってしまったのである。単純化されたモデルからだけの観点，あるいは理

想化されて前後関係を無視した実践の見方だけを考慮して，臨床経験から得た知識を無視する余地は私たちにはない。科学的実験によって学んだもののみに耳を傾けそれを認知する余地もない。つまり，私たちの実践の範囲と複雑さは，それにはあまりにも広大なのである。私たちは，経験から生じた論点や疑問点に光を当てるために，賢明に実験を選択しなければならない。選択にあたっては効率を上げるために，すでに明白な事項や合意された事項を立証することは避け，混乱を招いたり矛盾している事項に焦点を当てるべきである。

　しかしながら，慎重に選択された研究プログラムの成否は，臨床家同士が，自分たちが臨床経験から学んでいることについて互いに精通しているかどうかにかかっている。これまで臨床知識の開発をなおざりにして，知識の活用が強調されてきた。この高度に技術的な医療のただなかで，ケアを人間的なものにしようとするなら，私たちはその技術を習得しなければならない。それと同時に，私たちは技術を批評しなければならず，健康回復，尊厳，健康維持の究極の資源とはみなしてはならない。健康とパワーに対する純粋な技術的観点に対する解毒剤として，思いやりの持つパワーとエクセレンスのパワーを理解し，解き放たなければならない。

エピローグ：実践への適用

　序文で，私はこの研究が看護師たちや看護との対話であったと述べた。本章はその対話の一部である。この研究は，看護師たちが教育および実践のさまざまな場で実際に研究結果を適用するなかで深められてきた。実践への適用例を紹介するには，実際に適用してくれた方々にそれぞれの実績を紹介していただくのが一番だろう。それぞれのケースの執筆者は，本書の初稿に目を通すか，ワークショップ，AMICAEプロジェクトのいずれか，または両方に参加するという形で，実践への適用に先立って本研究にかかわっている。しかし，互いが話し合って経験を比較してきたわけではない。そのためか彼らの論文は多様性に富んでおり，それぞれの現場での工夫を反映したものになっている。ここに紹介する彼らの現場からのじかのレポートには，本書に述べた主旨を実践し，より良いものにしていくための意見や助言が提示されている。

　デボラ・ゴードン Deborah Gordon の論文は，本研究に基づいてなされた具体的な調査研究の一例である。Gordon 博士は医療文化人類学者で AMICAE プロジェクトでは私の同僚の1人としてともに研究に当たった。彼女はプロジェクトで追究したことを自分自身の研究でも追究を続け，それは彼女の博士論文として結実した。Gordon は都市部のメディカルセンターにおける実践の形式化を考察している。彼女は，2つの内科・外科混合病棟

で用いられている特定の公式モデルに関する機能と危険性を分析している。彼女は，その物議をかもすような分析で，公式モデルを主として看護師がそれに従うのではなく，看護師が主になり，みずからが達人になる道具として公式モデルを使いこなすよう意欲をかきたてている。

カリフォルニア州マウンテンビューにある El Camino 病院の院内教育部のアン・ハンツマン Ann Huntsman とその同僚たちは，技能習得に関するドレイファスモデルに基づいてクリニカルラダー(臨床昇進システム)をつくり上げた奮闘のありさまを報告している。この論文は，看護師の現場での実践に焦点を当てた同僚評価の過程が開発された内幕を報告している。それによると同僚評価用の資料の1つとして，看護師は自分自身の実践のエクセレンスを反映する事例を提出することになっている。El Camino 病院の看護師たちは AMICAE プロジェクトに参加しており，その結果，彼らは同僚評価過程に解釈的評価法を組み込んでいく方法を模索したのである。

これらの看護師たちは同僚評価用資料の事例を保存しておく先見の明があったので，事例が累積すれば，またとない自己学習のチャンスになるだろう。現時点で論証が容易でないのは，看護師たちが自分たち自身の実践を同僚とともに検証する際に真剣に時間をかけて検討するなかで生まれてくる，プロとしてのレベルの向上である。看護が，病院を1つに繋ぎ止める接着剤として目に見えない場所に紛れ込んでしまうように，これらの看護師は当初，自分たちの実践を「目に見えないもの」のように説明した。彼らは患者の福祉や回復を自分の手柄にするのはおこがましいと思っていたのである。彼らは暗号めいた分析的な専門用語と個人的ではない第三人称を使った説明の陰に隠れていた。しかし次第に，自分たちの実践を発表する過程も自分たちの貢献を評価されることも容易になってきた。認識の差を埋めるのは，看護師がみずから始めなければならないことであるし，すでに開始されてもいる。私たちが自分たちの役割を評価し，より良く理解し始めて，ようやく他の人々からも理解され始めるのである。看護師の高度な判断力と臨床で負うリスクは，今や同僚評価過程に明瞭に示されており，看護師と管理職のどちらにも明白になりつつある。

アイダホ州ボイジーの聖ルカ地域メディカルセンターの教育師長ジネッ

ト・ウレリーJeanette Ulleryは，シンポジウムの形で始まった臨床知識開発セミナーへの取り組みを述べている。それぞれの病棟では進行役が訓練され，看護師は最近の看護実践で新たに学んだことや，患者ケアに違いをもたらした事例を紹介し，比較する。それにより，臨床知識の局面が小グループで系統的に検討される。この方法を行うには，進行役と参加者のどちらも訓練する必要がある。看護師たちは最初のうち，実践現場での出来事は発表するには「普通すぎる」か「専門的すぎる」と考えるものであるが，やがてそれらの事例に共通する意味と共通する経験を見出し始める。今では，このプログラムを実施して1年になり，今後はある特定の患者集団に認められる共通性と傾向を考察することに時間を費やすことになるだろう。このグループは単なる事実描写から，もっと統合的で解説的なものに移行する準備ができている。

　マリー・フェントンMary Fentonはガルベストンにあるテキサス大学医学部の准教授である。彼女は修士課程を終了した臨床専門家の実践を記述し評価するための解釈学的方法論による革新的な評価研究調査について報告している。この評価法は，小グループのインタビューと参加観察で描写され特定された優れた実践の領域と，優れた実践が欠けている領域を識別する。このプロジェクトは大学の教授陣によって実施されたので，彼ら教授陣は，自分たちが教育する臨床専門家たちが実際の現場で得られる資源，直面する要求や制約について，じかに新しい知識を得ることができる。また，研究の副産物として，教授陣は最近の実践のエピソードから，新しい事例研究の材料を入手している。

　最後になるが，カリフォルニア大学サンフランシスコ校，メディカルセンター看護部，看護教育と研究部門の副部長であるキャシー・ドランKathy Dolanは，新卒看護師のオリエンテーションプログラム，プリセプターの訓練，および経験を積んだ看護師の教育に本研究の成果を応用している。また，Dolanは，臨床実践に焦点を絞ることは臨床看護と看護教育の橋渡しをする方法になり得る，とこの論文で指摘している。彼女のこの論文は，彼女自身の本研究へのかかわりの深さと広がりを示すものであり，管理者，院内教育担当者，また新卒看護師に役立つ具体的な事例を提供している。

研究への適用：看護実践における公式モデルの活用と誤用を識別する

Research Application: Identifying the Use and Misuse of Formal Models in Nursing Practice

Deborah R. Gordon, Ph.D.
カリフォルニア大学サンフランシスコ校
医療文化人類学

　臨床看護実践を研究することは，実践の重要な評価のためにも，何が最良な看護ケアであるか理解するためにも，それを提供する最善の方法を学ぶためにも，不可欠である。研究というものは，新しい概念，理論，範例，および新しいデータを明白にする方法論などを通して進展するものである。パトリシア・ベナーが開発し本書に紹介したAMICAEプロジェクトで，私が文化人類学者として行った研究が，それに相当するケースだった。公式モデル，経験，初心者および達人といった概念を用いることで，非常に多くの新たなデータが明瞭になり，理解可能になり，それに対して重要な批評をすることができるようになったのである。

　観察とインタビューという文化人類学的手法を用いて，私は2つの一般外科病棟で2年間にわたって調査を行ったが，その調査を行っている頃のこれらの病棟の特徴は，看護師の退職率の高さとその結果としての新卒看護師の割合の多さであった※。看護職員の大半が登録看護師(RN)で，ケアのモデルは修正されたプライマリ・ナーシングで，12時間勤務帯で編成されていた。臨床看護は，スタッフナースⅠ，Ⅱ，ⅢおよびⅣのポジションからなる段階型に構成されていた。これらの病棟を観察することで，私は，初心者から達人へ移行するためにどのような取り組みと支援が行われているのか，専門的技能はどのように定義され育てられているのか，また，その成長を阻む

※対象の匿名を保つため，研究対象の場所の特定につながる記載は変えてある．

障害は何かを知ることができた。私はまた，かなり頻繁な看護師の入れ替わり（退職と補充）が実際に病棟の文化の一部となっていること，つまり看護師が通り抜けていくように病棟が方向づけられていること，そして病棟間での看護師の互換性がいかに尊重され助長されているか，そして就職から退職までの構造化された経路がいかに形成されたのかを目撃することができた（Gordon, 1982, 1983）。

とくに，私はこれらの病棟で公式モデルがいかに支配的な役割を果たしていたかを観察した。私は，この主題に焦点を当てようと思う。私が観察した，このような公式モデルの活用と誤用のいくつかの例を提示し，モデルの使用目的が，有益なものと，不適切なものを識別してみることにする。

公式モデル

私が観察したこれらの病棟では，公式モデルが実践的にも概念的にも中心的な役割を演じていた。新人看護師の数は多く，彼らには，患者が受ける処置，与薬および手術が記載されたチェックリストが渡された。これら新人看護師は，看護過程モデル（状況のアセスメント，計画立案，介入，および評価）に従って作成された職務内容説明書に照らし合わせた同僚評価によって，2か月後，6か月後，および1年後に入念に評価される。勤務期間がそれ以上長くなると，1年ごとかあるいは昇進を希望したときに，職務内容説明書に照らし合わせて評価される。

これらの病棟では，看護ケアプランがきわめて重要視されていた。そのケアプランは，病棟で扱う主な手術についての「ケアの基準」という印刷された文書であった。たとえば，「主な腹部手術」用のケアの基準には，腹部手術を受ける患者が遭遇する典型的な問題が，「予想される結果」とそれに対する「看護指示」とともに列挙されている。看護ケアプランの経過記録は，SOAP（主観的 Subjective，客観的 Objective，アセスメント Assessment，計画 Plan の頭文字）と呼ばれるウィード Weed の問題志向型記録システムモデル（1970）に従って構成されていた。そして最後に，高カロリー輸液やドレッシング交換などの手技をどう実施するかという公式の手順マニュアル，

あるいはコードブルーといった特殊な状況下で従うべきルールを詳述したプロトコルもまたこれらの病棟では活用されていた。

　私が観察したこれらのモデルの活用例と誤用例を検討する前に，まずは私が公式モデルと呼ぶものの意味を考察してみよう。公式モデルとは明示された説明書である。それはより大きな前後関係から選択して抜き出され，新たな全体を構成するために整理し直された要素で構成されている。それらは表現なのであり，その意味で抽象的で，たいていの場合文書化されている。多くの場合暗示的で，言葉に表現されない，大まかに解釈された意味を，公式モデルは固定化された説明書に変える。クリフォード・ギアツ Clifford Geertz は，文化の様式が「モデル」である場合の2つの意味について考察している。つまり現実のモデルと現実の目標としてのモデルである(1973：93)。この違いは，公式モデルの機能にも同様に当てはめることができる。公式モデルは，現実のモデル，つまり地図のように抽象化された表現を提示するのと同時に，現実の目標としてのモデル，つまり現実がいかにあるべきかという基準を提示する。これらはどちらも互いを反映し合い，導き合う。

地図としての公式モデル：実践での熟練度の不足を補う一手段

　ある分野における実務経験と熟練度が不足している人にとっては，公式モデルはちょうど地図のような機能を果たす。そのような人々，あるいはそのような人々の集団は，適用可能なルールの範囲や実践可能な役割を概説したガイドを与えてもらう必要がある(Bourdieu, 1977: 2)。このような点で，地元の人間のような土地勘のないよそ者にとっての地図のように，公式モデルは実践での熟練の代用なのである。この実践での熟練度の不足の状況は，私が観察したところでは，職業的文化が変容しつつあるときの1つの専門職全体や，個人的な経験や実践知識が不足している個人のどちらにも当てはまる。

　熟練度が不足している専門職グループにとって，公式モデルは，新たな行動や態度を型にはめる手段になることがある。公式モデルは，看護師のリーダーたちが育てたいと願っている新しい行動や態度を特定する，変化のための青写真を提供することができる。かつては隠され，公認されていなかった

行動や，あるいはめったに見られなかった行動が，公式モデルによって，公認され，正当化され，規範となるのである。

　例：私が調査した病棟で用いられている職務内容説明書は，看護師のリーダーと代表者たちによって3年間かけて大変注意深く作成されたものである。作成者たちは，看護師の功績がもっと評価されるようにするため，いくつかの看護行動，たとえば看護アセスメントといったことをもっと目に見える形にしようとした。彼らは看護の評価されていないパワーを認知・承認させ，看護師たちが自分の仕事に正式に責任を持つ方法を追求した。それ以外にも彼らは，偶発的なその場限りの看護行為，たとえば心理社会的な事柄に注目することもあれば，しないこともあるといったことに，より一貫性をもたせ規準化しようとした。最終的に彼らは，研究などの新たな行動をより顕著に導入しようと努めた。彼らは非常に具体的に書かれた職務内容説明書で構成された公式モデルを用い，これらの行動を，すべての看護師がそれに照らし合わせて評価される新たな規範として，また一般基準として導入した。実際のところ，これが導入されたのは，私がこれらの病棟を観察している最中であった。

　こうしたモデルを使用することで達成される顕著な成果にもかかわらず，いくつかの危険信号を見逃すわけにはいかない。公式モデルは，完成されたものとみなされやすく，目標に達成する手段というよりも，それ自体が目標とみられがちである。モデルとは，1つの抽象概念であるが，ときとしてかなり現実的で具体的なものとして扱われる。つまり，具象化されるのである。たとえば看護師たちは時々，「職務内容説明書の100%，もしくは98%」を達成したと伝えられる。職務内容説明書によっては良い看護が持つ無数の側面をほとんど把握できないというのに，職務内容説明書の記述をまっとうすることが，完成された，良い看護師であることだとみなす傾向がある。

　さらに，職務内容説明書は量的評価が可能な行動を文書化したものであり，思いやりや感受性といった看護の重要な側面でありながら計測が困難なものは，ほとんど最初から除外されている。加えて，熟練した実践のトレードマークの1つはその偶発的な性質なのである。つまり，説明書に書かれた手近な典型的状況ではなく，特定の状況に応じて行動が取られるのである。まさにその性質ゆえに，この柔軟性や状況依存性は公式モデルでは予測する

ことができないのである。

　もう1つの危険性は，職務内容説明書といった公式モデルは看護師の自律を増やす新しい行動に道をひらくかもしれないが，いったんこれらの行動が習得されると，自律性を詳細に説明すること自体が自律性の尊重と矛盾するようになる※。むしろ，自律性の多くは，言語化されず特定化もされない多様な手段によって目標を実現する自由に由来するのである。

　熟練度が不足している個人にとって，公式モデルは，不足している知識と経験の代用として機能してくれる。公式モデルは専門職集団の熟練不足を補うことができるのと同様に，個々の看護師の不十分な知識や経験も補うことができる。公式モデルはこれまで経験したことのない状況下で何をすればよいのか詳細に説明しているので，教育ガイドとして不可欠である。公式モデルは，行動を要素に分解して関連するルールを提示することで，経験不足の看護師が新たな役割を引き受け，比較的安全に行動することを可能にする。あるいは，それを望んでつくられるのである。ケアの基準，手順マニュアルおよびプロトコルはこの範疇に入る。

　　例：私が観察した経験を積んだ看護師の何人かは，その病棟で取り扱う乳房切除術や主要な腹部外科の手術あるいはヘルニア修復術といった主な手術のための「ケアの基準」の文書化に参与していた。彼らはみずからの経験と参考文献を基に，ある特定のタイプの手術を受けた患者をケアするときに起こる典型的な問題や，取るべき行動を順を追って書いていった。彼らが作成した基準は，どのような徴候(感染や疼痛)に留意し，どのような典型的な問題が予測され，同時に特定の問題に直面したときどのように対処するのかを指摘している。新人看護師もしくは「フロートナース」(特定の病棟に属していないヘルプ要員)は，これらの基準を読んで，ある状況でなすべきことの概要には見当をつけることができる。

　このような「ケアの基準」や類似のモデルが，初心者や「フロートナース」だけでなく，もっと経験を積んだ看護師の行動のガイドにもなってしま

※この考え方を提供してくれた Elizabeth Colson 博士に感謝する．

うということを銘記しておくことは，きわめて重要である。そのようなモデルは，人と同様，文化とケアの基準の運搬人になる(Gordon, 1981)。言い換えると，公式モデルはしばしば教育ガイドであり，看護師の社会化や評価において重要な役割を果たす。公式モデルは，看護職員が下す現在進行形の判断にある程度は取って代わるのである。

　こうした知識の具体化には明らかにいくらかの利点がある。新人が読んで行動に移すことができるように看護知識を文書化することで，公式モデルが，その場にいないかもしれない指導役の看護職員の代わりを務めてくれる。達人看護師がいなくなっても，公式モデルによって看護の専門的技能が継承されていく。たとえば，公式モデルがあることで，異なる病棟間で看護師を交換することができ，ほんの一握りの看護師に知識が偏在する代わりに多種多様な看護師が同じ役割を引き受けて比較的安全にそれを実践できる。看護師の退職や人手不足，長年の経験が教えるものへの認識の欠落に直面したとき，病院という場ではこういった互換性が非常に高い価値を持つことが多い。

　この文書化された看護知識は，新人だけでなく，もっと経験を積んだ看護師にとっても記憶のバックアップとなる。達人看護師たちは，同時に多くのことを配慮しなければならないことがよくあり，そのために何かを忘れるということもある。実際，多くの達人看護師たちは，そのような場合の安全策として「ケアの基準」が役立つと感じていた。バックアップリストを持つことで，彼らはあらゆることを記憶しておく必要がなくなるのだ。

　しかしながら，熟練度の不足を補うために公式モデルを用いるのに伴う危険性は，公式モデルが新人，一人前，中堅，達人レベルの看護師を区別していないことである。この区別のなさは，看護師たちにとって侮辱的か不適切になり得るのである。

　例：看護ケアプランは，個々の看護師が識別した典型的な問題に対する「ケアの基準」と，それら識別された問題に基づいた看護指示の両方から構成されている。たとえば，抑うつと特定された患者に対しては，勤務帯の看護師がX時間ごとに患者をチェックし，彼/彼女の感情を「表に出す」機会を与える，と

いう看護指示が出される。この指示には，患者が特定の看護師には感情を「表に出し」たくないかもしれないことは配慮されていない。問題はそれだけではない。ある経験を積んだ看護師のこうした看護指示に対する反応をわかりやすく言い換えると，「規則で抑うつの患者のところに行くように命じられるのは不愉快です。命じられなくても，私自身の気遣いから，自分で進んで患者のところに行きます。規則に縛られる必要はありません」ということである。

典型的な状況に合わせてつくられた看護指示は，1人ひとりの患者の個別のニーズや希望に合わせたものではなく，看護師の特殊性に合わせたものでもない。看護指示は安定した患者ケアの状況に適しており，急性期の急激に変化する患者ケアの状況にはあまり適していない。さらに，看護指示は，一般的に実践する者がほとんど知識を持っていないことを前提にしている。何をすべきかをすでに知っていて，看護の基準には書かれていない患者状況の細かいニュアンスを識別できる看護師にとっては，看護指示は侮辱的かもしれない。

同様に，公式モデルは，通常最も低い一般水準を基にして作成されるので，最高の専門的技能を持つ看護師を遠ざけ，彼らのやる気をそぐかもしれない。実際，公式モデルというものは没個性的で，「看護師はしょせん看護師」というアプローチをとっている。看護は，専門的技能の差別化をはかり，医師の指示へ服従する立場を乗り越え，もっと自律的で責任ある立場に立とうとしている。したがって，看護には，看護師の判断力を制限する傾向のある規則を増やすことで，没個性化と規則への服従を強化するような余裕はないのである。

看護行動を明示的に要素ごとに詳述する危険性はさらにある。公式モデルは複雑な状況を取り扱いやすい細かい断片にまで分解することもできるが，あまりにも数多くの断片に分解してしまったためにかえって取り扱いができなくなってしまうことがある。何事も常識とみなさず，徹底的に綿密であろうと試みると，公式モデルはそれを使う看護師が圧倒されるほどの網羅的なリストになってしまう。

例：いくつかの患者ケア手順についての看護指示書は数ページに及んでいた。

順を追って書かれている創傷ケアの患者教育プランは，一人前レベルの看護師でさえもしばしば圧倒されて自信を失う。ケアプラン通りに患者のドレッシング交換をするのが難しいと何人かの看護師が繰り返し苦情を申し立てたとき，看護師長はケアプランをチェックしにいき自分でドレッシングを交換してみた。ところが，彼女自身も手順書のページ数にびっくりし，うろたえてしまった。彼女にとっては慣れ親しんでいる手順であるが，それを理解し，何をするべきかがわかるまで，彼女は数回読み返さなければならなかった。結局，それは書いてあるほど難しいものではなかった。彼女は，新人看護師もベテラン看護師も次から次と続く「べからず集」の山に圧倒されたのは当然だと思った。

言い換えると，行動をあまりにも詳細に説明すると，複雑さが減るというよりむしろ増えたように感じるのである。哲学では，これを無限後退の問題 (Dreyfus, 1979) と呼ぶ。つまり，常識とみなされていることを明白に詳しく説明するたびに，私たちはまたしても詳しく説明する必要がある別の前提に直面するのである。

難しい分野の道案内

簡潔明瞭に書かれた公式モデルは，感情的に困難で圧倒されそうな領域では，方向性を示してくれるコンパスのようなガイドの役割を果たすことができる。この意味では，公式モデルは感情的に困難な状況にコーピングする方法を提供してくれるのである。

> 例：新人看護師は死にゆく患者に初めて遭遇し，その経験にいささか圧倒されていた。彼女のために行われた患者カンファレンスで，彼女とそのほかの看護師たちは，キュブラー-ロス Kübler-Ross の悲嘆の過程のモデルを紹介された。グループは，患者と看護師それぞれの段階を特定した。その結果，新人看護師は，自分が直面している状況を以前よりもはっきりと理解することができたのである。

しかし，ここでの危険性は，複雑な状況への対処として，過度の単純化や遮断に近い説明や方法を提供していることである。

> 例：前述した例で，この新人看護師は Kübler-Ross の悲嘆の過程のなかで

「取引」と呼ばれる段階にあると特定された。彼女は，患者のためのさらなる希望のために積極的に交渉している段階にあると特定された。しかし，私は彼女と言葉を交わし，彼女が患者にかかわるのを観察していたので，彼女の感情がはるかにそれ以上のものであり，段階に特定するのはひどい単純化で，彼女の経験の大部分をまとめて放棄し，大急ぎで彼女を「段階」に分類整理したというふうに感じた。

このように，人はコインの反対側の面も見る。万華鏡のように無数の側面をモデルでの選択された数だけの変数に削減することで，公式モデルは実際の状況の複雑さを圧縮し管理されたものにする可能性がある。このような単純化が望ましい場合もあるが，ときには複雑さは不可欠である。とりわけ，死にゆく患者のケアといった繊細さを要する状況では，公式モデルは深い理解のために心を開くというよりそれを閉じてしまい，したがって，曖昧で脆弱なかかわりの代わりに確信や自己統制の錯覚を与えるのである。患者を援助するときには，時々かかわりを持つことや複雑さに対して心を開くことが不可欠なのである。公式モデルの還元主義※は，単純化と秩序のどちらにもなり得る。しかし，それを過度に行ったり，あるいは誤った状況で用いると，状況の重要な側面を覆い隠したり除外したりしてしまうことになる。

コンセンサスと標準化のための基盤としての公式モデル

ここまで，公式モデルが，いかに地図または知識の代用として機能できるかを見てきた。第2の主要な活用方法は，均一的な看護の基礎および理想像の説明書としてのものである。これらのモデルは規範的行動のガイドとなり，看護師間の相違や共通の理解が欠落しているときに行動を標準化するのを助けることができる。

社会集団は，個人としてのニーズと集団としてのニーズの両方を満たすために，何が重要で，どのように行動するか，というコンセンサスを必要とする。最も一般的な供給源は，共通の人生経験，つまり時間をともに過ごすこ

※訳者注：reductionism（哲学）還元主義とは，ある領域における言明や概念をより基本的と見なされる別の領域の言明や概念に翻訳するプログラムや手順．

とである。概して，共通の人生経験を持つ社会集団は，その構成員全員が暗黙の了解をしている相互主観的な意味(Taylor, 1971)を多く蓄えている。構成員のあいだでは，実践やその解釈，価値観についてコンセンサスと理解が得られる公算は大きいが，それは社会的相互作用の反復の結果である。

しかし歴史を共有せず，個人的背景も多様であるのに，短期間のみ一緒に仕事をしなければならず，本人たちも短期間しか働かないつもりの集団の場合はどうだろう。あるいは，これまで共有していた背景がもはや適切ではなくなってしまった，といった文化的変容に直面している集団の場合はどうだろうか。このような状況では，公式モデルはコンセンサスの基盤，全員が従うことができる行動の青写真または基準を提供してくれる。したがって，共通の経験や知識に基づく"暗黙の"了解に頼ることができない場合は，全員が読み，従うことを期待されている行動を記述した公式モデルによる"明示的な"了解に頼ることになる。この重要な使い方では，公式モデルは，実践と意味を共有することの代用を果たしているのである。

　例：病棟の職務内容説明書は，新しい行動のモデルになるよう周到に書かれていた。しかし，それは明らかにモデルあるいは地図以上のものだった。それらは看護師全員がそれによって評価される新しい基準，普遍的な基準だった。これを可能にするために，職務内容説明書は「患者に根拠を伝える」といった量的評価が可能な行動の説明として公式に記述されていた。ここで要請されている多くの行動の目新しさは，共通の了解という背景の欠如を示している。看護師たちは，多くの場合，全くこれらの行動を実行した経験がなかった。集団の理想あるいは規範となる共通の経験が背景にないので，職務内容説明書はさまざまな背景を持つ人々が従うよう期待される基準を提供した。この説明書が示唆する理想像は，科学的で自律的そして責任ある合理的実践に特徴づけられる専門職としての看護である。行動の説明書，つまりモデルは，行動の中でのこの理想の実現を要請していたのである。

意味や期待や価値観を明示することによってより深い理解が可能になるのだし，そうすることでさらに明瞭さが増すのであり，共通の理解があったとしても物事を明示的に詳しく説明することが望ましいのである，という議論も成り立つだろう。しかし，明示された説明書は暗黙の了解の重要な代用品

ではあるけれども，それらは同じものではない。公式の明示された説明書は意味を固定化し，暗黙の了解で伝わるような解釈の微妙なニュアンスの余地がない。意味を明確に説明するのは時間のかかることでもある。家族のあいだで交わされるたぐいのコミュニケーションでは，一瞥または一言が，「千の言葉」に値するのであって，互いに精通した背景がないとそのようなことは到底不可能である。もし，そういった背景があったうえで「千の言葉」を詳しく記述しようとしても，問題に直面するだろう。言葉に置き換えられるものは限られているからである。職務内容説明書(と新しい臨床の昇進システム)を書くのに優に3年を費やしても，得るものはない。ケアの基準を書くのに数年を費やしたこともまた然りである。

基準としての，またコンセンサスと評価の基盤としての公式モデルに頼ることの今1つの懸念は，過度の均一性を要求する危険性である。モデルに規定された行動の狭い選択肢だけを追及し，行為者の自由を奪うような均一性を期待するのは実に容易なことなのだ。

モデルの誤った用い方

すでに概説したように，公式モデルは非常にパワーがあり，状況によっては不可欠なものになり得る。しかし，看護界そして概してアメリカ社会では過度で盲目的な公式モデルへの依存があるため，公式モデルを誤って用いている例をもっと掘り下げて考察してみることが重要である。ここでも，いくつかの観察例をあげてみよう。

不測の事態を標準化し，規則を判断の代用にすること

看護師は，ケアを提供するときに多数の複雑な意思決定に直面する。プロトコルを書き上げれば，たとえ能率的でなくても，安全な方法で行動を標準化することで，判断を回避することができる。しかし，プルトコルや公式は，状況によっては判断の代用にはならないし，判断のために必要な状況理解の代用にもならない。

例：私が観察をした病棟で，新人看護師はその病棟の勤務になって7，8週間後にチャージナース（リーダー）の役割を学んだ。最初は指導者の監視のもとで，後は指導者なしである。何人かの看護師は，この役割の数多い要求をこなすのに当初から引き続いて困難を覚えていた。こういった困難を軽減するために，1人の看護師がリーダーの役割についてプロトコルをつくり，リーダーが行わねばならないことを書き出した。このマスターリストは，覚えていなければならないことの包括的な備忘録ではあるが，状況ごとあるいは要求ごとに優先順位をつけることはできない。また，それは適切さをアセスメントすることはできないし，問題が発生する前にそれを予測することはできない。またたとえばどの看護師がどの特定の時間に助けを必要とするかを教える，などといった新人看護師への解釈を与えてあげることはできないのだ。プロトコルは，効果的なリーダーの業務に欠かせない，「全体として病棟を見る」といった感覚を看護師に与えることはできないのである。

同様に，申し送りも新人看護師にとって学ぶのが困難な業務であることがわかった。申し送りで申し送ることを標準化する試みがときになされているが，良い申し送りというものは決して標準化できない。良い申し送りの本質とは，次の勤務帯で起こる問題を予測するだけでなく，本質的な情報のみを伝えることだからだ。こうした理由で，たとえばバイタルサインも場合によっては必ずしも重要であるとは限らない。あるケースでは生命にかかわる重要な情報であっても，別のケースではほとんど重要ではない。食事，輸液，「摂取量と排出量」，およびその他の情報についても同じことが言える。良い申し送りでは，患者のケアをするために知っておくべき最も重要な情報が選定される。選定するのであって，あらかじめ情報を選んでおくのではない。選定するためには，看護師はその患者の一般状態を理解している必要がある。

上のどちらの例でも，これらの看護師たちは良い申し送りと悪い申し送り，リーダーの役割の良い業務遂行と悪いものの違いがよくわかっていた。しかし，私が思うには，新人看護師の業務理解の速度を早めるプレッシャーのために，彼らは，助けにはなるが決して答えにはなり得ない公式モデルへ方向転換したのだろう。おそらくその答えは，良い申し送りができ，良いリーダーになるには状況をよく把握する必要がある，という事実を知るなかに存在するのだろう。しかも多分，新人看護師にそうした業務を単独で行わせる以前に，もっと時間を与えるべきだということだろう。

公式モデルを使っても判断を回避することはできない。ケアの基準は看護

知識を蓄え，手順の段階を公式化してきたが，それらは典型的な状況，つまり特定の患者ではなく平均的な患者に合わせてつくられている。したがって，ある状況がモデルの適用に適切かどうかの認識と解釈は，依然として個々の看護師の判断次第なのである。

　　例：標準ケアプランでは，一般腹部外科の術後の患者の典型的な問題として「疼痛」を指定している。けれども，どのような要素が問題レベルの疼痛になるのかをケアプランは特定していないし，ことに患者の反応の範囲を考えると特定することは不可能である。たしかにある程度の痛みはすべての患者が経験する。しかし，どの時点から問題となるのだろうか。明らかに，その点は解釈をするしかないのである。術後の疼痛管理には，患者への与薬が過少にも過剰にもならないようにすばやい判断が必要だ。私が観察した結果，患者の疼痛や不快感の忍耐の範囲がまだわかっていない新人看護師は，時々，鎮痛薬の必要性を誤って判断していた。これを見ると，公式モデルはそれを使う人のレベル程度しか有用でないことがわかる。

秩序とコントロールを達成するために，公式モデルと規則に過剰に頼ること

　手順，基準そして規則は，状況に秩序と指針をもたらし，安全な行動の一般的な保証を提供する。しかし，それらは，しばしばほのめかされているように，決して「質の高いケア」を保証しているわけではない。

　　例Ⅰ：多数の新人看護師を受け入れ，彼らに安全で良いケアを提供する方法を教えようとして，病棟はしばしば大きなストレスを経験した。看護師のリーダーらは必死で「質の高い看護ケア」を提供したいと願い，ケアプランや看護記録を書くことと，正確に記録し，その他の基準を満たすことの必要性を繰り返し強調した。その病棟では，時々これらの公式の基準を満たすことが与えるケアの質と同一視されていたと私は思う。しかし，こういった外的基準では，それらは安全なケアの保障を意図しているものの，個々の看護師が実際に行う患者ケアの質をとらえることは決してできないのである。事実，多くの看護師は時間がなくなるとケアプランを無視していた。看護師のなかには，忙しい時間帯に病棟を管理したり人手不足のなかで患者に良いケアを提供したりしていることを評価してもらえないと不満をもらす者もいた。そして，公式のケアプ

ランでは，彼らのケアを取り巻く環境に注意が払われていないと言うのだ。時々最も重要なのは記録をとることや公式ルールを満たすことではないかと感じる，という者もいた。

　例Ⅱ：こうした病棟環境での職務内容説明書や同僚評価の中身を調べると，看護師の文書作成能力が非常に強調されていることがわかる。例としては，良い看護記録をとって記録すること，ケアプランを作成すること，そしてSOAPのチャート記入などである。このような看護師のより公式化された特性が良い看護師という評価につながり，思いやりやタイミング，そして患者の変化を早期に察知するといった特性や行動が見過ごされている。

　ルールに従うことは，初心者や経験不足の者にとってはきわめて重要であるものの，たった1つのタイプの秩序を提供するだけであり，決して最良の方法ではない。ルールに頼らなくても私たちは秩序を持つことができる(Dreyfus, 1979)。それは，実践者の具体的な意図や関心の観点から具体的な状況をアセスメントすることで得られる秩序である。この秩序は，実践者の関心，状況解釈，実践者と状況にとって適切な行動，これらの調和から生まれるものであり，ホリスティックな方法で把握されるものである。不必要なものが削除されるために，行動は能率的になる。これは公式モデルではあり得ないことだ。

　私が観察していた病棟で時々起こっていたことだと思うのだが，秩序と「質の高いケア」がルールに従うことと同一視されると，ドレイファスの技能習得モデルで述べられている一人前レベルの技能が理想的だと定義されてしまったといえるかもしれない(Gordon, 1982)。しかし，達人に合わせた基準は，公式の明示的なルールとはかなり異なっているはずだ。さらに，公式モデルは，コントロールでき，確信できるという錯覚を与えることもある。公式モデルは安全なケアの基礎を提供するかもしれないが，それが必ずしも最良のケアとは限らないのだ。この違いを忘れてはならない。

意味を不可解にする

　公式モデルや公式用語に過剰に頼ることのさらなる危険は，「不可解になること」である。話し言葉と思考があまりにもスローガン化され公式化され

たために，非常に狭義の，疑問の余地がない会話が交わされるようになり，行為者にとっての実際の状況の複雑さが覆い隠されてしまうのである。こういったことは，複雑で要求の多い状況では，看護師にとってしばしば必要な機能となるが，それに伴う危険を予知しておかねばならないし，限界も知っておかねばならない。実際にはその意味を知らないのに知っていると思っていたり，意味があまりにも一般化してしまったために無意味になってしまったりする危険もある。

例：2人の達人看護師を，それぞれ2か月ずつ観察してから私はその観察記録を書き上げた。とくに，この2人の達人看護師が，いかに異なる看護実践をしていたかについて書いた。1人は大変積極的な人で，迫力があった。もう1人は，控えめで目立たない人で自分の力を強調するというより，見えないところで力になってくれるタイプの人だった。どちらの看護師もよく知っているリーダーの看護師と，2人の何が特別なのかを話し合ったとき，リーダーは，2人とも「心理―社会的技能」が優れていると言った。しかしながら，2人の達人看護師をともに「心理―社会的技能」が優れているという一般的な特性分類で括ってしまうことは，これらの看護師の微妙な技能にレッテルを貼り，それを見えにくくしてしまうことになり，優れた看護を評価することへのひどい仕打ちだと私には思われた。「心理―社会的」という用語は，あまりにも多くの意味を持つようになったために，ほとんど意味をなさなくなっている。看護師が患者あるいは患者の関心事といかにかかわるか，という明らかに生物学的ではないことを説明する程度の用語になってしまったのである。この重要な概念が，このように頻繁に，ありふれた用い方をされると，意味や微妙なところがほとんど失われてしまう。

要約

看護における公式モデルの使用は高く評価されているようなので，私は公式モデルに過剰に頼ることの危険性のいくつかをまとめておきたい。
(1) 具象化：モデルを現実と同等とみなす。
(2) 公式化できない特性を切り捨てたり，低く評価したりする。
(3) 看護の自律という目標と矛盾する，行動の規定化。

(4) 公式モデルは経験不足の看護師を対象とするので，経験を積んだ看護師が疎外されてやりがいを失う。
(5) あまりにも詳しく説明を書き過ぎると，助けになるよりも読む者を圧倒する。
(6) 複雑な状況を過度に単純化する。
(7) 過剰な均一性の要求：すべての人に同じ基準を用いることは，ある特定の基準に合わせた過剰な均一性を要求することになる。
(8) 患者状況のニュアンスや，とりわけ看護師に対する鈍感さ：公式の説明書は，特定のものではなく典型的なもののために書かれている。
(9) ルールに従うことと，判断の必要性との混乱
(10) 意味を不可解にする：話し言葉がスローガン化されてしまったために，意味が取るに足らない，狭義のものになる。

　この研究から私たちは何を学ぶことができるだろうか。まず，公式モデルの機能は，状況と使用者の意図次第である。還元主義，要素ごとのアプローチ，明示性，客観性，といった公式モデルの特性は，ある状況ではまさに求められるものである。しかし別の場合には，それらは使用者の目標や意図に反して機能する。たとえば，「看護指示」を通して看護行為を規定したり，職務内容説明書を入念にしたりすることで，間接的に看護師の自律を制限してしまうのである。

　公式モデルは慎重に用いることが重要であるということだけではなく，相関的，不測的，言語化が不可能，ホリスティック，または直観的，といった公式化が不可能な特性を犠牲にしてまで，公式モデルとその特性を過大評価しないようにすることが重要である。この危険性は，私たちの社会における支配的な認識論的伝統と公式化や公式モデルによって発展している科学モデルによって，いっそう拍車がかけられている。

　専門職としての地位，自律，より有効な患者ケア，そしてより広範な認知・承認を求めて看護は努力を重ねているところだが，そうした看護のゴールに至る道として公式モデルに過度に依存することで，これまでの看護に欠けていた(公式モデルの)いくつかの特性を信頼しすぎたり，理想化したりすることには警戒しなければならない。看護は医学や硬直した組織体制がもた

らすさまざまな制約に対処していかねばならないのに，看護師たちがその一方で，ことに自由や成長の名の下に新たな制約をみずからに課す余裕などないのである。公式モデルは，多くの場合自転車の補助輪と見なそうではないか。安全に初めて自転車に乗るときには不可欠だが，いったん優れた技能を身につけたら不必要で，自由を縛るものになる。モデルを現実と混同しないでおこう。そして，モデルは道具にすぎず，模範ではない，ということを忘れないでおこう[※]。

[※] 筆者はこの調査に惜しみなく協力してくれた多くの看護師の皆さん，そしてE. L. Brown博士およびP. Benner博士から知的な援助および編集上の援助をいただいたことに感謝する．

エルカミノ病院における
スタッフナースIII評価の実施

Implementation of Staff Nurse III
at El Camino Hospital

Ann Huntsman, R. N., M. S.
Janet Reiss Lederer, R. N., M. S.
Elaine M. Peterman, R. N., B. S.

　ベナーが述べているように,「経験を積んだ看護師が評価され,報われ,臨床にとどまるとともに,彼らの実践が適切に描写され,記録されることが,患者ケアの質の向上の第一歩である*」。カリフォルニア州マウンテンビューのエルカミノ病院では,熟練度の高い臨床看護実践を評価するクリニカルラダー(臨床昇進システム)をつくり上げたいと考えた。ここでは,そうしたプログラムがどのように開発され,実施されたかについて述べる。

　さまざまな看護の分野を代表する人々からなるタスクフォースがつくられた。メンバーは,スタッフナース,臨床指導者,コーディネーター,看護師長および看護教育部長などである。AMICAE**プロジェクトの共同責任者がコンサルタントとして参加した。タスクフォースのメンバーのうち2名はAMICAEプロジェクトのインタビューに参加しており,そのときにみずからの看護介入によって効果が上がった経験について語っていた。

　私たちは,経験を積んだ看護師の介入が効果を与えた臨床状況を説明するというアプローチに熱意を抱いていた。AMICAEプロジェクトで優れた看護実践だと認められた事例を再検討したのち,そうした事例の枠組みを基

※Benner, Patricia, "From Novice to Expert" Am. J. Nursing 82: 402-407, March 1982
※※AMICAE, Achieving Methods of Intra-professional Consensus, Assessment and Evaluation.(専門職内におけるコンセンサス,アセスメントおよび評価の方法の作成)は,サンフランシスコ湾岸地区の7つの看護学校の新卒看護師の評価に関する研究であり,連邦政府の資金提供を受けて行われた。また,この研究では達人臨床看護師の実践の観察と記述も行われた。

に，タスクフォースはスタッフナースIII(SNIII)の説明書を作った。また，同僚評価用のSNIII審査の資料の一部は，文書で自分が行った最良の仕事の事例を表現したものである〔スタッフナースIは新人レベル。雇用後1年(学士号を持つナースは6か月)でスタッフナースIIに昇級する〕。看護過程が，エルカミノ病院の登録看護師の職務内容説明書のもとになっている。

コンサルタントが進行役となり，タスクフォースは4か月にわたって終日のワークショップを行った。私たちは，さまざまなアイデアをブレーンストームし，優れた看護実践を評価するための信頼のおけるプロセスを開発するという課題にまつわる熱心な討論を行った。1つの争点は，いったん評価された実践が持続されることを保障するプロセスをどのようにしてつくり上げるか，ということであった。もう1つの争点は，SNIIIへの昇級資格を得られない看護師が多いのではないか，ということであった。この問題は，ほかの同僚たちよりも優れた実践を行っている看護師たちは報われる必要がある，という長い討論の結果解決した。

SNIIIの資格の説明の主な要素は，一般要件と4つの責任分野から成っていた。それらは，患者に対する責任，看護知識を深める責任，自分自身と同僚の成長への責任，および病棟と組織に対する責任である。

プロジェクトの2回の休止期間の間に，批評とコメントを求めるために，すべての看護師長，コーディネーター，院内教育指導者にSNIIIの資格要件の草案を送った。そして，彼らの提案は最終的なSNIIIの資格説明に組み込まれた。2つの同僚評価委員会の委員として選ばれた看護師たちは，終日ワークショップにおいてSNIIIの応募のプロセスと，そのプロセスにおける彼らの責任についてオリエンテーションを受けた。

同僚評価プロセス

同僚評価は，候補者を評価してSNIIIに昇級させる方法であり，次の3つの目的達成のための客観的な手段を提供するものである。
(1) SNIIIの候補者に，臨床実践の評価をフィードバックする。
(2) 高度の技能と知識を持つ臨床家を評価する。

(3) 看護師の専門職としてのアセスメントと説明責任が全うされるようなシステムをつくっていく。

　同僚評価委員会の委員は，最低1年の任期で，副看護部長によって任命される。任命は，委員の継続と交代のどちらも考慮に入れたものだった。それぞれの委員会は，看護コーディネーター1名，看護師長1名，進行役を務める院内教育指導者が1名，そして異なる臨床分野のSNⅢ3名で構成される。こうした委員会の構成は，候補者の看護実践の査定に対して，さまざまな角度からの均整の取れたアプローチを提供する。

　委員会は，SNⅢ候補者の審査のために年4回集まる。昇級推薦を行うのに用いられる唯一のデータは，候補者のプロファイル資料と面接審査(インタビュー)である。したがって，プロファイル資料が候補者の看護実践の質を明確に反映していればいるほど，委員会は効率的に推薦を決めることができる。資料の内容は次の通りである。

・候補者が一般要件を満たしていることを記入した応募用紙，および教育的背景の文書
・前回受けた審査の査定
・職務内容説明書に示されている各責任分野における実践の自己評価，および専門職としての短期および長期目標の説明
・職務内容説明書に特定されている責任分野の中から候補者が選んだ分野での，保証人による候補者の評価。保証人は，師長あるいは副師長1名と同僚1名の2人
・候補者の最善の仕事ぶりを反映している臨床状況の叙述的記述(体験談形式で書かれた事例)
・委員会活動もしくは特別プロジェクトへの参加を証明する文書
・候補者の業務の質を反映している資料。たとえば，看護ケアプラン，看護記録，プロジェクト活動
・候補者が選んだ同僚からの照会状(任意)

　客観性を保ち偏見を少なくするために，面接審査に先立ってそれぞれの委員は別々に候補者の資料に目を通す。資料の内容とそこから受けた印象は極秘である。

委員は，書類審査中に面接の際に候補者に質問したいことを書き留めておく。系統的で一貫性のある書類審査ができるように，コメントや質問，印象などを記入するためのワークシートとして使用する書式がつくられた。このワークシートは，面接前と面接中に個々の委員の参考資料として用いられる。

　昇級申請の一環として，候補者は45分間の面接を受けなければならない。面接の前から面接中，そして面接終了後の討議を通して，院内教育指導者が進行役としてグループ審査の進行をはかる。質問をしない委員の沈黙を候補者が否定的な判断と解釈することがわかったので，私たちは面接審査を行うチームの委員全員が，少なくとも1回は候補者に質問することが重要だと悟った。

　私たちは，くつろげる椅子やソファー，小さなテーブルのあるくだけた雰囲気の部屋を面接の場として選び，ゆったりした雰囲気をつくるように工夫した。コーヒーも出される。面接は定刻に始まり，候補者が定刻より早く到着したときのために面接室の外に椅子が用意されている。

　候補者が着席すると紹介が行われる。それぞれの面接官が自分の名前，肩書，専門分野を述べる。次いで院内教育指導者が，暖かく親しみのある態度で候補者に面接の手順を説明する。候補者は面接で緊張することが多いので，私たちは候補者に対する話し方や身振りを通して協力的な雰囲気をつくるように心がける。面接の手順を説明するときには，候補者が提出したプロファイル資料のなかの肯定的なところを常に強調するようにする。候補者には質問やコメントに答えるための時間が十分与えられる。また質問や自分の回答への反応が不明瞭なときには遠慮なく尋ねるように助言される。また候補者は，SNⅢレベルの実践能力を例示する臨床事例の体験談を語るようにいわれる。その体験談は看護実践の質と患者への深いかかわりを描写するものでなければならない。面接官は，候補者の実践のレベルをさらにしっかりと確定するために，その体験談の局面をはっきりさせるように求めたり，探りを入れる質問をしたりしてもよい。

　以下にそうした体験談の例を3つ紹介する。

臨床状況の体験談

Kathy Brown, R. N.

　私はCCUの午後の勤務で，そう複雑でない3人の患者の受け持ちでした。そして午後4時にもう1人の患者を第4病棟に移すように頼まれました。日勤者はとても忙しかったのです。私は転棟予定の患者を手早くチェックしてから，担当の3人の患者をみようと思いました。私はこの週末にM氏のケアをしていたし，彼のことはよく知っていると思っていたので，ちょっとドアから覗いて，「こんにちは，あとで戻りますから」と声をかけました。けれども，何かがおかしいと感じたのです。彼は脇に崩れるように座っており息苦しそうでした。でも顔色は大丈夫でした。私はそこにとどまり，彼が午後4時の転棟を承知していることを確認しました。転棟サマリーはすでに書かれており，書類は準備でき，荷物は詰められ，「あとは彼を車椅子に乗せて廊下を押していくだけ」という状態でした。私は当初の計画を変更し，他の3人をすばやくチェックし(血圧と脈拍は安定，痛みなし)，そして，昨日からM氏に何があったのかを知るために経過記録をじっくり読むことにしました。週末から医師たちが代わった以外は目新しいことはありませんでした。肺水腫はかなりよくなり，心筋梗塞は否定されていました。私はM氏をもっと注意してアセスメントすることに決め，他の3人の「本来の患者」を担当していなければどんなに助かっただろう，と思いました。私は副師長に，M氏のことが気にかかるので他の患者を見てほしいことと，M氏の転棟を遅らせてほしいことを頼みました。バイタルサインは，呼吸数が30を数えている以外に変化はありませんでした。肺のラ音はほんのわずかで，顔は青白く，胴体にはチアノーゼがあり，排尿量は少なく，脱力感がありました。痛みはとくにありませんでした。

　臨床的なエビデンスはほとんどなく，どちらかというと「直感」から私は担当医に電話し，観察したことと微妙な患者の変化を報告しました。担当医は手が離せなかったので，私は別の心臓専門医をつかまえ，その日の胸部X線写真では回復がみられていたものの，動脈血のガス分析をオーダーしてもらい，血液検査も加えてもらいました。心臓専門医はとりあえずM氏

の転棟を見合わせることに同意しました。私は副師長に相談して1人の患者を私の担当からはずしてくれるように頼みました。この患者は通常の転棟不安の徴候以上のものを示していましたが，私はその理由が今1つ的確につかめていなかったからです。

　私の「直感」を裏づける異常な検査結果が戻ってきたので，私は再び担当医を呼びました。医師は間もなくやってきて患者を診察し，肺塞栓，腎不全を伴う胸水の可能性があるとわかりました。午前1時に退勤する前に，私はM氏の胸腔穿刺と肺動脈造影の準備をしました。

　M氏はその後いくつかはっきりしない診断を受け，なかなかよくならず不安定な経過をたどりました。こうしたことは重症者のケアをする者が受け入れなければならない困難です。報われたと感じるのは，ことに気難しい医師が，私の患者アセスメントの鋭さと適切な行動に感謝してくれるときです。

臨床状況の体験談

Lucy Ann Nomura, R. N.

　スミス氏は70歳の男性で，癌のため腸切除を受けていました。彼は術後3日目にICUから外科病棟に移されました。私たちの病棟に来て最初の日，私は彼のケアを手伝い，彼が陽気で協力的だと感じました。これからお話しすることがあった日は私が彼の担当でした。夜間，彼は噴射するような嘔吐をしました。朝，腹部のX線を撮ったところ，腸に液体が貯留しており，胃管が挿入されました。その朝，私の最初のアセスメントでは，バイタルサインは著変なしでした（血圧110/70，体温37.8℃，脈拍100やや不整，呼吸数20）。腹部はわずかながら膨満しており，いくらか圧痛がありました。それから，彼の情動が鈍いことに気づきましたが，これは睡眠不足によるものではない，と私は思いました。

　妻が面会にやってきた際，夫が眠気を催すような与薬を私がしたかどうか尋ねてきたので，私の疑いがはっきりしました。私は家族に情報を伝えておくことが大切だと信じていますので，スミス夫人には，担当の医師と私が彼

女の夫の精神状態の変化に気づいていることを伝えて安心させ，今後の治療の予定を話しました。

その日の朝早く私はすでにスミス氏の担当医に私の懸念を報告していましたが，担当医はそれがスミス氏の脱水のせいで，点滴で水分を補給すれば臨床症状は改善すると考えていました。

午後早く，バイタルサインにわずかな変化がありました（血圧100/60，体温37.8℃，脈拍102，呼吸数20）。そして彼を覚醒させるのがさらに困難になりました。スミス氏に深刻な問題が起こっているのを直観しながら，私は潜行性の老人の敗血症についての文献を思い出しました。それによると，老人の潜行性の敗血症は，血圧はやや下がる程度か，下がらないこともあり，発熱は微熱で，ときには最も顕著な徴候は精神状態の変化である，ということです。私はもう一度担当医に電話して，最新のバイタルサインを伝え，点滴量を増やしたにもかかわらず排尿量が少ないことを報告しました。何らはっきりした徴候がないにもかかわらず，私のねばり強さとM氏への心配をはっきりと表に出したせいで担当医は病院に戻ってきました。私の勧めで彼は中心静脈ラインを入れ，一般血液検査を至急するように指示しました。その日の遅く，スミス氏は緊急手術となり，手術室に入りました。白血球数が増加し，反応がさらに鈍くなったからです。

翌日，担当医は，吻合部に漏れがあり，腹膜炎を起こしていたと私に教えてくれました。その際，医師は前日の私の洞察力のある看護ケアと注意力を持ち続けたことに感謝してくれました。

臨床状況の体験談

Janet Crowley, R. N.

私の患者は生後6週間のかなり太り気味の男児でした。彼は幽門狭窄で前日の夕方に手術を受けていました。医師からの術後の指示は次のようでした。「2時間待って，60 mlの経口用電解質溶液を与える。さらに母乳と半々で60 mlを与え，その後母乳を60 mlにし，以後適宜増量して直接授乳にする」。手術翌日の夕方，患児の経口摂取は順調で午後11時までに210 mlな

いし240 mlの水分を摂りました。午前12時になって入院後初めての排尿があり，60 mlの母乳を飲みましたが，飲んだもの全部とそれ以上の量を吐きました。夜中じゅう，患児は摂取したものすべてを吐き続けました。午前6時に患児は夜勤帯で摂取したよりもやや多い量を吐きました。患児の執刀医にそれが報告されると，経口摂取を続けるよう試み，嘔吐が続くようならば患児の小児科医に知らせる，という指示が出されました。

　私のアセスメントは，患児は意識清明，皮膚のツルゴール良好，および粘膜はやや湿潤，というものでした。私が体温を測定したときに患児は排尿しました。私は今のところ脱水はないと判断しました。けれどもこれほど頻繁に嘔吐し，摂取量が少ない状況では，患児はすぐに脱水になる可能性があります。

　幽門狭窄の患児を扱った経験から，たいていの患児は1回に60 mlの摂取は無理だと私はわかっていました。少量ずつ頻回に与えたほうが患児は吸収しやすいのです。私は経口用電解質溶液を30分毎に15 mlずつでスタートするという看護ケアプランにしました。患児がこれを3回吸収できたところで，私はゆっくりと母乳へと進めていきました。経口摂取の後は患児を乳児用の椅子に右側臥位で寝かせました。私の勤務時間の終わりには，患児は毎時間母乳を30 ml摂ることができるようになりました。150 ml飲んで嘔吐せずにおさまり，嘔吐は20 mlくらいだけでした。患児は準夜勤帯も順調で，翌日退院しました。

　私がこの例を選んだ理由は，看護の過程を最もよく示していると思ったからです。不必要な処置をすることもなく，コストもかけずに，患児は早期に健康を回復しました。脱水にもならず，点滴も必要ありませんでした。

　面接官たちが，結論に達するために必要なすべての側面からの質問をいったんし終えたら，面接は終了する。委員たちは面接の結果を十分に検討し，合意のうえで候補者の等級の推薦を作成，副看護部長に提出する。副看護部長は最終決定を下し，面接後10日以内（週末を含まない）に候補者に書面で通知する。もし副看護部長が候補者のプロファイル資料と面接をしたグルー

プの書面による報告に目を通したあとで，疑問あるいは懸念があれば，委員会のメンバーと会ってさらに情報を求める。

予期されたことであるが，面接審査のシステムの「弱点」のいくつかが表面化した。1つは先入観であり，もう1つは合意に到達するという問題である。

候補者のことを全く個人的に知らない人だけを面接審査のメンバーに選ぶことは不可能である。SNⅢの地位を求める候補者は，病院の委員会を通じて，あるいは臨床の同僚として，たいてい面接官の何人かと面識があるからである。このため，（肯定的にせよ否定的にせよ）先入観という要素が決定に含まれる可能性がある。面接審査に続いて行われる討議では，決定に先入観といった変数が入り込むことを面接官が承知しておくように，これらの先入観について注意が喚起される。6人の看護師が候補者を面接審査するので，その候補者を個人的に知らないメンバーの意見を尊重するというグループの努力によって先入観は減少していると私たちは考えている。先入観が意思決定の障害になっていると委員会がみなした場合はいつでも，別のグループにその候補者の書類審査と面接審査を実施してもらうよう依頼する。決定は合意による。委員全員が推薦に同意しなければならない。

同僚評価面接審査は，新規のSNⅢ候補者およびSNⅢの資格更新のために行われ，資格更新のための面接は1年おきに行われる。その間の年には，同僚評価プロセスに必要なのはプロファイル資料のみである。

組織への影響

昇級のために口頭と書面の両方で事例の提示を求める理由は，どちらか一方で別の方法よりも良い事例を提供する者がいると予測されたからである。時折この予測は現実になる。文書ですばらしい事例を提出した看護師が，緊張のために面接ではうまく受け答えできないことがあるし，その逆の場合もある。しかしながら，通常は文書のプロファイルで口頭での発表の良し悪しを予測することができる。

文書でのプロファイルの問題点は，候補者が自分の実践を書いた報告や管

理者による候補者の実践評価，また，大きな問題ではないが，同僚推薦者による候補者の実践評価に関連したものだった。一般的に看護師は「自画自賛する」とか自分自身を「売り込む」のは，口頭であれ書面上であれ，気が進まないということが判明した。実践レベルを描写する具体的な行動の例ではなく，普遍的な用語や職務内容説明書の受け売りで自分の実践を説明する看護師が多かった。クライアント（患者や家族）に対する責任について言及するときは，驚くべき数の候補者が第三人称で書いていた。同僚推薦者もまた，候補者の看護実践の記述では具体的でないことが多かった。

しかしながら，SNⅢの数が増加するにつれ，こうした状況は顕著に改善されてきた。すでに昇級している看護師が，今では昇級のために事例を準備している看護師を指導している。病院で結成した専門職看護師のあるグループは，臨床昇級のための準備を助ける正式のクラスを設立した。最初，SNⅢの人数枠には限りがあるのではないか，看護師の臨床事例から得られる専門的な利益よりも管理的事項が重要視されるのではないかといった疑念があったが，現在2年を経過して，看護師たちは必要条件を満たせば昇級できるという確信を持っている。今では候補者たちは第一人称で語るし，注意深く実際の事例を自分の実践から選んでいる。副産物としては，看護師が自分自身の実践を語るなかで，彼らの高度な臨床判断が評価されてきているということである。

SNⅢ候補者がプロファイル資料の作成と面接審査を準備する際の最も強力な情報源は，同僚評価委員会の委員であるSNⅢたちである。その他の情報源は自分が勤務している病棟の看護師長・副看護師長および/あるいは院内教育指導者である。

候補者の実践の評価の問題は，ここでも大半が管理者の側にあって，彼らはわかりやすく具体的に候補者の実践レベルを描写していなかった。評価のための書式はSNⅢの職務内容説明書の内容に準じていなかった。管理者による候補者の実践評価が委員会に出されても，委員会がそれに基づいて推薦できるような内容がないことがしばしばであった。

こうした同僚評価プロセスは，候補者の実践を評定する際には看護実践を具体的に描写する必要があるという認識を強めた。同僚評価委員会の看護師

長たちは，ほかの看護師長たちに指導を与え，副看護部長も，看護師長たちの実践評価の技術を向上させるために小グループによるワークショップを行っている．

要約

　優れた看護師がその実践のレベルをようやく評価されて報われるようになったのを目撃するのは，大変得るものが大きい経験であった．SNⅢに昇級した看護師にとって，SNⅢの名誉を与えられ，胸につけたSNⅢという名札が何を意味するか尋ねる患者にそれを説明することは，専門職として実り多く，誇らしいことである．経済面では，昇級によって5％の昇給になる．

　興味深いことに，同僚評価委員会の委員に指名されたSNⅢは，SNⅢプログラムの判定基準と水準を断固として維持しようとする．このプログラムの質を維持することは彼らにとって非常に重要なことなのである．

　自分たちが職場の看護実践に与える影響についてSNⅢの自覚が強まってきたことを示すいくつかの出来事があった．SNⅢがプリセプターやリソースナース，あるいは看護委員会の病棟代表として公的にコミュニケーションを取るときだけでなく，スタッフナース同士でくだけたコミュニケーションを取るときのどちらの場面でも，このような自覚がみられるようなっている．しばしばSNⅢが昇級の応募準備をする同僚を指導している．

　SNⅢ*への昇級を説明し公式化するという私たちの経験が，熟練した看護師を評価し，さらに進んで，達人レベルの臨床看護師とはどのようなものかを説明する，次の段階への胸躍る挑戦の基盤をつくったと確信している**．

※SNⅢの規定，応募および同僚評価の方法についてはエルカミノ病院の看護部を通じて入手できる．
※※AMICAEプロジェクト兼任理事であり，本プログラムの初期の開発のコンサルタントであったRuth Colavecchioに筆者として感謝を述べたい．

エクセレンスに焦点を当てる

Focus on Excellence

Jeanette Ullery, R. N., M. S. N.
アイダホ州ボイジー
マウンテン　ステイツ腫瘍研究所
聖ルカ地域メディカルセンター
院内教育部長

　スタッフナースの業績を認め，それに報いる必要性について書かれた文献は多いが，どのようにすれば良いのか実例をあげて説明しているものはほとんどない。聖ルカ地域メディカルセンターにおいて私たちはほかでは見られない刺激的なプログラムを開発したと確信している。そのプログラムは，スタッフの業績を評価すると同時に彼らの臨床知識の開発を援助し，看護実践で引き続き彼らがエクセレンスに向かって邁進するように援助するものである。

　1982年3月，「エクセレンスに焦点を当てる」と題するシンポジウムが聖ルカのスタッフ看護師（RN）と准看護師（LPN）を対象に行われた。後援者となったのは，聖ルカの看護に感謝している患者と家族たちであり，彼らは，聖ルカの大多数の看護スタッフの知識と技能に貢献する特別な看護シンポジウムを企画することを後援の条件にしていた。後援者たちは，地域のシンポジウムセンターでの会場の確保，出席者全員の昼食，そしてコンサルタントへの謝礼と実費をまかなう資金を寄付してくれた。同じシンポジウムが2日連続で催され，聖ルカの看護スタッフの95％（232名）とボイジー州立大学の教授陣13名が出席した。

　計画の立案はかなり前から始まった。副看護部長は，スタッフナース，看護師長，看護管理者，スタッフ開発担当者，そしてボイジー州立大学健康科学部の副学部長によって構成されるプログラム委員会のメンバーを指名した。委員会の任務は，スタッフたちがすばらしいと認めるような，同時に，

彼らに対して教育機会の提供にもなるようなワークショップのテーマ，講師，ワークショップの形を，彼らに選んでもらう準備をすることであった。

テーマは，看護実践でのエクセレンスを評価してそれに報いることであった。シンポジウムの講師はパトリシア・ベナーで，彼女は10年以上にわたって新卒者の技能を明確にする研究に取り組んできた。彼女は，技能習得に関するドレイファスモデルを看護に適用しており，それを通じて臨床看護実践でのキャリアと知識開発のためにガイドラインを提案してきた。シンポジウムは，理論構築の機会と，個々の看護師が実践的知識を交換する機会を与えた。看護師は日常的な仕事と専門的職業のどちらでも重要な貢献をしている，と出席者がおしなべて認識したのが，このシンポジウムの結果だった。

異なる病棟からのスタッフナース10名から15名が小グループとして集まり，進行役のスタッフナースとともに，実際の臨床状況において何か新しいことを学んだり，患者ケアに効果を与えた状況の描写を行った。プログラムに先立って8時間の訓練を受けていた進行役の主な役割は，臨床状況の中で実際に起こったことだけでなく，そのときに自分が考えたことや予測したことも含めて体験談形式で出席者たちに語らせることであった。進行役は，看護師たちが体験談のなかに状況の「前後関係」（つまり，そのほかに起こっている，状況に影響を与えるようなこと）を含めるように促した。

スタッフは自分たちの看護実践のエクセレンスを振り返る機会を歓迎した。とくに，看護師が患者ケアに確かに効果を与えた豊かな臨床経験を交換し合ったことを高く評価した。つまり，この機会は彼らにとって「カンフル剤」になったようである。評価に書かれたコメントには次のようなものがあった。「聖ルカの看護師が一緒に集まれるすばらしい機会を与えてくれた」「職場では決して知り合うことのできない仲間たちと，個人的に知り合うことができた」「看護師であることに誇りを覚えた」「看護へ専念する気持ちが新たに高まった」「看護師の間にある協力的な感情を好ましく思った」などがあった。解決すべき問題やシステムの欠陥について語る代わりに，看護師たちはうまくいった臨床事例を，実際に時間をかけて検討したのである。ある看護師が自分の実践からある話をすると，それが刺激になって別の看護師たちは似たような状況を思い出すのだった。成功例を振り返るこのユニーク

な機会を看護師たちに提供することで，このシンポジウムは臨床学習の新たな領域をひらいたのである。臨床判断と技能の成長は，時間をかけて徐々に可能になるものなので，本人も同僚も気づかないでいる。この臨床知識開発セミナーによって，看護師たちは自分たちの成し遂げた業績を認め，その功績を評価できたのである。

このシンポジウム以来，私たちはスタッフ同士が範例を共有するのを奨励することで，看護のエクセレンスに焦点を当て続けてきた。シンポジウムで小グループセッションの進行役を務めた看護師たちは，現在は病棟レベルで自分が違いをもたらしたと思う卓越した臨床事例を発表するのを援助している。

これらの臨床事例は，入院期間全体ではなく，患者の状況の特定の側面を扱っていることのほうが多い。結果として，当センターの看護師は患者ケア状況の知識を共有し始めており，新たな事例が発表されたときには，互いに患者ケアの状況を討論したり比較したりすることができるのである。これは，スタッフが患者ケア状況についての感情を表現したり，複雑な患者ケアを説明したり，経験を通じて学んだ得難い知識を伝えることでほかのスタッフの臨床知識を豊かにする，すばらしい方法であることがわかった。

各病棟に進行役が1名いるようにするために，訓練した進行役の数を増やす必要があった。進行役の選択基準は次のようなものであった。①「エクセレンスに焦点を当てる」シンポジウムに参加した者，②同僚から尊敬されているオープンで批判的でない者，③すでに進行役を務めている看護師グループの意見を参考にして看護師長が選出した者。

シンポジウムから1年以上が経過した今でも，私たちは，臨床知識の価値を認め，患者ケアに看護師が影響を与えた状況，ことに貢献した状況を評価していく，というコンセプトを持続している。すべてのスタッフが等しくこのコンセプトに熱心なわけではないが，大多数のスタッフはこれによって自分の実践が高められ日々行っている困難で危険を伴う意思決定が支持されていると思っている。私たちは病棟単位の臨床知識開発セミナーを継続しており，再度スタッフに「エクセレンスに焦点を当てる」機会を提供する別のシンポジウムを計画中である。

大学院でのカリキュラムを立案し，評価するために，修士号をもった看護師の熟練した実践を特定する

Identification of the Skilled Performance of Master's Prepared Nurses as a Method of Curriculum Planning and Evaluation

Mary V. Fenton, R.N., Dr. P. H.
テキサス大学ガルベストン校
医学部看護学科准教授

　2年前，私たちテキサス大学医学部ガルベストン校の大学院看護課程教授陣は，大学院課程の臨床部分の能力評価を改善したいと考えた。12の類似した大学院看護課程を調査した結果，いずれも現在使用している評価方法に対していくつか私たちのものと同種の全般的な不満足感を抱いていることがわかった。それらの大学院看護課程の代表者たちは彼らが使っている評価手段を教えてくれたが，それらも私たちが使っている評価方法と同じような弱点を多く持っていた。調査と討論の結果，私たちは次のような結論に達した。私たちが評価手段に満足できない理由は，看護学修士が臨床現場で行う容認できるレベルの実践とはどのようなものか，それに関するデータと合意が欠如しているからである。
　この結論のために当初の目標を定義し直すことになった。カリキュラムを評価する手段を考案する前に，実際の現場における看護師の役割，利用可能な資源，そして，そこにはどんな要求や制約があるのかを明らかにする必要があると判断した。実際の役割遂行に関するデータは，これまで系統的に確認され，蓄積されておらず，カリキュラムの立案と評価の基礎としても使われていない。看護学修士の実社会での知識を明らかにすれば，熟練者としての役割をうまくこなすことに貢献するカリキュラムの構成要素を明らかにすることができるし，知識のギャップが存在する領域や新しい知識が必要な領域を識別できるだろうと結論づけた。
　看護学修士が，臨床場面でどの領域の熟練した実践を行うのか，教授陣は

実態を見て知りたいと思った。私たちがAMICAEプロジェクト（Bennerら，1981）の報告書を読んで学んだことから，看護学修士の実践を調査する基礎としてこのプロジェクトで識別された達人の実践領域を使うことに決めたのは，この時点であった。これらの領域が達人の実践例ならば，これ以外に教授たちが観察した領域や能力も含めて，カリキュラムの立案と評価の基礎になるだろうと思ったのである。

　州認定の大規模な1つの調査が急性期ケア健康科学センターでの看護学修士の熟練した実践を識別するために考案された。AMICAEプロジェクトで用いられた方法論をこの調査のモデルとし，ベナー博士に調査のコンサルタントになっていただいた。大学院で教鞭をとる教師全員が，インタビューの質問者と観察者の役割を務めた。データ収集の方法は，専門看護師，管理職，教育者のうちいずれかの機能的役割を持つ看護学修士34名の「重要な臨床体験（出来事）」をインタビューしてテープ録音することと，彼らを参加観察することである。これら3つの領域すべてを選んだ理由は，わが校の修士課程では，臨床実践（専門看護師とプラクティショナーの両方），教育，管理というすべての機能的役割を果たせるよう教育するからである。このセンターに勤務する看護学修士全員が，調査への参加に同意した。彼らの経験と背景は多岐にわたっていた。7名はわが校の修士課程の卒業生だった。17名は専門看護師，3名はスタッフ開発に携わり，9名は管理職，2名は看護師長，3名はスタッフであった。

　分析は3つの部分に分けられた。それらは，AMICAEプロジェクトに報告されている達人看護師の業務遂行能力を実証すること，優れた実践の新たな分野を特定すること，そして大学院看護課程のカリキュラム評価に適した5つの予備的なカテゴリーを抽出することであった。重要な臨床体験と参加観察のデータは，ほかよりも際だった領域があったものの，ベナーが達人看護師の特徴として特定した全領域を示していた。

新たに特定された能力分野

　現在の組織で看護学修士が担うさらに広範囲の責任を反映して，「組織能

力と役割遂行能力」と「医療実践の質をモニターし，確保する」という２つの領域がさらに拡張され，新しい能力分野がいくつか特定された。たとえば，「組織能力と役割遂行能力」のなかの新しい分野は「変革に抵抗するスタッフに対応するために開発された能力」である。収集した事例には，組織内での変革を通して患者ケアを向上させようとする看護師の行動が頻繁に見られ，彼らは，変革への抵抗を和らげるための適切なタイミングと戦略を決定する上で非常に熟練した技能を発揮した。

これらの看護師たちが，調査した文献と臨床結果を携えて反対する者たちに話ができるように，変革を実行する前に広範囲の文献調査を行うのは，よく見られることだった。ある看護師は，これを「完全武装で臨む」と表現した。また別の者たちは，前もって変革を計画し，最もよいタイミングでそれを紹介することにたけていた。

同じく「組織能力と役割遂行能力」の分野の新しい能力分野の例は，「患者や家族のニーズを満たせるようにお役所的な組織を動かす」である。看護学修士たちは，患者や家族のニーズを満たすために組織のお役所的な規則をうまくくぐり抜けるバラエティに富んだ創造的な手段を説明してくれた。

「医療実践の質をモニターし，確保する」の領域の新しい能力分野は，「繰り返し起こる一般的な事態や問題で，規則の変更を必要とするものを認識する」である。この技能には，患者の健康や安全を危険にさらすが再び起こりそうにはない単独で起きる固有な事態と，同じように患者の健康や安全を脅かし，規則が変更されない限りおそらく再び起こるであろう事態を見分ける能力が含まれる。繰り返し起こることと例外的に起こることを識別して評価する技能のおかげで，１人の患者が悪いことをしたために患者全体が不当に罰せられるといったお役所的な対応ではよく発生する事態を，効果的に避けることができる。たとえば，散発的な出来事で現行の規則が破られたために，面会，抑制，歩行について，あるいは緊急時の手順を厳格にする規則がつくられるといった事態を避けることができるのである。

看護学修士たちは，公式にも非公式にもほかの医療従事者たちに専門知識やガイダンスを与えることが多い。それを示す多くの事例から，新たな領域として「看護師の助言者としての役割」が浮かび上がってきた。

私たちの調査の結果，調査対象になった看護学修士たちが，ベナーが特定した達人看護師の能力を持っていることが実証された。また，彼らの役割は，これまで説明されていたよりももっと広範囲で，より複雑なことが多いこともわかった。彼らは組織全体にわたって，ケアのモニターと評価に関与していたのである。

　さらにデータの分析をするなかで，カリキュラムの立案と評価に適切な5つのカテゴリーが浮かび上がってきた。それらは，①ジレンマ：倫理的，臨床的，そして政治的なジレンマ，②成功あるいは失敗をもたらす姿勢やスタンス，③はっきり表現されていない日常的な業務，④知識のギャップによる仕事の不成功，⑤理論と経験が融合した新たな知識，などである。各カテゴリーについて次に説明し，カリキュラムの立案と評価に与える潜在的な影響を検討したい。

ジレンマ

　提供された重要な臨床体験の多くは，看護師が抱く何らかのジレンマを示しており，他人から嫌われる苦痛に満ちた決断を看護師たちがしばしばしなければならないことを実証している。これらの重要な臨床体験は，看護師たちの心に深く残り，解消するまでにかなりの時間を要していた。倫理的なジレンマの多くは，死にゆく人々への人工的な延命処置と，蘇生についての方針に関連することであった。臨床体験の記述から，これらのジレンマを解決するために看護師が医師から援助を受けることはめったにないことが明らかだった。それどころか，多くの場合看護師たちの役割は，問題を見きわめて，責任ある人が必要な決定を慎重に下すように主張することであった。

　いくつかのジレンマは，本来的に法的かつ政治的といえるものである。外来で患者が呼吸停止を起こしたときに看護師がそこに居合わせた，という出来事があった。そこにいた医師は2人とも行動を取らず，この患者を継続的に診察している医師を捜すように看護師に命じた。この看護学修士は，その場の責任を引き受け，適切に対応することでこの問題を解決した。しかしながらこの出来事は，医師と看護師の両方がその場に居合わせたのに，医師が対処しないかあるいは適切に対処しないとき，その場で責任を引き受けた者

が非常に大きな政治的,法的なジレンマを抱えることを指摘している。このような状況は,回答のない多くの疑問を投げかける。上記のようなきわめて緊急度の高い場面では,公的な役割上の責任と通常の指揮系統は,その場で熟練した対応ができる人に移行するのである。

重要な臨床体験の分析から,ほとんどのジレンマは予期できない緊急事態が発生したときに明確だった指揮命令系統が破綻することによって起こることが明らかである。これが示唆しているのは,看護学修士としての役割をうまくこなすためには,臨床,政治,倫理的なジレンマを見きわめるだけでなく,ジレンマを生む権力と権威についての疑問を解決する具体的な技能を持つべきだということである。また,カリキュラムに対する示唆は,看護学修士がジレンマを見きわめるための適切な教育を受けているかどうか,また,権力と権威の問題を見きわめるための実用的なリーダーシップの訓練を受けているかどうか,を判断することである。重要な臨床体験の例から,こうした問題に対処する有効な戦略が確認されており,今後はカリキュラムに組むことも可能である。重要な臨床体験は,臨床コースと必須コースの一部として大学院生が研究し分析するためのすばらしい事例研究を提供している。

スタンスの問題

なぜある卒業生は別の卒業生よりも看護学修士の役割をうまくこなすのか,教授陣は不思議に思っている。その疑問は非常に複雑で,そう簡単に答えが出るものではない。すぐれた実践には,多くの計測不可能な要素が含まれているからである。しかしながら,看護学修士の特定の役割での成功または失敗を生むと思える看護師の姿勢あるいはスタンスのいくつかがこの研究のデータから明らかになった。ひとたび明らかになれば,大学院生が自分自身の実践でこれらの姿勢やスタンスを模範にしたり,取り入れたりして,共有することができる。

成功を生むスタンスを収集してみると,成功を収める看護師を合成した像が浮かび上がってきた。成功をもたらすと思われる1つのスタンスは,看護師が,その状況に貢献できると期待を抱かせるように,きちんと医師に自己主張することである。成功を収める看護学修士は,問題を話し合うために医

師のオフィスを訪ねるし，医師の毎週の定例カンファレンスやプログラムにも同席する。グランド・ラウンド(大規模な医師の症例検討カンファレンス)で質問し，医師のカンファレンスで情報を提供するよう申し出る。ある看護師は，「自己主張って言うけど，そういうことのほとんどは突然気づくことなのよね。自分が話している相手は自分と同じ人間なんだから，医師を高いところに祭り上げておいちゃいけないって。そうすれば彼らを怖いと感じることはないし，提案しようとしていることにもっと自信がもてると思うわ」と言っている。

　成功に導くそのほかの特性は，みずからのなかに積極的な支援システムをつくり上げることである。それらは，忍耐力，他人の懸念に耳を傾ける能力，変革を推し進めるときと待つときのタイミングを心得ていること，正しい質問をし続ける能力，病院組織のあいまいさに耐えられる能力である。それぞれの特性が具体的な事例で説明されているのは，非文脈的な助言以上の情報を伝えようとしたためである。たとえばある看護師は，患者のケアを個別化し，スタッフの責任を増すために，入院規則の主要な変更を実現させた自分の努力について説明している。彼女が進んで行ったのは，ほかの職員たちと会って話し，彼らの懸念に耳を傾けたことで，変化は2年にわたりゆっくりとしか進まなかったが，それにも耐えた。別の看護師は，外来での緊急時の規則をうまく改正した自分の努力を説明した。彼女は，緊急事態が発生した直後を選んで，クリニックの責任者に現行の規則の欠陥をドラマチックに指摘し，彼の支援を得たのだった。

はっきり表現されていない業務

　はっきり表現されていない日常的な業務とは，看護学修士が行う業務のなかで，多くの場面でよくみられるものの，通常はそれについて言及されたり，特定されたり，話し合われたりすることがないもののことである。士気の低下やバーンアウト(燃え尽き症候群)，コミュニケーション上の問題などについてほかの看護スタッフたちの相談に乗ったり，援助したりすることは，看護学修士がよく行っていることだが，公式の職務内容説明書には書かれていない。ほかにも看護学修士が繰り返し行っている行為は，医師を含む

ほかの医療従事者たちが患者の抱えている問題を患者の視点で理解できるように，導いたり指導したりすることである。

　もっと明白なのは，看護師と患者の関係であった。看護師の患者に対する人間関係はよく，あたたかく，親しみがあり，気遣いのある，肯定的な態度として観察され，描写された。看護師たちは，よく患者に触れており，患者を懸命に支え，勇気づける場合には時々患者を抱きしめることもあった。患者が，無神経な医療従事者からしばしば受ける屈辱や精神的トラウマを理解できるよう，看護師は気持ちのうえで自分自身が患者役割を取っていた。看護師が患者の屈辱を理解するだけでなく，状況がもたらしている現実をほかの専門職の人々に示し，それを改善するための手段を講じていたことが，次の事例に示されている。

　看護師：小児科クリニックでは，母親と子どもが医師数人，ソーシャルワーカー，栄養士といった専門家に見てもらうためにそれぞれの部屋から部屋に移動するのが当たり前になっています。私が設けた新しい計画は，母親と子どもが1つの部屋にとどまり，専門家たちのほうが部屋から部屋に移動する，というものでした。何人かの専門家は，新しいシステムが全く気に入らない，と言いました。書類を持ち運ばなければならないのは大変だと言うのです。そこで私は，患者である幼い子どもとその兄弟を連れ，ベビーカー，オムツ用バッグ，ほ乳瓶，玩具，ハンドバックを持って部屋から部屋に移動しなければならない母親の立場を想像してみてください，と言いました。苦情を言っていた専門家たちも，最終的にはなぜ変更が必要なのかわかってくれました。

　そのほかにもよくみられたのは，患者の安全あるいはケアのために必要なときには規則を破る，ということである。ある事例では，看護師は患者にワイヤークリッパーを持ち帰らせた。患者の顎が針金で留めて閉じられているうえに，飛行機で長旅をしなければならなかったからである。医師がその必要性を認めなかったので，看護師は病院から正規のルートでクリッパーを入手することができなかった。そこで看護師は無断でクリッパーを患者に渡し，家に戻った後それを送り返してもらった。ほかにもよく行われていることは，患者が家に戻ってからのことを看護師たちが心の底から気遣うことである。患者の順調な回復を促す家庭の環境を整えるために看護師が特別な手

配をした事例は非常に多い。

知識のギャップ

　いくつかの知識のギャップが目立つ。医師やソーシャルワーカー，心理学者といったほかの医療専門職に対して，専門看護師や看護学修士の役割を定義することの難しさを示している事例がある。看護師の役割の定義が困難であるというこの問題は，看護の専門家としてのイメージを低下させ，この仕事における自分自身の真価を評価できない原因となっているようだ。大学院のプログラムが看護学修士の役割を明確に表現し損なっているのか，看護学修士が自分たちの役割を定義し損なっているのかははっきりしない。はっきりしているのは，研究に参加した看護学修士たちは，プログラムで教わった概念や原理を使っていたということである。インタビューと参加観察のどちらでも，彼らは看護学修士の役割を非常にうまく説明することができた。しかし，管理者や医師に対して自分たちの価値を明確に表現し，正当化するのが難しいことへのフラストレーションをしばしば口にしていた。

　もう1つの知識ギャップは，病院のほかの職員との文化や仕事上の価値観の違いを理解することのようであった。この研究に参加してくれた看護師たちは，患者と家族が持つ異なる文化の価値観を受け入れ，尊重することについては，非常に力を注いでいたが，ことに仕事での期待や価値観に関連した同僚との文化の違いに対処するのはそれよりも難しいと感じていたようである。それは，あたかも彼らが病気に関する文化的相違があることを予期し，コミュニケーションを取ることは習得していたのに，多様な文化背景を持つ同僚のあいだの，仕事の意味や価値観の相違に対しては一概に心構えができていないかのようであった。

新たな知識

　理論的知識と経験的知識の相互作用による新たな知識の事例は，ほかよりも少ない。しかし，このカテゴリーが存在するのを認めることが，まだ定義されていないかもしれない熟練した実践をずっと敏感に感じさせるのだ。理論的知識を臨床場面にどのように適用するかを示した事例では，ある専門看

護師は，看護師と他の専門分野からのメンバーで構成されたチームが重度の障害児のリハビリテーションと自立のための計画をまとめるための方法として，オレムのセルフケア理論を使った。ほとんど信じられないようなこの事例では，看護師は，リハビリテーションチームを説得して，家族の支援がないために社会復帰が無理だとみなされていた8歳の子どもを受け入れてもらった。その子は重度の熱傷を負っていて，セルフケア活動をするためには，いろいろな補装具が必要だった。その子は家族からないがしろにされていて，日常生活活動もできていなかったし学校へも行っていなかった。

　その子が家族に頼ることはできなかったので，看護師は，子供を自立できるように教育するためにチームを調整した。その看護師が述べたように，「それは死活問題だった」のである。その子には，指の代わりの突起といくつかの補装具しかなかったにもかかわらず，入浴，洗髪，着衣，そして食事の支度の方法まで学んだ。最後のレッスンは目覚まし時計のかけ方だった。それができれば朝起きて，服を着替え，食事をし，スクールバスに乗ることができる。最終的に彼女はすべてを習得した。彼女は家族の元に戻り，学校へ復帰することもできた。この事例は，最も荒廃した環境でもオレム理論が適用できることを示している。

　別の事例では，専門看護師が，出産したばかりの母親の産褥期の疲労と産褥精神病の違いをどのように見分けたのかを説明している。それは以下の通りである。

　私はとても注意深く耳を傾けました。極度に疲労している人は，ある一定のしゃべり方をするにせよ，論理性はあります。質問にも答えるし，こちらの話も聞きます。しかし，精神障害がある人の場合は，人の話のある部分にこだわって，会話の途中でまたそこを蒸し返すのです。乳首の手当ての話をしている最中に「でも，私は赤ちゃんを愛しているんです」と口にする，といった具合です。たとえば，「乳首がひりひり痛みますか？」と私が尋ねたところ，彼女は「でも，私は赤ちゃんを愛しているんです」と答えたのです。そこで私は，彼女が自分の生活についてそれ以外のことを話せるかどうか，いろいろ質問してみました。誰かほかの人が見れば，患者は表面上，適切に対処し，質問に答えているように見えることでしょう。けれども，よく聴くとそれらの不適切さがわかります。また私は，

人の外見にもとても注意を払います。この女性は座って，両手を組んで，前かがみになり，一点を見つめ，そして片手で髪を後ろになでつけていました。それはまるで，自分自身をボールにしたいと願っているような仕草でした。

　この専門看護師は，患者の家庭を訪問してアセスメントを行うように小児科医から依頼されていた。この医師は，外来診察中の母親とその夫のコーピングに釈然としないものを覚えたからである。専門看護師は，産褥精神病という正確なアセスメントをして，適切な内科および精神科の治療の手配をした。

査定

　このプロジェクトは現在も継続中であり，完了までにはさらに多くのデータ収集と分析が加えられるだろう。最終目的は，理論的知識からだけではなく，実践現場の臨床的知識からもカリキュラムを導き出すことにある。これらの看護学修士の徹底的な調査を終えて，私たち教授陣は，答えよりも多くの疑問を見出したことを認識している。しかしながら，提起された疑問は，この大学院の卒業生が抱える問題や，懸念，実践，そして専門技能から発生したものなので，私たちは大学院の看護教育者にとって最も適切なものだと信じている。

　大学院課程の臨床部分の能力評価を改善するという当初の目的にはまだほど遠いが，看護学修士の役割について学んだことが，カリキュラムの発展に非常に貢献した最初の一歩であると確信している。この研究のデータと看護師たちとのかかわり合いから，教授陣は看護学修士の実践と仕事の世界をきわめて現実的に認識することができた。来年にはこのデータを用いて現在のカリキュラムの臨床部分を系統的に評価し，このデータが研究で明らかにされた能力分野を開発するための基礎資料になるかどうか，なるとすればその方法を決定する。

　また，このデータは，看護学修士が直面しているジレンマの例として教授陣が事例研究に使うために再検討され，ジレンマを解決する戦略の成功例と

失敗例とともに使用される。知識ギャップは徹底的に研究され，カリキュラムの適切な箇所に指導が付け加えられる。優れた実践に焦点を当て，理論の実践への適用を実例で示す方法として重要な臨床経験を利用することは，すでにいくつかの臨床コースに取り入れられている。

　カリキュラムの立案と評価へのこのアプローチは，予想しなかった多くの利益をもたらした。大学の教授陣と病院に勤務する看護学修士は，このプロジェクトで緊密に協力し合ってきたため，公式にも非公式にも意見を分かち合い，共同作業をするようになった。教授陣は，看護師たちとともに臨床実践の正当性を確認する機会を得，また看護師たちも同様に多様な教育実践の正当性を確認することができた。このプロジェクトが始まってから実践と教育の間のギャップが埋まってきており，今後プロジェクトが進むにつれてさらにギャップは埋まるだろう，というのが教授陣に共通する認識である。

教育と実践のあいだに橋をかける

Building Bridges Between Education and Practice

Kathleen Dolan, R. N., M. S.
カリフォルニア大学サンフランシスコ校
看護教育・研究担当副部長

　クラマーKramerがリアリティショックとそれが看護職に与える深刻な影響を初めて著してから10年になるが，この間，教育と実践のギャップに橋渡しをするための数多くの試みがなされてきた。卒業間近の学生がまだ学校という保護された環境にいるあいだに，臨床現場という実社会の価値観に慣れさせるために，多様な教育プログラムがつくられた。新卒看護師のための特別なオリエンテーションプログラムを解説する論文の数の多さは，病院やヘルスケア施設も新人が現場に慣れるのを手助けするという難問に取り組んでいることを示している。これらの試みの結果，大学4年生は，在学中にリアリティショックについて学び，Kramer(1974)が言うところの「2文化併存的」になるために役立つヒントを身につけて現場に入ってくる。新人看護師は，たびたび自分自身でリアリティショックの徴候がないかどうかを調べ，バイタルサインを取るのと同じくらい簡単に「ハネムーン期」行動を診断することができる。
　しかし，こうしたすべての努力にもかかわらず，いまだに新人看護師と経験を積んだ看護師のどちらも，専門職的価値観に基づいて実践を行うのは難しいと感じている。最近，ある新人看護師は自分自身を戦場にたとえ，学校で培われた価値観と実践での価値観が絶え間ない小競り合いを起こし，砲弾や対空砲火が2つの価値観の間を飛び交っていると説明した。戦場のイメージは，この若い看護師が悲観的であることを反映しており，その悲観論は，専門職的価値観や組織とお役所的価値観が最終的に和解するのは無理だとい

う絶望から来ている。新人看護師は患者ケアに良い影響を与えたいと思っているが，看護管理者たちは，新人看護師が組織のなかで役立つ存在になるために必要な技能と見解を身につけてもらいつつ，理想論と展望を維持してもらえるような方法で指導したいと思っている。

ベナーの臨床知識の獲得に関する研究に提示されている卒後の職場における専門職としての成長の可能性は，新人看護師と経験を積んだ看護師のどちらにも再び希望を与えるものである。新人看護師は新人レベルの段階から一人前またはそれ以上に進歩するのを思い描くことができるし，経験を積んだ看護師は一人前，中堅，達人のいずれのレベルであっても，看護実践のなかでまだ評価されていない領域の見識を得ることができ，そうした領域を堂々と誇りを持って開発するようになる。

カリフォルニア大学サンフランシスコ校（UCSF）では，看護部がベナーと共同研究で，ドレイファスモデルと臨床知識開発の枠組みを実践場面に適用するという類のない好機を得た。看護大学の教授陣と大学病院の看護部門には緊密な関係があり，そのためにベナー博士と教育研究部（看護部のスタッフ開発部門）が共同でプログラムの企画をすることができたのである。教育研究部の看護教育者たちは，ベナーの研究に述べられた専門職としての成長の可能性に刺激され，その研究から導き出された案や概念のいくつかをUCSFに勤務するスタッフのための正規の教育プログラムに取り入れている。

オリエンテーションプログラム

新卒看護師へのオリエンテーションプログラムの初日には，ドレイファスモデルとその看護への適用についての講義とディスカッションが行われ，その日の雰囲気を決定づける。通常，この特別プログラムが始まる前に，彼らはすでに病院と病棟で1か月のオリエンテーションを済ませており，その期間中は，スタッフナースのプリセプターが新卒者たちの日常活動を監督し，進歩をモニターする責任を負っている。

AMICAEプロジェクトについてざっと説明が行われ，学生本人，スタッ

フナース，看護教員との間に新卒者の能力についての認識の違いがあることが明らかにされる。引き続き，ベナーが経験を積んだ看護師への徹底的なインタビューでこの現象の説明を試みたことが紹介される。ドレイファスモデルのプレゼンテーションの後，新しい役割で効果的に機能するために，このモデルをどのように活用できるかについて討議が行われる。新人看護師は，自分についてくれた中堅レベルのプリセプターが，どのようなときに教科書どおりではない複雑なドレッシング交換を実施するかという知恵を持っていることを知る。熟練した臨床専門看護師は，新人にとっては無意味な「格率」を基盤に行動しているということも，クラス全体に紹介される。これまでは，経験を積んだ看護師たちの行動は，新人看護師の学校で培われた価値観を通して見ると，いい加減な，または不可思議なものとして解釈されてきたかもしれないが，ドレイファスモデルは，それら経験豊かな看護師の行動を理解するための枠組みを示してくれる。ときには，手順に従わないのは臨床判断の問題であり，優れた看護の基準に達していないことを示しているのではない，ということを新卒者は学ぶ。

　新人看護師は状況の主要点を自分と同じようには察知できない，ということを忘れているプリセプターへの対策が討議される。新人看護師は，専門看護師に格率の意味を遠慮なく質問するように助言される。新卒看護師は，グループ討議でドレイファスモデルの一人前，中堅，達人レベルを例示している看護師と自分がともに経験した事例を分かち合う。自分たちのプリセプターが中堅レベルに達しているか，それとも単に一人前レベルに過ぎないかをはっきりさせようとするとき，しばしば活発な討議が行われる。このセッションの最も重要な成果は，新人看護師が自分たちの専門職としての未来像，つまり実践でのみずからの成長が投影できる未来像を垣間見ることで希望を抱くことである。

プリセプターの育成

　スタッフナースが，新人看護師と経験を積んだ看護師の両方のプリセプターになる，というのがこのオリエンテーションプログラムの重要な点であ

る。プリセプターとしての準備は，1日がかりのセミナーを通して行われる。そこではドレイファスモデルが，新人看護師の行動を理解する手がかりとして，プリセプターと新人のあいだの技能と知識のギャップを理解するための枠組みとして，また教育手段と評価方法の基盤として用いられる。

ドレイファスモデルと看護実践の諸領域について討議していくうちに，プリセプターになる準備をしている一人前，中堅，達人レベルの看護師たちは高揚してくる。彼らはモデルの技能習得段階の自分が当てはまる説明をすぐ見つけ，主要点を把握する感覚を持っていないというのはどういう感じだったかを思い出すと，うなずいたり，隣同士でがやがや話をしたりする。プリセプターとしての仕事に直接影響を与えることとは別に，このモデルは，臨床知識において彼らがいかに大きな成長を遂げたのかを気づかせてくれるのである。彼らは，現時点の自分の臨床での熟練レベルを確認し，将来の自分の成長の可能性を考える意欲を持つようになる。

ベナーの研究から導き出された新人看護師を教育するための具体的な手段が討議される。新人レベルの看護師が病棟の特別な要求に対応するのを助ける大まかなガイドラインが強調されるのと同時に，説明されずに済まされてしまう「格率」の使用を避けることも強調される。プリセプターは，自分が教科書的な解決法を逸脱した実践をしていることに注意を払いつつ，自分の実践スタイルは崩さないよう助言される。1日の終わりに，指導を受けた新人看護師との間で，逸脱が必要になる臨床状況の前後関係に焦点を当てた話し合いがもたれる。この，大まかなガイドラインと前後関係のバランスは，新人看護師にある程度の安心感を与える。この方法なら，新人看護師は馴染みある学習スタイルを使いつつ，同時に経験を積んだ看護師の直感的な把握を垣間見ることができるからである。

オリエンテーションは新人看護師に焦点が当てられているが，プリセプター育成コースを受講中の看護師たちは，実務経験のある新規採用者にこのモデルが適用できるかどうかという興味深い疑問を提起している。プリセプターたちは，経験を持つ新規採用者が「UCSF方式」を学ぶのを援助することに強い責任を感じているので，オリエンテーションで通常指導する病院の規則や手順を強調すると，経験を持つ新規採用者たちが実践知識を積み上

げていくのを抑えつけてしまうことにならないかと心配するのである。そこで，プリセプターたちは，経験のある新規採用者に対しては同僚意識を示し，臨床業務への異なるアプローチを話し合ったり，複雑な臨床状況の前後関係を検討したり，互いの範例を交換したりするように勧められる。

臨床判断セミナー

　UCSFには，完成度の高いクリニカルラダーがあるため，同じような経験を持つ看護師たちが集まり，ベナーの研究を枠組みに使って互いの臨床実践について話し合うユニークな機会がある。外科の副看護部長の勧めで，いくつかの一般外科病棟と専門外科病棟の指導的立場にある臨床看護師たちが集まり，ベナーの指導のもとに自分たちの実践の前後関係を検討する一連のセミナーを始めた。最初のセッションで，ベナー博士はドレイファスモデルと看護実践の諸領域の概要を説明し，また看護実践の複雑さと豊かさを明らかにするための「重要な臨床体験」事例の用い方を説明した。スタッフ開発部門の看護教育者たちも，グループ討論で用いられる解釈的技法を学ぶために参加した。

　続くセッションでは，グループメンバーからあらかじめ提出されていた書面での臨床事例の検討と討論に焦点が当てられた。書面にすると，どうしても状況の説明がありのままの事実を示すだけになってしまうので，しばしばベナーが質問やさぐりを入れて，そこに書かれていない前後関係の要素を引き出すことがあった。質問により，たいていの場合，患者の人となりや，この患者への看護師の目標，その状況で希望のもてる可能性についてどう感じていたのか，などの追加情報が明らかになった。

　セッションが進むにつれて，参加者たちは形式的で往々にして内容のない言い回しで事例報告するのをやめて，前後関係を説明し，状況をしっかりとホリスティック（全体的）に把握するような，もっと表現豊かなスタイルを使うようになった。メンバーが提供する体験談の提示は，テクノロジーが主要な役割を演じるエキサイティングな緊急事態から始まったが，看護師自身が患者に好影響を与えた，もっと静かで，もっと患者中心の状況に変わって

いった。参加者たちは，お互いに同僚として直接言葉を交わし始め，互いに患者状況の好転に貢献したことを評価し合った。

セミナーに参加した指導的立場の臨床看護師たちは，一連のセミナーは彼らの専門家としての実践を豊かにし，看護師としての自意識を高めた，と評価した。ある看護師は，それまでは「看護」について語っているときに実際には「看護実践」について語っていなかったことをこのセミナーが気づかせてくれた，と述べた。ベナー博士と看護教育者による評価は，各セミナーの後と，シリーズが完了した後の総括セッションで行われた。セミナー後に総括のためのセッションを併せて開くことは，看護教育者が解釈的グループ技法を学ぶために不可欠であった。

臨床看護師が実践について話し合い，実践のなかに埋もれている知識を明らかにするフォーラムを臨床判断セミナーシリーズは提供しているが，このシリーズの成功に刺激され，指導的立場の臨床看護師のための月例セミナーが開発された。スケジュールの都合でまだ完全には実施されていないが，新シリーズは本稿で紹介したのと同じ形式を踏襲し，ベナー博士の訓練を受けた看護教育者たちの指導で行われる予定である。

看護管理者

看護管理部と病棟の管理職は，月例の教育プログラムでドレイファスモデルとベナーの研究を紹介された。新卒看護師のプリセプターとしては，中堅や達人レベルよりも一人前レベルの看護師が適切だというベナーの推論に刺激されて，看護師長たちは病棟の一人前レベルの看護師にプリセプター育成コースを受けてその役割を引き受けるよう奨励した。中堅および達人レベルの看護師には，経験を持つ新規採用者のプリセプターとしての任務が割り当てられる。系統的な評価はなされていないものの，非公式の反応から察すると，新人看護師の頃自分がどうであったかを覚えている一人前レベルのプリセプターは，新人看護師がオリエンテーションに公式的で具体的なアプローチを必要とすることに理解があるようである。

看護師長たちは，新人看護師の足りないところを十分承知しているが，今

では専門家としての価値が最優先されるやりがいのある環境を与えさえすれば，時間と経験が新人たちの潜在的な能力を開花させることがわかり，現時点で新人の潜在力を評価する枠組みも理解している。何人かの看護師長は，新人レベルの看護師のニーズを理解するのに十分な時間を取るために，病棟オリエンテーションプログラムのペースを変えた。残念なことに，より経験を積んだ看護師のニーズは，あまり対応されていない。彼らのニーズの本質を理解しきれていないことのほかに，経済的な制約や人員配置上の要請といった看護師長が責任を持たなければならないことがその理由である。看護師長は，経験を積んだ看護師のキャリア開発へのニーズにどう応えればいいのかはっきりとわかっているのかもしれないが，経済的な制約に縛られているのかもしれない。

要約

　スタッフの退職という重荷と変化するテクノロジーの要請に駆り立てられて，スタッフ開発部門は，貴重な資源を文字通り「開発」のためのプログラムにではなく，入れ替わる職員とさらに複雑化する医療機器にただペースを合わせるだけのプログラムに注ぎ込むことを余儀なくされてきた。皮肉なことに，スタッフ開発部門自体が，急性期ケア病院はキャリア開発に不親切な環境だ，というスタッフ看護師の主張をしばしば助長しているのである。退職とテクノロジーという2つの大きな問題だけに対応することで，スタッフ開発部門は，無意識のうちに専門職としての実践が発展しない環境を維持することに加担しているのである。もし，キャリア開発部門が，部門での教育プログラムにおける新規採用者のオリエンテーションを不整脈の診断と同じくらい重要なものとしてみなせば，退職とテクノロジーの問題は，解決が無理であっても改善はするだろう。
　ドレイファスモデルを用いたベナーの研究にあるキャリア開発の可能性は，私たちが看護実践と知識の実際に対する展望を拡大することに立脚している。スタッフ開発部門は，看護の知識を注意深く記録し，検討できるような，臨床実践を討議するフォーラムを開催するべきである。範例を注意深く

記録し，それをほかの看護師たちと共有することは，看護実践の重要性を実証するための重要な戦略である。達人看護師による教育巡回は，新人，一人前レベルの看護師の未来への展望を切りひらくと同時に，熟練した専門的技能の価値と，それを用いてほかの看護師たちに知恵と判断を伝播していくことの重要性を認識させる。スタッフ開発部門には，看護の新たな展望が育まれるような環境をつくり上げるという，非常に重要な役割がある。

　私の研究を適用した数多くの多様で実際的な例を要約するのは容易なことではない。最もよく見られた成果は，さまざまな職場で働く看護師が自分の実践を注意深く見つめ，公式モデルでは簡単にとらえることのできない知恵や豊かさを見出したことである。私たちには，看護で最高のものだけを求める伝統があるが，生死にかかわる問題を取り扱うことを考えると当然そうあらねばならない。患者は最高の看護を受けるべきであるし，私たち自身が，自分や自分の家族が看護ケアを必要とするときにはエクセレンスを求めるだろうことも自覚している。

　エクセレンスを求めるこの熱意のために，ときとして私たちは現状との落差や欠陥のみに注意を払ってきた。本書で紹介した5つの論文と研究報告は，エクセレンスの研究から学ぶべきことがたくさんあることを示している。しかし，もっと重要なことは，これらの研究が，エクセレンスとパワーは減少しておらず増大していることを示していることである。結局のところ，看護それ自体のなかに認識のずれが蔓延している限りは，社会から認識のずれが消えることは期待できないのである。

文 献

Benner, P. May 1982. Issues in competency based testing. *Nursing Outlook 30*: (5), 303-309.

Benner, P. April 1983. Uncovering the knowledge embedded in clinical practice. *Image: The Journal of Nursing Scholarship.*

Benner, P. (1984) *Stress and satisfaction on the job: Work meanings and coping of mid-career men.* New York: Praeger.

Benner, P.; and Benner, R. 1979. *The new nurse's work entry: a troubled sponsorship.* New York: Tiresias Press.

Benner, P. et al. 1981. *From novice to expert: a community view of preparing for and rewording excellence in clinical nursing practice.* Unpublished report of the AMICAE Project (Grant No. 7 D10 29104-01), University of San Francisco.

Benner, P.; and Wrubel, J. May-June 1982. Clinical knowledge development: the value of perceptual awareness. *Nurse Educator 7*, 11-17.

Bellah, R. October 1982. Social science as practical reason. *The Hastings Center Report 12*(5), 32-39.

Berlew, D.E.; and Hall, T. 1964. *Some determinants of early managerial success.* Working Paper #81-64, Sloan School of Management, Massachusetts Institute of Technology, Cambridge, Mass.

Bourdieu, P. 1977. *Outline of a theory of practice.* Cambridge: Cambridge University Press.

Bracken, R.L.; and Christman, L. October 1978. An incentive program designed to develop and reward clinical competence. *Journal of Nursing Administration.*

Bray, D.W.; Campbell, R.J.; and Grant, D.L. 1974. *Formative years in business: a long-term AT&T study of managerial lives.* New York: John Wiley & Sons.

Breed, W. May 1955. Social control in the newsroom: a functional analysis. *Social Forces 133.*

Bursztajn, H. et al. 1981. *Medical choices, medical chances.* New York: Delacorte Press/Seymour Lawrence.

Carper, B.A. October 1978. Fundamental patterns of knowing in nursing. *Advances in Nursing Science 1*, 13-23.

Cassell, J. 1976. The contribution of social environment to host resistance. *American Journal of Epidemiology 104*, 107-33.

Colavecchio, R.; Tescher, B.; and Scalzi, C. October 1974. A clinical ladder for nursing practice. *Journal of Nursing Administration.*

Collins, R.N.; and Fielder, J.H. 1981. Becstrand's concept of practice theory: a critique. *Research in Nursing and Health 4,* 317-21.

Cousins, N. 1976. Anatomy of an illness (as perceived by the patient). *New England Journal of Medicine 295,* 1458-63.

Cousins, N. 1983. *The healing heart: antidotes to panic and helplessness.* New York: W.W. Norton.

Diers, D. November-December 1980. Nursing is a rich and confusing experience. *American Nurse* 12(4).

Dreyfus, H.L. 1979. *What computers can't do: the limits of artificial intelligence.* Revised ed. New York: Harper & Row.
（黒崎政男，村若修訳：コンピュータには何ができないか—哲学的人工知能批判，産業図書，1992）

Dreyfus, H.L. September 1980. Holism and hermeneutics. *Review of Metaphysics 34,* 3-23.

Dreyfus, H.L.; and Dreyfus, S.E. March 1977. *Uses and abuses of multi-attribute and multi-aspect model of decision making.* Unpublished manuscript, Department of Industrial Engineering and Operations Research, University of California at Berkeley.

Dreyfus, H.L.; and Dreyfus, S.E., with Athanasiou, T. (1986) *Mind over machine, the power of human intuition and expertise in the era of the computer.* New York: The Free Press.

Dreyfus, H.L.; and Rabinow, P. 1982. *Michael Foucault beyond structuralism and hermeneutics.* Chicago: University of Chicago Press, pp. xii-xxiii.

Dreyfus, S.E. 1982. Formal models vs. human situational understanding: inherent limitations on the modeling of business expertise. *Office: Technology and People 1,* 133-55.

Dreyfus, S.E.; and Dreyfus, H.L. February 1979. *The scope, limits, and training implications of three models of aircraft pilot emergency response behavior.* Unpublished report supported by the Air Force Office of Scientific Research (AFSC), USAF (Grant AFOSR-78-3594), University of California at Berkeley.

Dreyfus, S.E.; and Dreyfus, H.L. February 1980. *A five-stage model of the mental activities involved in directed skill acquisition.* Unpublished report supported by the Air Force Office of Scientific Research (AFSC), USAF (Contract F49620-79-C-0063), University of California at Berkeley.

Flanagan, M. *Summary of the public hearings*. July 1981. Chicago: National Commission on Nursing, American Hospital Association.

Gadamer, G. 1970. *Truth and method*. London: Sheer & Ward.
(轡田収ほか訳:真理と方法―哲学的解釈学の要綱Ⅰ,法政大学出版局,1986)

Geertz, C. 1973. *The interpretation of culture*. New York: Basic Books.

Gilligan, C. 1982. *In a different voice: psychological theory and women's development*. Cambridge: Harvard University Press.
(岩男寿美子監訳:もうひとつの声―男女の道徳観のちがいと女性のアイデンティティ,川島書店,1986)

Gilligan, C. 1983. Do the social sciences have an adequate theory of moral development? In N. Hann et al. (editors), *Social science as a moral inquiry*. New York: Columbia University Press.

Glaser, B.G. 1978. *Theoretical sensitivity*. Mill Valley, CA: Sociology Press.

Glaser, B.G.; and Strauss, A. 1967. *The discovery of grounded theory*. Chicago: Aldine.

Godfrey, M.A. 1978. Job satisfaction. *Nursing 78*, 8(4), 89-102.

Gordon, D.R. December 1981. *Geared toward change: hospital nursing's response to nursing turnover and nursing shortage*. Paper presented at the American Anthropology Association Annual Meetings, Los Angeles, CA.

Gordon, D.R. December 1982. *A conflict between formal models of expertise and the development of expertise in American hospital nursing practice*. Paper presented at the American Anthropology Association Annual Meetings, Washington, DC.

Gordon, D.R. 1984. *Expertise, Formalism and Change in American Nursing Practice*. Doctoral dissertation, Medical Anthropology Program, University of California at San Francisco.

Greer, G. 1973. Woman power. In J.A. Ogilvy (editor), *Self and world: readings in philosophy*. New York: Harcourt Brace Jovanovich, pp. 410-12.

Hall, D.T.; and Hall, F.S. 1976. What's new in career management? *Organizational Dynamics* 5(1), 17-33.

Heidegger, M. 1962. *Being and time*. New York: Harper & Row.
(桑木務訳:存在と時間〈全3巻〉,岩波文庫,1960-63)
(細谷貞雄訳:存在と時間〈全2巻〉,ちくま学芸文庫,1994)

Kesey, K. 1962. *One flew over the cuckoo's nest*. New York: Viking Press.

Kramer, M. 1974. *Reality shock: why nurses leave nursing.* St. Louis: C.V. Mosby.

Kramer, M.; and Baker, C. 1971. The exodus: can nursing afford it? *Journal of Nursing Administration* I(3), 15-30.

Kuhn, T.S. 1970. *The structure of scientific revolutions.* Chicago: University of Chicago Press.

（中山茂訳：科学革命の構造，みすず書房，1971）

Lazarus, R.S. 1985. The trivialization of distress. In Rosen, J.C., Solomon, I.J. (eds), *Preventing health risk behaviors and promoting coping with illness, Vol. 8 Vermont Conference on the Primary Prevention of Psychopathology.* Hanover, NH: University Press of New England.

Limon, S.; Spencer, J.; and Waters, V. May 1981. A clinical preceptorship to prepare reality-based ADN graduates. *Nursing and Health Care* 2(5), 267-69.

McClelland, D.C.; and Dailey, C. 1973. *Evaluating new methods of measuring the qualities needed in superior foreign service officers.* Boston: McBer.

Meintel, P.; and Rhodes, D.E. 1977. Clinical career ladder rewards RNs. *Hospital Progress.*

Menzies, I.E. 1960. A case study in the functioning of social systems as a defense against anxiety: a report of a study of the nursing service of a general hospital. *Human Relations* 13(2), 101-9.

Neill, S.B. 1978. *The competency movement: problems and solutions.* Washington, DC: American Association of School Administrators, Critical Issues Report.

Palmer, R.E. 1969. *Hermeneutics.* Evanston, IL: Northwestern University Press.

Polanyi, M. 1958. *Personal Knowledge.* London: Routledge & Kegan Paul.

（長尾史郎訳：個人的知識―脱批判哲学をめざして，ハーベスト社，1986）

Pottinger, P. 1975. *Comments and guidelines for research in competency identification, definition and measurement.* Report prepared for the Educational Policy Research Center, Syracuse University (ERIC document ED134541).

Rabinow, P.; and Sullivan, M. 1979. *Interpretive social science.* Berkeley: University of California Press.

Sandel, M. 1982. *Liberalism and the limits of justice.* London: Oxford University Press.

（菊池理夫訳：自由主義と正義の限界，三嶺書房，1992）

Schein, E.H. 1968. Organizational socialization and the profession of management. *Industrial Management Review 9*, 1-16.

Selye, H. 1969. *Stress without distress.* New York: McGraw-Hill Book Company.

Skipper, J.K., Jr. 1965. The role of the hospital nurse: Is it instrumental or expressive? In J.K. Skipper, Jr.,; and R.C. Leonard (editors), *Social interaction and patient care.* Philadelphia: J.B. Lippincott, pp. 40-48.

Steinbeck, J. 1941. The Mexican Sierra. In *The log from the sea of Cortez.* New York: Viking. Quoted in K. Weick, 1979. *Social psychology of organizing.* 2nd ed. Reading, MA: Addison-Wesley, p. 29.

(吉村則子, 西田美緒子訳：コルテスの海, 工作舎, 1992)

Stotland, E. 1969. *The psychology of hope.* San Francisco: Jossey-Bass.

Sudnow, D. 1978. *Ways of the hand: the organization of improvised conduct.* Cambridge: Harvard University Press.

Tanner, C.A. 1983. Research on clinical judgment. In W. Holzemer (editor), *Review of research in nursing education.* New Jersey: Slack Publishers, pp. 1-32.

Taylor, C. September 1971. Interpretation and the sciences of man. *The Review of Metaphysics* 25(1), 3-34, 45-51.

Taylor, C. 1982. Dawes Hicks lecture. Theories of meaning. Paper read November 6, 1980, *Proceedings of the British Academy*, pp. 283-327.

Thomas, L. 1983. *The youngest science: notes of a medcine-watcher.* New York: Viking Press.

Walton, R.E. 1974. Innovative restructuring of work. In J. Rosow (editor), *The worker and the job: coping with change.* Englewood Cliffs, NJ: Prentice-Hall, pp. 145-76.

Walton, R.E. 1975. Improving the quality of work-life. Harvard Business Review on Management. San Francisco: Harper & Row.

Weed, L.L. 1970. *Medical records, medical education, and patient care.* Chicago: Year Book Medical Publishers.

Wilson, H.S. 1977. Limiting intrusion—social control of outsiders in a healing community. *Nursing Research* 26(2), 103-10.

Wrubel, J.; Benner, P.; and Lazarus, R.S. 1981. Social competence from the perspective of stress and coping. In J.D. Wine and M.D. Smye (editors), *Social competence.* New York: Guilford Press, pp. 61-99.

Yankelovich, D. 1974. The meaning of work. In J. Rosow (editor), *The worker and the job: coping with change.* Englewood Cliffs, NJ: Prentice-Hall.

用語解説(50音順)

一人前レベル　Competent
　ドレイファスモデルの技術習得段階の1つ。この段階の特徴は意識的で入念な計画作成ができることである。そうした計画を持っていれば現在および予測される将来の属性と局面において，何が最重要で何が無視できるのかがわかる。この一人前レベルの段階では，効率の向上が図られることが証明されている。

格率　Maxim
　指示されたことがどのような意味を持っているかがわかっている人に役立つ，熟練した実践行為に関する簡潔な記述。たとえば，スポーツの世界での格率には「ボールから目を離すな」といったものがある。この助言は初心者にはほとんど意味がないが，熟練した選手はそれでわかる。達人は臨床場面で次のような格率を使ってやりとりする；「"グレーゾーンのなかで対処する""問題を後追いする"および"問題を果敢に追求する"とのあいだには違いがあります」(本書p.84参照)。こうした相違は(患者集団によって)さまざまであり，解釈には一定レベルの専門的技能が必要である。

規則に縛られた行動　Rule-governed behavior
　ルールに明示していることのみに留意する柔軟性に欠けた行動。規則に縛られた行動をとっていると状況のニュアンスや例外を無視してしまう。規則に代えて，ガイドラインまたは最低限の期待や基準を明文化したものにしたとしても，文字通り規則優先の運用がされると，制限が加わるようになる。規則に縛られた行動が，規則本来の目的と精神を踏みにじる場合があるのである。

共通認識　Common meanings
　当然視されている，あるいは基礎的であると思われている知識であって，それらはことさら当事者間で話し合われることはない。共通認識を持つことにより，解説や説明がなくても私たちは直接に意思の疎通を図り理解し合うことができる。共通の文化と言語を持つ人々は共通認識を有する背景があるといえる。専門職の集団(職場集団)の独自の文化から共通認識が生まれ，仕事や予測などに反映され

ていくことになる。

経験　Experience
　その人があらかじめ持っていた概念と期待に本人自身が能動的に働きかけて，それが更新されたときのみ経験と呼ぶ。この"否定的な"経験のとらえ方は肯定的な結果をもたらす。理論の理解を助けたり，あるいは逆に阻害するような現実の臨床上のエビデンスに，疑問をぶつけたり，否定したりすることで理論的理解が深まり，経験は獲得される。

公式モデル　Formal model
　物事の因果関係，相互作用，および関連性のパターンを理論的枠組みで示したもの。公式モデルは現実世界の実践的知識に基づいている。状況の最も重要な要素と思われる部分をとらえることができる単純化した見方であり枠組みである。公式モデルは初心者に状況の手ほどきをするのに役立つ。これにより初心者は実りある質問ができるようになり，その状況における重要な資源や制約や要求に目を向けられるようになる。

実践的知識　Practical knowledge
　技能を直に実践したり，文化的な対応を実践するなかで獲得される知識。実践的知識を持っているということは「それを知っている」ことではなく「どうすればいいかを知っている」ということである。多くの技能はなぜその技能が可能なのかの公式の説明なしに獲得される。つまり，その技能を可能にする原則を身につけるためのきちんとしたルールなしに獲得されるのだ。その例として，自転車に乗ることや，水泳といったごく普通の技能がある。これらは，いまだに納得のいくきちんとした説明がなされていない。

質的差異の識別　Graded qualitative distinctions
　人間の知覚能力はものごとの違い(差異)を見分けるので，それを単純な量的測定に還元することはできない。質的差異の識別には，達人の認識力が必要であり，それは鑑識家が持っている能力に似ている。未熟児の筋の緊張，チアノーゼの程度，あるいは呼吸抑制などは，質的差異識別の例である。

主要点　Salience
　状況のなかのある局面が，重要度が高いまたは低いものとして目立って見える状態。それは知覚や体得された知識で感じるものであり，この能力によって状況のどの局面が重要かそうでないかを入念に計算する必要がなくなる。ほかのものよりも重要度が高いものや低いものが，意識しなくても見えてくるのである。主要点がわかる人は，(それまでに習得した大局観で)状況での重要度の低い局面を選択的に無視し，重要度の高い局面に影響を及ぼす可能性がある微妙な違いに注

意を払う。主要点のこのようなとらえ方は，知識優位の捉え方とは異なる。むしろ，主要点を認識できる人は(コンピュータとは異なり)，技能や献身的な姿勢を通して状況と直接的につながるのである。達人にとっては，主要な局面が"明らか"なのは当たり前のことなのである。しかしながら，達人がその専門的技能・知識を維持または発展させていくためには，主要点がどれであるかを検討しなければならないし，新たな情報と経験の結果，主要点は変化していくことになる。

状況の局面　Aspects of a situation

状況の局面は文脈なしには説明できない。実際の臨床状況を前もって経験するか理解している者だけが理解できる。たとえば，患者の学習受け入れ態勢が整ったかどうかや(両親から引き離されていることによるうつ状態が原因の)子供の退行の徴候を察知するには，それらの臨床状況を実際に前もって経験する必要がある。そうでなければ信頼できるレベルで察知することはできない。属性あるいは計測可能な特性であれば，確かさや明確さの指標が考えられるが，"状況の局面"においてはそのような指標はあり得ない。

状況の属性　Attributes of a situation

実際の臨床状況を前もって経験しなくても十分に説明できる，定量的な特性。たとえば，看護師は血圧や体温の測定を要する状況についての事前の知識がなくても，体温や血圧の測定とその解釈は学べる。

初心者レベル　Novice

ドレイファスモデルの技術習得段階の1つ。背景にある状況を理解していないため，その状況を安全にこなすには，文脈に左右されないルールや属性が必要とされる。資格を持った看護師が初心者になるというのは，よくあることではないが，そうしたことが起こる可能性はある。たとえば，老人看護において達人看護師であっても，新生児ICUでは"初心者"であるような場合である。看護学校の1年生の多くは初心者のレベルからスタートするが，看護助手としての経験がある学生は基礎看護技術では初心者ではない。本書では，新卒の看護師を初心者レベルとみなすべきではないと考えている。ほとんどの場合，新卒看護師の実践は新人レベル(advanced beginner)とみなされるからである。

新人レベル　Advanced beginner

ドレイファスモデルの技術習得段階の1つ。新人レベルの看護師はかろうじて及第点の実務をこなすことができる。(すなわち状況判断の鍵となる)繰り返して発生する状態を察知するに足る十分な数の臨床状況に対処してきたか，あるいはそれを指導者に指摘されてきた看護師であり，状況の局面を理解するに足る十分な経験を持っている。

生成規則　Generative rules

行動を生み出す規則。本書は，機械的で意味解釈を問わない行動を生み出す生成規則や深層構造，あるいはそうした法則やメカニズムは存在しない，という立場をとる。

説明的規則　Descriptive rules

人々の行動にみられる規則性を解説した説明文。たとえば，民族誌学者や言語学者は，会話の途中の間の置き方や，他者から離れて立つという行動での規則性を見出し，説明的な規則を開発する。しかし，説明的規則とは人々が"無意識"に従って行動を生成させる規則だとこれらの学者は言っているわけではない。言い換えれば，人々の行動はこの規則で生じるのではない。

専門的技能　Expertise

臨床家が，理論的・実践的知識を実際の臨床の場で検証し磨きをかける場合においてのみ発展する。類似のまたは非類似の臨床状況を全体的にとらえて相互比較を行う過程で発展するものである。このようにして，達人は過去の多くの範例に基づいて臨床状況の背景を深く理解しているのである。専門的技能は実践的知識と理論的知識が一体化したものである。

知識の活用　Knowledge utilization

研究および最新の科学とテクノロジーの成果から得られた理論と知識を臨床の場で応用すること。

中堅レベル　Proficient

ドレイファスモデルの技術習得段階の1つ。中堅看護師は，状況を局面ではなく一体としてとらえ，その実践には格率を指針として用いる。中堅と一人前のレベルのあいだにはその実践において質的な飛躍または不連続がある。中堅レベルの看護師は状況を全体図で見る。そして，状況のどの局面が最主要点なのかを認識できる。彼らは，状況の背景への深い理解で，その状況を直観的に把握する。

直観的把握　Intuitive grasp

背景にある類似したあるいは異なる状況，および体得してきた知恵や技能に基づいて状況を直接理解すること。直観的把握はいい加減な"当てずっぽう"などではなく，先行する経験に基づいた知覚能力があってこそのものである。直観的把握を神秘主義と混同すべきではない。なぜなら，知識と経験の広い基盤に則って背景にあるものを深く理解できる状況においてのみ発揮されるからである。直観的把握によって達人の意思決定が可能になる。また，直観的把握でゲシュタルトあるいは全体論的把握が可能になるので，状況理解のために要素を1つひとつ積み上げ，次いでグループ分けまたは再統合を行って，結論または全体像を得る

といった作業をしないで済む。数多くの類似または非類似の状況に関しての十分な蓄積や経験なしには直観的把握は不可能である。

ドレイファスの技能習得モデル　Dreyfus model of skill acquisition

カリフォルニア大学バークレー校の教授であるStuart E. DreyfusとHubert L. Dreyfusによって開発されたモデル。これは技能習得についての現場主義のモデルであって,特性モデルや才能モデルとは全く異なる。このモデルは状況依存型であるため,実践レベルの判定は,複数の達人が状況から導き出された結果を査定および判断し,その妥当性を合意した場合のみ承認される。判定されたレベルの信頼性は達人のあいだでの判定基準に左右されるが,それは査定の積み重ねから得られるものである。このモデルはもともと,チェスの棋士とパイロットに関する調査をもとに開発され,看護実践のフィールド調査に活用されたものである。

能力　Competency

解釈学的に定義された優れた技能の分野であって(たとえば技能明細書の記述のように),その技能の目的,機能,および意味を特定して記述される。この意味での能力(competency)は,技能習得に関するドレイファスモデルにおける一人前の段階(competent)とは無関係である。

範例　Paradigm case

臨床家の理解の仕方や受け止め方を変えてしまうような臨床上のエピソード。こういったケースは臨床家の心に深く刻まれる。また,現在行っている看護実践を照合する対象となる。範例は,臨床家が予測をしたり,見通しを立てたりする基盤になる。教訓が単純なものなら伝達は容易である(誤りはどのようにして起きるか,あるいはそれをどう防ぐかを説明することなど)。しかし,内容がより複雑でさらに多くの範例や知識を必要とするような場合は,伝える相手の臨床家に知識や範例に関する類似した蓄えがないかぎり伝わらない。範例は臨床家の知覚レンズの一部となる例示である。

非公式モデル　Informal models

過去の経験に基づいた,状況と文脈に依存する知識。非公式モデルは例示または範例となった具体的な過去の経験すべてをその内容とする。非公式モデルが拠り所にしているのは,記号化されていたり公式的な知識ではなく,技能と人間関係なのである。

領域　Domain

看護実践における領域とは,意図,機能,および意味が類似した能力の集合体をいう。

理論的知識　Theoretical knowledge

現実の状況が発生するための必要十分条件を公式に文書化したもの。理論的知識は「それを知っていること」であって，出来事の相互作用と因果関係についての公式的説明を含む。

臨床知識の開発　Clinical knowledge development

臨床経験から獲得した実践的知識またはノウハウを検証し，解説すること。臨床知識は専門的実践のなかに埋もれており，それは実際の臨床現場における解釈学的，民族誌学的研究により発見または"発掘"できる。

例示　Exemplar

2つ以上の意図，意味機能あるいは結果を伝達することのできる例。客観的特性が全く異なる別の臨床状況との比較や置き換えが容易にできる。例示は臨床家にとって範例となる場合もある。Kuhn(1970)は例示という用語を科学的業績につながる科学的実験という意味で用いたが，本書における例示は特定の実例よりも自分で学べる内容を持ち，より積極的な意味合いを有している。

［付録］

©Copyright June 1, 1980

重要な臨床体験を記録するためのガイドライン※

Guideline for Recording Critical Incidents

サンフランシスコ大学　AMICAE プロジェクト
［作成］Deborah R. Gordon, Patricia Benner

　AMICAE プロジェクトのスタッフから，あなた自身の臨床業務で起こった重要な臨床体験を説明するよう依頼があったと思いますが，まずその目的をご説明します。これらの出来事（あなたの臨床体験）は，地元の看護学校（看護学部）を卒業したばかりの新人看護師を継続的に評価するための，能力に基づいた試験を開発する基礎になります。また，とくに臨床実践における初心者と熟練した臨床家を区別したうえで，経験の重要性に焦点を当てた応用看護実践の本質についての本を出版するときの基礎的資料としても使用する予定です。

　添付した用紙は，あなたの重要な臨床体験を記録するためのものです。その前にまずこの調査で「重要な臨床経験」と呼ぶものの意味をはっきりさせておきましょう。次のリストの1つ以上に当てはまるものが「重要な臨床経験」です。

A．「重要な臨床体験」とは
・あなたの介入が，直接的もしくは間接的に（他のスタッフを援助する形で）患者の転帰に確かに成果をもたらしたと思う出来事
・非常にうまくいった出来事
・何らかの挫折（たとえば計画通りに行かなかったというような）があった出

※質問への回答欄は出版に際して省略した．

来事
- ごく普通の典型的な出来事
- 看護とは何であるか，その真髄をとらえていると思う出来事
- ことに大変な労力を要した出来事

B．重要な臨床体験を記述するときに含めるべき事項
- その出来事の前後関係(例：勤務帯，時間，スタッフの数)
- 起こったことの詳細な描写
- その出来事があなたにとって「重要」である理由
- そのときのあなたの懸念は何だったか
- その出来事の最中，あなたが何を考えていたか
- その出来事の最中と，その後に，あなたが何を感じていたか
- その出来事で，とりわけ困難(労力を要する)と感じたこと(もしあれば)

C．個人情報
名前(任意)：　　　　　　　　　　日付：
職名：
所属施設名：
現在の病棟での勤務年数：
臨床看護の経験年数：
重要な出来事が起こった病棟：

D．Bの要項に沿って，以下に設けた空欄にあなた自身の実際の経験から「重要な臨床体験」を詳しく記述してください

E．以下に設けた空欄に最近あなたがかかわった看護業務から重要な臨床体験を記述してください
1．どんな点で，この出来事が重要だったのですか。
2．そのときのあなたの懸念は何でしたか。
3．その出来事の最中，あなたは何を考えていましたか。

4．その出来事の最中と，その後，あなたは何を感じていましたか。
5．その出来事で，とりわけ困難（労力を要する）と感じたこと（もしあれば）は何ですか。
6．その出来事で，とりわけ満足したことは何でしたか。

F．典型的な日の勤務
下記の空欄に，最近経験した，ごく普通の１日の勤務を述べてください。

G．特別だった日の勤務
下記の空欄に，最近経験した，普段とは著しく異なる特別な日の勤務を述べてください。

複数の看護師に同一の出来事について説明をしてもらうことが非常に役立つことがこれまでにわかっています。ことに臨床看護実践の経験年数が異なる看護師からのものが有用です。ですから，この出来事にかかわったほかのスタッフからの報告も歓迎いたします。また，コメントや質問がありましたら，どんなものでもけっこうですから，自由に記入してください。

訳者あとがき(初版)

　本書は，Patricia Benner 著，"From Novice to Expert―Excellence and Power in Clinical Nursing Practice"の全訳である。原書は Addison-Wesley 社より 1984 年に出版され，その年度の The Book of the Year(書籍大賞)を受賞している。

　パトリシア゠ベナーは，バージニア州のハンプトンで生まれ，カリフォルニアで育った。パサディナ大学で看護学を専攻し，1964 年に文学士号を取得，1979 年にはカリフォルニア大学サンフランシスコ校の看護学部で修士号を取得した。その後，カリフォルニア大学バークレイ校の教育学部でストレスとコーピングを専攻し，1982 年に博士号を取得している。

　実務経験としては，心臓ケア病棟で 2 年間のスタッフナースを経て主任を経験したあと，集中治療病棟でスタッフとして勤務した。また，急性期の看護ケアと訪問看護に携わった経験ももっている。そして 1970 年にカリフォルニア大学サンフランシスコ校の看護学部で卒後看護研究者として出発し，1982 年からカリフォルニア大学サンフランシスコ校看護学部の准教授として活躍している。

　ベナーは，看護に関する彼女の考えが，ヴァージニア゠ヘンダーソンから長年にわたって影響を受けたことを認めている(ベナー博士の経歴は，Sr. Judith E. Alexarder, 南裕子訳，パトリシア゠ベナーを参照した。本論文は，Ann Marriner-Tomey 編著，都留伸子監訳，看護理論家とその業績，医学書院，1991 年発行に収載されている)。

『ベナー看護論』は，1978年から1981年にかけて連邦政府の助成金を得て行われたAMICAE「専門職内部での同意・査定・評価に関する達成方法」プロジェクトの研究成果から生まれたものである。ベナーが用いた方法は，臨床看護実践に関する質的な記述的研究であった。研究にあたって，技能取得に関するドレイファス・モデルを臨床実践に適用した。すなわち，初心者，新人，一人前，中堅および達人という5段階の看護婦たちの観察やインタビューから得られた実践例を，解釈的方法を用いて分析した。そして例題に現れた能力を看護実践の7つの領域として抽出したのである。

　ベナーは，看護は，その実践の基礎となる知識(ノウ・ハウ)を発展させなくてはならないし，科学的研究や観察を通して，臨床のなかにうもれている専門技術のノウ・ハウを記録し発展させなくてはならないと主張している。すなわち，理論と実践の間には対話的関係が存在しているのであり，理論は実践から派生したものであり，実践は理論によって修正され拡大されるのであると述べている。本書を著したベナーの意図は序文に詳しい。

　ベナー博士は，1984年1月に第16回聖路加大学公開講座の講師として来日された。この時の講演内容は，「看護における理論の必要性」と題して看護研究18巻1号にまとめられている。次にお目にかかったのは1992年2月，第19回日本集中治療医学会総会の特別講演においてであった。講演では，「クリティカルケア看護における専門知識・技術の獲得」というテーマで，本書のエッセンスを簡潔に述べて聴衆を魅了した。

　本書の翻訳作業は，発見の連続でもあった。実践例の記述は臨床場面を彷彿とさせる。ベナーの視点は臨床を現象学的にあるがままにとらえている。これまで，ともすると，臨床で行っている診療の補助業務は看護ではないという批判を受け，臨床看護婦自身もそのことにジレンマと罪責感を抱いてきた。しかしベナーはそのように解釈しない。それは援助役割でもあり，モニタリング機能でもあり，治療的介入と処方の管理でもあるのだとしている。

　また，優れた実践能力があっても，口べたなために，口達者な後輩から尊敬されてこなかったベテランの看護婦にも光をあてている。彼女たちのもつ

"状況をまるごとつかむ"能力を積極的に評価している。ベテランの看護婦が，マニュアルに従ったケアを行うと，そのケアの質は低下すると指摘し，マニュアル一辺倒のケアのあり方に警告を発している。

さらにベナーは「看護過程」で状況をとらえることの限界を指摘している。患者を査定することはその文脈を読みとることが重要であり，文脈から切り離された"情報"だけを扱うことは危険である。

『ベナー看護論』は，臨床看護婦に力を与え，看護教育者には新たな教育方法の開発を促し，そして看護研究者には臨床知識のほり起こしという大きな課題を与えてくれる。さらに政策決定者や病院管理者には，優れた看護実践とは何かを教えてくれるとともに，経験を積んだ看護婦が臨床にとどまることの価値を知らせている。

本書の翻訳は3人が分担して行った。現象学の知識が不十分なため読解に難渋した箇所も少なくなかった。ドレイファスの技能取得モデルの5段階の訳出には，前聖路加看護大学，南裕子教授のアドバイスをいただいた。なかでも，The Expertの日本語訳には，ベナーの意図を解釈して，日本文化のなかにある「達人」という語をあてた。その他の訳語には，すでに日本語訳されて出版されているベナーの著作に準じた。しかし，文脈を解釈して日本語に移しかえるのに容易でない部分もあり，思わぬ誤りがあるかもしれない。読者のご叱正とご教示をお願いする次第でもある。

また本書が出版されるまでには数年を要したが，その間，辛抱強くつきあってくださった医学書院の戸島敬一氏ならびに関係者の皆様に心から感謝を申し上げたい。

1992年5月

訳者を代表して　井部俊子

さくいん

欧文

AMICAEプロジェクト　33,161,191,194,211,237
Bellah, R.　148
Benner, P.　3,148,161,164,171,194,211,226,237,240
Benner, R.　3,164,172
Berlew, D.　172
Bourdieu, P.　148,196
Bracken, R.　172
Bray, D.　172
Breed, W.　164
Brodsky, A.　150
Brown, K.　215-216
Bursztajn, H.　150
Campbell, R.　172
Cassel, J.　150
Chestmann, L.　172
Colavecchio, R.　172
Cousins, N.　150
Crowley, J.　217-218
Dolan, K.　193,236-243
Dreyfus, H.　11,28,31,152,165
Dreyfus, S.　11,28,31,152,165
Feinbloom, R.　150
Fenton, M.　193,225-235
Flanagan, M.　169
Gadamer, G.　2,7

Geertz, C.　196
Gilligan, C.　186
Godfrey, M.　168
Gordon, D.　151,191,194-210
Grant, D.　172
Hall, D.　172
Hall, F.　172
Hamm, R.　150
Heidegger, M.　2,7,14,148,187
Huntsman, A.　192,211-221
Kesey, K.　186
Kramer, M.　166,236
Kuhn, T.　2,35
Lazarus, R.　148,188
Lederer, J. R.　211-221
Limon, S.　166
Mintel, P.　172
Nomura, L. A.　216-217
Palmer, R.　148
Peterman, E. M.　211-221
Polanyi, M.　2,8,185
Potinger, P.　36
Rabinow, P.　33
Rhodes, D.　172
Sandel, M.　186
Scalzi, C.　173
Skipper　147
SOAP　195
Spencer, J.　166

Steinbeck, J. 186
Stevenson, A. 166
Sullivan, M. 33
Tanner, C. 35
Taylor, C. 148,187
Tescher, B. 173
Thomas, L. 117,146
Ullery, J. 193,222-224
Walton, R. 173
Waters, V. 166
Wrubel, J. 30,148,171
Yankelovich, D. 167

数字

5段階の技術習得レベル 11

あ

安楽 43,47,54
意思決定分析 31
医師の指示をアセスメント 119,121
痛みの緩和 106,112
意味を不可解にする 207
一人前レベル 21
癒しのためのコミットメント 43
医療実践の質 117,119
エクセレンスに焦点を当てる 222
援助の専門職 41
援助役割 39,41,155
エンパワメント 65
思いやり (caring) 147
　——, 代弁する 182
　——, 治癒を促す 183
　——, 統合的な 181
　——, 変容させる 180
　——, 問題解決する 184
オレムのセルフケア理論 233

か

解釈的アプローチ 29,33,149

格率 4,8,24,165,238,239
家族援助 43,56
構え 4,5
還元主義 202
看護過程モデル 195
看護教育 158
看護ケアの解釈的機能 150
看護ケアプラン 195,199
看護師・医師間のコミュニケーション 144
看護師―患者関係 42,142
看護指示 200,209
看護師の予測 5,35
看護の技法 147
鑑識眼 4,35
患者アセスメントの機能 87
患者ケアのニーズの予測 85,91
患者の関与 51
患者の危機を管理する 96,101
患者のそばにいる 43,49
危機管理 96,98
危機的事例 135
キャリア開発 149,150,171,242
教育とコーチングの機能 39,67,155
共通認識 2,5
協力関係 174
距離を置く看護 141
緊急看護 127,133,136
緊急事態 96,98
勤務評定 157
クリニカルラダー(臨床昇進システム) 192,211
ケアの基準 195,198,199
経験主義 18
経験の意味 30
経静脈的治療 106
ゲシュタルト心理学者 6,36
権限付与 167
健康を取り戻す可能性をアセスメント 85,92

さくいん

現場主義 18
公式モデル 175,192,195
——，地図としての 196
——，行動を型にはめる手段としての 196
——，不足している知識と経験の代用としての 198
行動化(acting out) 63
コーチングの機能 67,69,81
コードブルー・チーム(救急蘇生チーム) 95
コードブルー(心肺蘇生体制) 14,96,145
コーピング 145,150,155
—— 戦略 128,133
—— の方法 77
個人的知識 4,7
コミットメントのある積極的なかかわり 47
コミュニケーション 43,54

さ

最大限の把握 165
先の見通しを立てる 85,89
参加観察 14
死期が迫った高齢患者 48
自己裁量的な判断 157,173
自己治癒力 47
事故報告的アプローチ 95
システム内の破綻 95,117
自尊心と自信を持つ 50
実践的知識 1,3,9,223
質的差異の識別 3
質的評価法 29
質の保証の研究 144
手段的役割 147
状況対応モデル 18
状況の局面 18
情緒面での援助 56
職務内容説明書 197,203,220

職務分析 36
助言者としての役割 227
初心者レベル 17,165
自律を引き出す 51
ジレンマ 228
進行性筋ジストロフィー 71
新人のステレオタイプ 162
新人レベル 18
新卒看護師へのオリエンテーション 237
診断とモニタリングの機能 39,83,144
心理的・文化的仲介者 58
睡眠と安息を与える必要性 121
スタッフの教育開発プログラム 155
スタッフの定着性 156
スタッフの不足 128,133
積極的にかかわる看護 141
全国看護委員会 169
専門家の機能を調整するジェネラリスト 96
専門的技能 2,29,185
早期警告徴候 85,87,144
創傷管理 106,112
創造的個人主義 163
想定外の業務 4,9
双方向的なスタンス 187
組織化 39,127,146

た

大局観 21
代替療法 44
タイミング 68
高い異動・退職率 128,133,151,195
多様なニーズに応える 128
知識のギャップ 232
中堅レベル 7,23
直感的認識能力 4
治療処置 39,105
治療チーム 128,131
治療的なコミュニティ 58,63

267

治療や処置の根拠　69,75
付き添う　43,49
適切で時宜にかなった対応　119,123
疼痛管理　43,53
糖尿病患者のケア　48
糖尿病者のためのキャンプ　79
同僚評価　192,212
ドレナージ　106,112
ドレファスモデル　11,149,160,171,223,237,242

な

人間性を守る　43,47
認知・承認　146
能力　34,37,226
　―― 付与技能　12,34

は

バーンアウト(燃え尽き症候群)　230
バイタルサインをとる必要性　121
はっきり表現されていない業務　230
パワー
　――，思いやりの　178
　――，関与と肯定の　183
　――，自己決定の　178
　――，代弁する　182
　――，治癒を促す　183
　――，変容させる　180
範例　4,7,165,224
ヒーリングの関係　43
表出的役割　147
標準ケアプラン　206
病棟で自殺　64
病棟内での自主研究　125
不可動性　106,110
　―― がもたらす問題に対抗する　106,110
プライマリ・ナーシング　140,194
プリセプター　160,238

触れること　43,54
フロートナース　198
プロセスモデル　31
文化人類学的手法　194
文書作成能力　207
分析的問題解決法　28
変化を察知する　84
方向づける　57
報酬システム　170,172
ホリスティックケア　150
ホリズム(全体論)　42

ま

未開発の臨床知識　9
目標を治療的に利用する　58,61
モニター
　――，医療実践の質を　117
　――，治療処置と与薬を実施し　105,146
問題志向型記録システム　195
問題をすばやく把握する　96
問題を予知する　85,89

や

役割遂行能力　127
優先順位の設定　128,153
容態の急変　39,95,154
与薬　105,108

ら

リアリティショック　165,236
理論　2,160
　―― 的知識　1,2
臨床インターン制度　160
臨床指導　159
臨床昇進システム　172
臨床知識　3,33,189
臨床知識開発セミナー　193,224
臨床知識の開発　171

臨床の専門分化　154,158
臨床判断セミナー　240
臨床民族誌学　143